AF591697

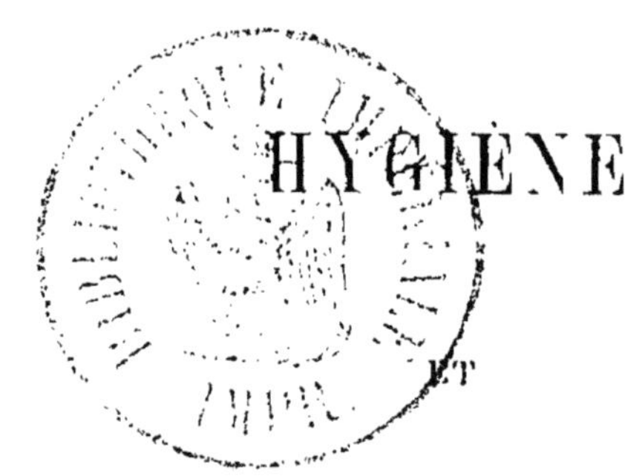

HYGIÈNE
ET
THÉRAPEUTIQUE

ROUEN. — IMPRIMERIE DE D. BRIÈRE ET FILS, RUE SAINT-LO, N° 7.

HYGIÈNE

ET

THÉRAPEUTIQUE

AU POINT DE VUE

DE L'HYDROTHÉRAPIE

DE L'EAU DE MER ET DES EAUX MINÉRALES

PAR

LE DOCTEUR BOTTENTUIT

Directeur de l'Établissement de Rouen

> L'hygiène repose sur le principe de la perfectibilité physique et morale de l'homme.
>
> MICHEL LÉVY (*Traité d'Hygiène*).

> Le faible est celui qui se rapproche le plus du malade. HIPPOCRATE.

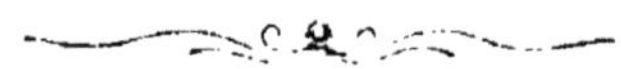

PARIS

GERMER BAILLIÈRE, LIBRAIRE-ÉDITEUR

RUE DE L'ÉCOLE-DE-MÉDECINE, 17

LONDRES	NEW-YORK
HIPP. BAILLIÈRE, 219, REGENT STREET	BAILLIÈRE BROTHERS, 440, BROADWAY

MADRID

C. BAILLY-BAILLIÈRE, PLAZA DEL PRINCIPE ALFONSO, 16

1866

1865

PRÉFACE

Ce livre n'est pas une œuvre dogmatique ni un traité spécial d'Hydrothérapie. C'est tout simplement un livre destiné à vulgariser les plus importantes notions sur la puissance du régime au point de vue de l'Hygiène et de la Thérapeutique, c'est-à-dire sur les conditions qu'il est indispensable de remplir soit pour acquérir, soit pour conserver la virilité du corps et de l'esprit.

Pour exposer ces notions sans le moindre appareil scientifique, j'ai évité certaines discussions qui s'éternisent sans résultat, lorsqu'il s'agit de définir ou de décomposer les idées fondamentales représentées par ces mots : *force*, *molécules*, *matière*, etc. — Cependant, j'ai dû dire ce que j'entends par la vie. — Sans une notion de la vie, il serait impossible, en effet, de se rendre compte du moindre phénomène, et la médecine ne consisterait plus que dans la constatation pure et simple des symptômes et dans l'administration d'un médicament empiriquement choisi.

Les motifs de ma préférence pour la théorie que j'ai adoptée sont précisément les mêmes qui, dans les sciences, font adopter une théorie, uniquement parce que cette théorie permet d'arriver à une explication satisfaisante de tous les phénomènes, si variés qu'ils soient.

Pour donner une idée des causes nombreuses qui tendent à diminuer l'intensité normale de la vie, qui est la condition de la santé, état naturel de l'homme, j'ai consacré quelques lignes au phénomène si curieux de la génération, à l'action immense, absolue, de l'hérédité, à la question de la consanguinité, à quelques habitudes funestes et aussi à l'alcoolisme.

L'alcoolisme a été étudié à fond sous le rapport des désordres anatomiques et au point de vue social; mais il y a des ivresses journalières, dans lesquelles la volonté ne perd pas complétement ses droits; il y a de passagères exaltations des facultés intellectuelles, des semblants de délire produits par l'usage du vin, et dont l'influence sur les générations n'a pas été suffisamment signalée.

Puisse la lecture des aperçus élémentaires que je jette sur ces différents sujets faire naître le désir de chercher dans des livres plus savants les développements que comportent des questions d'un ordre si élevé et qui touchent aux plus grands intérêts de l'humanité !

Je me croirais trop heureux si je pouvais contribuer à répandre ces vérités : que la science doit être appelée à intervenir dans tout ce qui concerne l'avenir des générations futures ; — que le hasard n'est qu'un mot qui cache un ordre de causes que nous ne connaissons pas ; — que la liberté, si souvent invoquée, n'est qu'un privilége illusoire et même nuisible pour celui qui a un bandeau sur les yeux.

Dans l'ensemble des conditions nécessaires à la conservation de l'état physiologique de l'homme, j'ai cherché à établir quelle était la part réservée aux applications méthodiques d'eau froide, ainsi qu'aux habitudes de travail manuel ou de tout exercice musculaire.

Cette part est considérable et pour l'individu et pour la race, parce que toutes les qualités acquises se transmettent en vertu des lois qui régissent l'hérédité naturelle.

Pour rendre cette vérité plus évidente, j'ai puisé aux sources du passé et j'ai montré que les deux peuples qui ont joué le plus grand rôle dans l'histoire sont ceux qui avaient compris que le corps a besoin de culture, aussi bien que l'esprit.

Au nombre des maladies dont j'ai donné la description, il en est qui jusqu'alors avaient été considérées comme complètement en dehors de celles auxquelles la médication hydrothérapique s'applique utilement, et cependant ces maladies n'ont pas d'autre cause première que l'affaiblissement.

Ainsi les maladies du cœur proviennent généralement d'un obstacle situé aux confins de l'arbre artériel, dans le système capillaire affaibli.

La tuberculisation, la phthisie pulmonaire représentent à divers degrés une perversion de la nutrition.

J'ai tâché de dissiper les craintes qui ont empêché jusqu'à ce jour d'accepter comme base principale du traitement de ces maladies les ressources qu'offre la médication hydrothérapique, pour régénérer l'être et le reconstituer.

Si, grâce à la sécurité que j'aurais su inspirer, un seul individu me devait sa guérison ou seulement la prolongation de sa vie, je croirais avoir accompli un devoir en écrivant dans ce livre les quelques pages qui concernent ces affections si fréquentes et en même temps si redoutables.

HISTOIRE

L'HYDROTHÉRAPIE DANS L'ANTIQUITÉ.

A notre époque de science et d'histoire, l'esquisse qui va suivre n'est pas un préambule de luxe, c'est un exposé simple, mais qu'avant tout je crois utile. En voyant ce qu'une science a été dans son passé, comment elle a débuté, quelles phases elle a successivement traversées, on la comprend mieux dans son présent, et l'on préjuge de son avenir avec plus de sûreté.

I.

Il n'y a point de commencement absolu dans les choses humaines. — C'est raisonner d'après une saine analogie que d'admettre qu'au temps où la vie est apparue dans toute l'expansion de sa force, l'état physiologique et la décroissance physiologique ont dû être le fait général.

L'usage médical de l'eau froide a commencé avec les premières souffrances physiques de l'homme : l'instinct l'avait désignée comme remède avant que les sciences qui ont pour base l'esprit d'observation et d'induction eussent conduit à la découverte des propriétés attachées à divers corps, et dont l'art de guérir s'enrichit chaque jour.

On trouve cette médication chez les peuples à l'état sauvage, chez les peuplades d'Amérique, qui offrent tant de rapports avec celles qui ont foulé les premières le sol de la vieille Europe. Même encore aujourd'hui les sauvages du Canada, de la Californie, ont recours à cette médication dans le plus grand nombre de leurs maladies, et, ce qu'il y a de plus remarquable, c'est que l'application de l'eau froide sur le corps couvert de sueur leur est commune à tous. — Il n'y a de différence que dans la manière de provoquer la sudation.

On ne peut douter que cette médication ait suffi aux hommes pendant les longs siècles qu'ils ont vécu sans avoir une écriture. Il ne nous est parvenu de corps d'annales que ceux qui ont été créés aux époques où des colléges de prêtres, des rois puissants ont eu besoin de tenir registre des choses.

Moïse, sortant de l'Egypte, historiquement le plus ancien peuple (1), se trouve placé dans l'an-

(1) L'empire égyptien se donnait dix mille ans d'existence, lorsque ses prêtres conversaient avec Platon.

tiquité comme pour nous en dévoiler les mystères. C'est lui qui offre le premier indice de l'eau comme moyen hygiénique et médical; il prescrit les ablutions froides répétées plusieurs fois par jour. — L'observation de cette loi permit au peuple de Dieu de résister aux températures extrêmes du climat sous lequel il devait vivre quarante ans avant de toucher la Terre Promise.

Moïse, qui fixe l'époque théurgique de la médecine chez les Hébreux, révèle à chaque règlement qu'il impose ses vastes connaissances : — il indique les caractères auxquels on doit reconnaître la lèpre et ordonne l'eau comme remède à cette maladie si répandue dans ces temps reculés.

Après Moïse, il n'existe sur l'emploi médical de l'eau aucun fait que l'érudition la plus hardie puisse affirmer. D'ailleurs, cette érudition ne pourrait s'exercer que sur des ouvrages d'imagination : les hommes ont cultivé les lettres avant les sciences, qui sont moins les filles du génie que les filles du temps et de la liberté.

II.

Il faut remonter aux temps que la poésie d'Homère a fait connaître au monde entier pour retrouver la véritable origine de l'emploi de l'eau en médecine.

Après la prise de Troie, nous voyons un des fils de Machaon, médecin de l'armée grecque, élever un temple à son grand-père Esculape, qu'Homère appelle simplement « le médecin irréprochable, » et qui passait pour être venu de Memphis, où il avait été instruit dans les sciences et dans les arts de l'Egypte.

Une fois Esculape devenu dieu, ses temples se multiplièrent, et l'emploi hygiénique et médical de l'eau fut presque exclusivement la base du traitement adopté par les prêtres qui les desservaient.

Pausanias, qui se montre habituellement bon observateur et historien judicieux, nous donne sur les temples d'Esculape des renseignements précieux relativement aux souvenirs consacrés dans chacun d'eux et aux faits merveilleux qu'on en rapportait.

« Les plus célèbres, dit-il, étaient ceux de Cyl-
» lène, ville de l'Elide, au cap d'Hymène, dans la
» contrée la plus riante du Péloponèse ; celui
» d'Epidaure, voisin de la mer, comme le précé-
» dent ; celui de Tréia, en Thessalie, aux monts
» neigeux d'où le regard plonge et plane au loin ;
» le temple d'Esculape, à Corona, sur le golfe de
» Messine, près la source de Platée..... Enfin, on
» fréquentait beaucoup la source de Lerne, à Co-
» rinthe, à cause du gymnase et du temple qui se
» trouvaient dans ses environs.

» Le traitement devait être suivi strictement,
» sous peine pour le malade d'être abandonné et
» déclaré indigne du bienfait du dieu.

» L'abstinence du vin était imposée pour que

» *l'éther de l'âme* ne fût pas souillé par cette
» liqueur.

» On attribuait des qualités merveilleuses à la
» vapeur de l'eau.— Les bains devaient précéder
» toutes les cérémonies ; ils étaient accompagnés
» de frictions et de manipulations qui opéraient
» sur les personnes nerveuses des effets surpre-
» nants. »

Ces frictions avant et après le bain étaient surtout en usage dans le célèbre temple d'Esculape, à Pergame. C'est dans ce temple que fut inventé le xystre, espèce de brosse fort rude dont parle Martial (1).

On devait pratiquer ces frictions jusqu'à ce que le corps fût tout fumant et parût sortir d'un bain de vapeur. Ensuite les malades étaient plongés dans l'eau froide et se rendaient au temple « une
» couronne sur la tête et chantant des hymnes, dont
» quelques-unes étaient attribuées à Sophocle, le
» poëte tragique. Les prêtres-médecins les condui-
» saient dans les avenues du temple, et ne man-
» quaient pas de leur indiquer en grand détail les
» miracles que le dieu avait opérés sur d'autres
» personnes, en insistant sur les maladies qui
» avaient le plus de rapport avec les leurs. »

La présence du dieu, l'imagination frappée par un spectacle imposant, sous le ciel incomparable de la Grèce, le caractère sacré des hommes char-

(1) Pergamus has misit curvo, etc.

gés de la direction de ce traitement, où l'eau froide et les frictions jouaient le plus grand rôle, eurent sans doute une grande influence sur la guérison des maladies.

Sans le concours de toutes ces circonstances, la simplicité apparente de l'agent thérapeutique n'aurait pas permis à ces temples de durer plusieurs siècles, de devenir des écoles véritables, enfin de constituer le plus ancien dépôt d'observations où puisèrent les premiers médecins de l'école dogmatique (1).

Hippocrate dut à ses ancêtres, qui avaient desservi ces temples pendant trois cents ans, une grande partie des observations que ni sa longue pratique personnelle, ni ses voyages, qu'il poussa jusqu'en Scythie, ne lui auraient permis de recueillir. Aussi est-on en droit de considérer autant comme une richesse transmise que comme un résultat de son génie les préceptes qu'il donne sur l'usage de l'eau froide dans l'état de santé et dans l'état de maladie.

Il l'employait en bains, en aspersions et en fomentations. Il la recommande dans les douleurs, les tumeurs sans plaie des articulations, les convulsions et la goutte, etc. (2). — L'effet de la

---

(1) Un livre aujourd'hui perdu, mais célèbre dans l'antiquité, *les Cnidiennes*, avait été copié dans un de ces temples par Euryphon, le chef de l'école de Cnide.

(2) Tumores autem in articulis et dolores absque ulcere, et podagricos et convulsiones, etc. (*Aphorismes.*)

réaction sur laquelle est basée la théorie de l'hydrothéraphie moderne était connu de lui, et ce qu'il en écrit semble écrit de nos jours : « Quand le » tétanos, dit-il, survient sans plaie chez un jeune » homme robuste, il arrive quelquefois que l'aspersion d'une grande quantité d'eau froide rappelle » la chaleur, qui, dans ce cas, est salutaire. »

Il serait facile de multiplier les citations qui constatent que ce grand génie appliquait la médication hydrothérapique. Il avait entrevu cette vérité, que la science moderne tend chaque jour à rendre plus évidente, à savoir que toute maladie est une dégénération, que toute guérison est une régénération. Aussi, dans la seconde moitié de sa longue et glorieuse carrière, avait-il pris l'hygiène comme base de ses investigations étiologiques et de ses ressources thérapeutiques.

Cette force d'intuition, ce don merveilleux de deviner ce que la science ne fera que constater dans l'avenir, sont à admirer même dans ce siècle trop court où la fortune d'Athènes fit éclore presque en même temps sur son sol privilégié tant de génies qui n'ont jamais été dépassés, dans ce siècle qui fut à l'humanité ce que la jeunesse et l'amour sont à la vie de l'homme.

En expliquant la cause des maladies et en les traitant d'après les lois de l'hygiène, suivant les préceptes de leur maître, les disciples d'Hippocrate ont prouvé, comme nous allons le voir, que le génie actif de la Grèce n'exerça pas seulement son influence sur les arts de Rome, mais aussi sur les destinées du peuple romain, en lui enseignant et en lui appliquant la science de l'hygiène, qui conserve et prolonge la vie.

III.

Le moment où les Romains commencèrent à s'établir en Italie était celui où Rome préludait au rôle que lui assignait son génie, en s'assimilant les civilisations les plus diverses et en marchant à la domination du monde par la profondeur de sa politique et la supériorité de son organisation administrative et militaire.

Avec son esprit pénétrant, Rome comprit que les arts et les sciences sont une force, un moyen de civilisation. Or, ne pouvant trouver ces aptitudes dans son propre fonds, elle les demanda à la Grèce : les sculpteurs, les peintres, les médecins de Rome venaient de la Grèce, qui, vaincue par les armes, conquit à son tour ses vainqueurs par l'intelligence.

Les médecins grecs pratiquèrent à Rome la médication par l'eau froide, et, aux yeux de ce peuple positif, les résultats durent complétement répondre à toutes les conditions de santé ou de maladie; car, au rapport de Pline, les Romains, pendant les six cents premières années de leur vie austère, n'avaient pas connu d'autre médecine. — Vers la fin de la République, l'usage de l'eau avait déjà une si grande importance, que les bains des simples citoyens étaient assez vastes pour qu'on pût y nager. Les plus remarquables étaient ceux de Cicéron et de Sénèque.

C'est au commencement de l'Empire que l'emploi hygiénique et médical de l'eau froide reçut une extension plus générale. Cette médication a même une page écrite dans l'histoire de Rome. — L'empereur Auguste, à son retour de l'expédition de Biscaye, était atteint, d'après Suétone, d'une affection grave du foie. La médication classique par les excitants allait échouer, la mort était imminente. Antonius Musa (1), affranchi d'Auguste, remplaça ce traitement par les applications froides sur la peau, par l'emploi des boissons froides, telles qu'elles sont mises en pratique aujourd'hui par l'hydrothérapie scientifiquement appliquée. — Le succès fut complet. — Ainsi Auguste présente le plus éclatant exemple de guérison par l'hydrothérapie, et Musa le plus célèbre et le plus heureux médecin qui ait appliqué cette médication dans l'antiquité.

L'hydrothérapie peut donc revendiquer l'honneur d'avoir exercé une certaine influence sur cette grande époque. Sans son secours, Auguste eût été empêché par la mort de prolonger ce long et beau

(1) Antonius Musa, d'origine grecque, était fils d'Iasus. Des savants prétendent que le nom de Musa lui avait été donné à cause de son esprit.

règne de paix, de restauration, auquel la postérité a donné le nom de siècle d'Auguste, et qui a inauguré un état politique nouveau.

L'empereur reconnaissant combla son médecin d'honneurs et de richesses, l'exempta de toutes les charges publiques, lui donna le droit de citoyen romain, l'autorisa à porter un anneau d'or, privilége des chevaliers. Il lui érigea une statue en bronze qu'il fit placer dans le temple d'Esculape. On voit encore aujourd'hui au Vatican une statue dans laquelle on croit reconnaître le médecin d'Auguste. Il est représenté en Esculape, ce qui s'accorderait avec l'honneur qu'on lui fit en plaçant son image auprès de celle du dieu.

A l'occasion de cette guérison, Auguste étendit ses bienfaits sur la profession médicale, qu'il fit sortir du rang infime où elle avait toujours végété. — Car les Romains traitaient avec le dédain propre aux races positives les arts et les sciences, dont cependant ils ne pouvaient se passer. — Il exempta à perpétuité les médecins de toute espèce d'impôt; il accorda des distinctions personnelles à quelques-uns d'entre eux, et il en éleva un grand nombre au rang de chevaliers (1).

Horace nous apprend qu'il a suivi le traitement

(1) Un rapprochement qui ne manque pas d'intérêt, c'est qu'un souverain, neveu d'empereur, dont la vie et la politique offrent plus d'un trait d'analogie avec celle de l'empereur Auguste, a été traité avec non moins de succès par les mêmes procédés, remis en pratique après mille huit cent cinquante ans d'oubli.

par l'eau froide, d'après les conseils de ce même Antonius Musa dont il vient d'être question et qui était son ami. Dans une épître adressée à Numonius Vala, il s'exprime ainsi (*ép.* XV, *liv.* Ier) :

> Quæ sit hiems Veliæ, quod cœlum, Vala, Salerni.
> Quorum hominum regio, et qualis via: nam mihi Baias
> Musa supervacuas Antonius, et tamen illis
> Me facit invisum, gelidâ cùm perluor undâ
> Per medium frigus. Sanè myrteta relinqui,
> Dictaque cessantem nervis elidere morbum
> Sulfura contemni, vicus gemit, invidus ægris
> Qui *caput et stomachum supponere* fontibus audent
> Clusinis, Gabiosque petunt et frigida rura.

« Dites-moi, mon cher Vala, comment est l'hiver » à Vélia, quel est le climat de Salerne et le carac- » tère de ses habitants, et si la route est commode, » car je dois y aller. Musa m'a recommandé de » renoncer aux eaux de Baïa, parce qu'elles sont » pour moi sans aucune utilité ; il m'a brouillé avec » elles ; il me plonge dans l'eau froide, même dans » cette saison rigoureuse. Quitter ces bosquets de » myrtes, ces eaux renommées dont les vapeurs » sulfureuses dissipent les humeurs sédentaires, » c'est une indifférence dont le bourg se plaint avec » raison. On en veut au malade qui court offrir sa » tête et sa poitrine aux douches de Clusium, au » goutteux qui va chercher Gabies et ses froides » campagnes. »

Horace va prendre des douches. L'expression *caput et stomachum supponere fontibus* ne peut laisser aucun doute sur le mode d'administration de l'eau froide en douches. — Notons l'indignation du médecin A. Musa contre les douches brûlantes de Baïa. Ne dirait-on pas cette pensée émise par un médecin hydropathe de nos jours? Enfin, Horace arrive sur son cheval, qui prend, malgré le cavalier distrait, la route accoutumée de Baïa; il tire la bride et finit par rester maître de la bête :

..... equi frenato est auris in ore.

« L'oreille du cheval est dans sa bouche, » expression proverbiale qui nous est restée. — Dans l'épître suivante, il dit à Quinctius, en parlant de son domaine :

Fons etiam rivo dare nomen idoneus, ut nec
Frigidior Thracam nec purior ambiat Hebrus,
Infirmo capiti fluit utilis, utilis alvo.

« La source qui l'arrose a la gloire de donner
» son nom à un ruisseau dont l'Hèbre aux champs
» de la Thrace envierait la fraicheur et la pureté.
» Son onde guérit les maux de tête, rend la diges-
» tion facile. »

Je ne pouvais passer sous silence cet hommage rendu aux vertus médicales de l'eau froide par le poëte aimable et judicieux, ami d'Auguste, et dont la gloire durera tant que les belles-lettres, l'esprit et la philosophie seront en honneur parmi les hommes.

Cette guérison merveilleuse d'Auguste eut aussi une grande influence sur le choix des eaux amenées à Rome. Les Romains, dont les ancêtres n'avaient pris d'autres bains froids que dans les eaux sales du Tibre, connurent enfin des eaux plus pures et plus fraiches. Aussi vit-on s'élever des bains en rapport avec la nouvelle splendeur de la ville devenue ville de marbre.

Agrippa, gendre d'Auguste, pendant l'année de son édilité, fit conduire à Rome les eaux des sources les plus éloignées. C'est à lui que l'on doit l'eau *Virgo*, l'eau fraiche et pure par excellence. Il créa cent soixante-dix bains publics, cent cinquante fontaines jaillissantes.

Tous les empereurs qui eurent besoin de la faveur populaire s'empressèrent de construire des bains, même avec le marbre le plus précieux. Ceux de Néron recevaient la neige des montagnes. Vespasien, Titus, en firent établir un grand nombre. Les bains des Antonins, de Caracalla, étaient un des monuments de Rome. Encore aujourd'hui, ils n'étonnent pas moins par leurs énormes proportions que le célèbre Colisée. L'empereur et tous ses courtisans s'y baignaient à la fois.

Enfin, on prenait à Rome des bains comme nous nous lavons les mains. Ce luxe d'eaux et d'ablutions était celui des plus pauvres Romains.

Dans l'appréciation des avantages attachés à ces habitudes, un consul parvenu à un âge avancé leur attribua la conservation parfaite de l'ouïe, de la vue et le bonheur de ne connaitre de la vieillesse que la prudence.

Cet usage des bains s'était répandu dans toutes les contrées parcourues par les armées romaines, toujours suivies d'une nuée de maçons dont la première occupation était de construire des thermes. — Quand ces derniers faisaient défaut, la Seine, le Rhin, le Danube, l'Euphrate recevaient dans leurs eaux les légions à l'aigle ou à la louve. C'était un de leurs secrets pour échapper au fléau des armées modernes, les malades et les traînards.

Enfin, Rome, avant d'être entamée par les Barbares, comptait, d'après un manuscrit trouvé par le cardinal Maï, huit cents édifices pouvant contenir neuf mille six cents bains.

L'Empire, c'est-à-dire l'univers connu, s'est donc servi pendant des siècles du bain froid, avec ou sans les sudations. Le mode balnéatoire est devenu incontestable par la découverte faite à Pompeï d'un établissement de bains laissant voir encore le *tepidarium* ou bain de vapeur, le *frigidarium* ou bain froid.

Sidoine Apollinaire indique cet usage : « Après » le bain brûlant, entrez dans l'eau froide, afin » que l'eau par sa fraicheur vous fortifie (1). »

En présence d'une expérience faite sur une aussi vaste échelle, on est surpris de ne pas voir un médecin nous présenter quelques considérations sur l'influence d'un agent aussi énergique, au point

(1) Intrate algentes post balnea torrida fluctus,
Ut solidet calidam frigore lympha cutem.

de vue de la fréquence des maladies, des transformations nécessairement subies par les peuples qui s'y soumettaient. — Galien (il n'y a point de notice historique sans Hippocrate et Galien) ne parle de l'eau qu'au point de vue de sa pratique personnelle. Ce qu'il en dit est conforme aux idées fondamentales de sa doctrine, dans laquelle les crises et les humeurs ont la plus grande importance.

Le médecin de Pergame dit que, dans les fièvres continues, les plus grands remèdes sont la saignée et les boissons froides. Il recommande l'eau froide aux estomacs faibles; pendant et après le bain, il conseille les affusions froides, faites brusquement sur le corps dans les affections nerveuses (1).

Celse, qui vivait vers la même époque, a donné, avec son éloquence accoutumée, des notions intéressantes sur l'emploi hygiénique et médical de l'eau de mer. La réputation des bains de mer était considérable chez tous les peuples, qui croyaient bien fermement que Minerve avait fait jaillir des sources sur le bord de la mer pour réparer les forces d'Hercule.

Aucun de ces médecins, à la fois rhéteurs, philosophes et hommes politiques, ne nous a laissé de considérations générales sur l'usage des pratiques hydriatiques, et encore moins d'indications capables de servir de guide aux médecins auxquels ils ont imposé si longtemps l'autorité de leur nom.

---

(1) Galenius. De sanitate tuendâ. (*Lib. III, cap.* 4.)

On s'étonnera moins de cette absence d'écrits en pensant que l'esprit philosophique, qui est l'honneur des temps modernes, leur manquait complétement, et que, sans les connaissances physiologiques et physiques, il est impossible d'apprécier exactement l'influence de la médication hydrothérapique sur l'organisme.

ÉPOQUE DE TRANSITION.

Cette absence de tout corps de science est une des causes qui ont empêché l'usage hygiénique et médical de l'eau de continuer indéfiniment. Mais les causes les plus saisissantes sont les invasions successives des peuples barbares, pénétrant dans Rome comme dans une tente abandonnée et portant partout la dévastation. Les Lombards sont ceux qui ont le plus contribué à faire perdre l'usage des bains, en détruisant les aqueducs et en forçant ainsi à se servir des eaux tièdes du Tibre.

Alors la civilisation est remplacée par la barbarie, l'intelligence s'abaisse, les travaux de tant de générations n'ont plus de valeur, les écoles sont détruites ou négligées. Celle d'Alexandrie, si célèbre par l'enseignement de toutes les connaissances humaines, subit le même sort.

Pendant la durée des siècles destinés à la fusion de tant de peuples divers, les hommes sont comme des bêtes fauves, uniquement occupés de guerres, de proies, de partages.

La médecine (il y a eu et il y aura toujours des malades) subit, pendant cette époque de ténèbres, l'influence des événements. Les maladies, comme aux époques des civilisations rudimentaires, sont attribuées à la colère du ciel. La magie devient l'objet d'un culte exclusif, et l'art de guérir consiste surtout dans l'emploi de certains mots ayant puissance de produire le charme, l'enchantement. Cette croyance, vieux reste du druidisme, qui adorait l'universalité de la création, nous la retrouvons toujours vivace à travers les siècles, et il faudra bien reconnaître, en toute humilité, que l'hydrothérapie moderne lui doit sa naissance et sa viabilité.

Saint Ouen, qui s'appliqua avec tant de zèle à faire disparaître les coutumes païennes, nous fait connaître, dans un travail qu'il consacre à la mémoire de saint Éloi, que les habitants du diocèse de Rouen ont encore l'habitude de chercher la guérison dans les sources qu'il dit consacrées aux démons. Nous pouvons constater encore de nos jours, plus de douze cents ans après saint Ouen, combien les exhortations du bon et savant évêque de Rouen ont eu peu de succès dans le diocèse qu'il a si bien administré.

A certaines époques de l'année, on voit des processions de paysans aller en pèlerinage vers des fontaines renommées pour leurs vertus. Celles qui obtiennent la préférence sont celles qui offrent quelque particularité, comme de ne pas geler en hiver. On y plonge les enfants atteints d'affections chroniques.

Au point où la source forme une petite douche naturelle ou un courant plus rapide, on expose un membre malade ou estropié.

Ce que nous savons des effets de l'eau froide nous permet d'avancer que cette réputation séculaire de certaines fontaines n'est pas seulement un effet de l'éternelle superstition ou de la robuste crédulité des paysans, mais qu'elle a sa justification dans des propriétés résolutives que l'on attribuait aux démons au septième siècle, et dont tous les honneurs aujourd'hui reviennent à des saints. Quelques-unes de ces fontaines ne portent pas de nom de saints, mais s'appellent fontaines du Diable, à cause des guérisons obtenues en dépit de tout ce qui peut être dit pour arriver à les faire abandonner. Une des plus renommées se trouve dans les Vosges, dans la forêt impériale de Honcours.

Les établissements de Wildbad, ceux de Rigi, dont la création est antérieure aux temps de Guillaume Tell, n'offrent que des eaux froides dans lesquelles la chimie n'a pu découvrir la moindre trace de principes minéralisateurs. La réputation de leur efficacité contre les rhumatismes est considérable ; les autres propriétés surnaturelles que la croyance populaire leur attribue ne sont autre chose que l'effet de la médication hydrothérapique.

A l'époque où le saint archevêque de Rouen se faisait un devoir de faire disparaître les croyances si enracinées de ces nouveaux convertis, l'eau allait devenir en Orient d'un usage universel chez tous les peuples qu'un homme de génie, doué d'une fermeté surhumaine, allait soumettre à sa loi après vingt-trois ans de luttes acharnées.

Animé d'une foi vive, qui seule permet d'accomplir les grandes choses, Mahomet parvint à changer les mœurs, les habitudes sociales des peuples les plus indomptables. Il leur fit adopter un culte nouveau qui leur imposait un sacrifice presque impossible aux passions d'hommes aussi grossiers ; il proscrivit l'usage du vin, des liqueurs fortes ; il fit l'objet d'un règlement l'obligation de cinq ablutions d'eau froide par jour.

Le législateur des Arabes avait compris que, pour résister au soleil brûlant, aux oscillations journalières de température, à toutes les influences du climat d'Afrique et d'Asie, l'eau pour unique boisson et les ablutions froides étaient indispensables à l'accomplissement de sa mission.

Etait-ce une sorte d'intuition du génie? ou bien Mahomet savait-il que ceux qui l'avaient précédé dans cette conquête avaient dû une partie de leurs succès à l'habitude contractée de faire passer aux troupes le Tibre à la nage après les exercices si pénibles du Champ-de-Mars? Quoi qu'il en soit, ces règlements ont porté leurs fruits : la majorité des Turcs et des Arabes se font remarquer par leur beauté et leur force musculaire, et surtout, ce qui nous intéresse plus encore, par leur faculté de résister aux fièvres intermittentes et à leurs funestes conséquences.

L'histoire n'est pas seulement une étude destinée à distraire, à charmer ceux qui aiment à se souvenir : elle comporte des enseignements qui ont leur importance et dont nous n'avons pas tenu compte.

En touchant la terre d'Afrique, nous aurions dû apprécier ce qu'il y avait de précieux dans les habitudes des peuples qui nous y avaient précédés pendant tant de siècles. Nous aurions évité, en prenant quelques-uns de leurs usages, les maladies qui ont ravagé les rangs de nos soldats, et nous aurions appris une fois de plus que la conquête par les armes n'est que la moitié de l'œuvre, et qu'il faut compter avec la science pour l'achever.

ÉPOQUE DE LA RENAISSANCE.

Il ne faut pas chercher un seul fait ayant quelque rapport avec l'usage hygiénique et médical de l'eau froide pendant ce long intervalle qui sépare le septième siècle de l'époque où s'accomplit, à l'ombre un peu dure des châteaux, l'entière fusion de tant de peuples divers, et où un ordre social nouveau sort des ruines de l'ancien.

L'activité toute juvénile que signalent les ouvrages de cette sorte de renaissance enfanta des écrits nombreux, et les médecins, comme tous ceux qui portaient le nom de savants, puisèrent à une source commune : l'érudition. La médecine était remplie de subtilités ; comme la scholastique, elle procédait d'Aristote, de Galien. « On ne demande » pas si Galien a rien dict qui vaille, mais s'il a dict » ainsi ou autrement (Montaigne). » La simplicité de la médecine d'Hippocrate, la plus grande autorité de ces temps-là, n'aurait pu suffire pour défrayer les efforts d'érudition, et d'ailleurs la simplicité dans l'art n'appartient qu'aux âges mûrs ; on préféra interpréter un passage dans lequel Hippocrate dit de n'accorder aucune confiance aux médecins qui ne connaissaient pas l'astronomie. Dans l'esprit de ce grand homme, cette recommandation s'appliquait évidemment à l'étude des relations qui existent entre les lois astronomiques et les lois de l'organisme, comme le prouve la subordination de l'intermittence de la vie animale proprement dite à celle de la rotation diurne de la terre, à l'influence des saisons, des climats.

Ce passage reçut une tout autre explication, et l'astrologie, l'horoscopie furent comme le fonds de la science du médecin. Alors le corps humain fut considéré comme un univers en miniature ; à chaque organe fut dévolu un astre. Le cœur recevait les influences du soleil ; le poumon, celles de Jupiter ; le cerveau, celles de la lune. « De ces idées

» bizarres, dit Arago, il ne nous est resté que l'ex-
» pression de *lunatiques*, appliquée généralement
» aux hommes dont le cerveau est malade. »

Plusieurs des ouvrages de médecine publiés dans ce siècle, si fécond en découvertes, parlent de l'eau comme d'un agent thérapeutique précieux. Ainsi, Savonarola, professeur de médecine à Ferrare, en démontre l'action favorable sur les personnes faibles et les enfants. Il la prescrit dans le flux cholérique, les hémorrhagies et les pertes abondantes chez les femmes. Borzizi conseille les lotions froides après les bains tièdes, comme très fortifiantes. L'avantage qu'il en a tiré est confirmé par celui que nous tirons aujourd'hui des douches dites écossaises. Ce médecin prescrit les douches ascendantes dans les affections de la matrice. Mengo Bianchelli conseille l'eau pour fortifier la constitution des enfants, pour guérir les douleurs articulaires, dissiper la sécheresse de la peau, activer les secrétions et favoriser le sommeil.

Malgré le mérite et la position élevée de ces médecins, leurs écrits n'ont eu qu'une influence limitée et ne leur ont pas survécu. C'est qu'il faut plus que les livres, il faut le concours de circonstances extraordinaires pour faire naître et surtout pour vulgariser une médication.

Il est rare que ces circonstances n'existent pas entièrement en dehors des médecins diplômés, dont la fonction est de recueillir, d'apprécier les faits et d'assurer la durée de cette médication. C'est toujours cet éternel et vivace merveilleux qui va nous en fournir une nouvelle preuve.

« Lors des guerres d'Italie, on vit, dit Percy (1),
» dans le Midi de la France et en Italie, des hommes
» ne plus traiter les plaies et les ulcères (quelle
» qu'en fût la nature) qu'avec de l'huile et des
» feuilles de chou, et d'autres ne les panser qu'avec
» de l'eau. Il est vrai qu'ils recouraient aux enchan-
» tements pour mettre ces moyens hors de la portée
» de tout le monde. »

C'était ce qu'on appelait, dans ce temps, panser au secret. Il fallait une sorte d'initiation pour connaître et préparer le remède, et ceux qui le donnaient et ceux qui le recevaient étaient eux-mêmes dupes du prestige. Ambroise Paré, le père de la chirurgie française, l'homme d'un esprit si droit, si élevé, ne se laisse pas tromper par ces jongleries.
« Je ne veux pas laisser à dire qu'aucuns guarissent
» les playes avec eau pure, après avoir dit dessus
» certaines paroles, puis trempent en l'eau des
» linges en croix, les renouvellent souvent. Je dy
» que ce ne sont les paroles, ni les croix, mais c'est
» l'eau qui nettoye la playe, et, par sa froideur, garde
» l'inflammation et la fluxion qui pourraient venir
» à la partie offensée à cause de la douleur. Cette
» guarison peut se faire lorsque la playe est une
» partie charnue et en un corps jeune et de bonne
» habitude et aux playes simples. »

---

(1) *Dictionnaire des Sciences médicales*, art. *Eau.*

Ces procédés de fascination, de magie, étaient fort répandus, et les hommes qui pansaient au secret étaient souvent appelés au moment d'un combat ou d'un duel.

Une aventure mémorable nous en fournit une preuve remarquable, en même temps qu'elle prouve que ces croyances n'étaient pas adoptées par tous et qu'elles inspiraient de la répugnance aux hommes d'un caractère élevé.

François de Guise, dit le Balafré, témoigna sa profonde aversion pour ces pratiques en termes dignes de Plutarque, quand, blessé à mort, en 1563, par Poltrot de Méré, il refusa de recevoir un sien ami, M. de Saint-Juste Allègre, fort expert en telles cures de plaies par des linges et des eaux avec paroles prononcées et méditées. Il ne le voulut recevoir ni admettre, et « d'autant, dit-il, que » c'étoient tous enchantements défendus de Dieu, » qu'il ne vouloit autre cure n'y remède, sinon ce- » lui qui provenoit de la bonté divine et de ceux » des chirurgiens et médecins esleus et ordonnés » d'elle, aymant mieux mourir que de s'adonner à » de tels enchantements prohibés de Dieu. »

Ces croyances persistèrent jusqu'à l'époque où le doute philosophique s'empara des esprits, vers la fin du dix-huitième siècle. Les rêveries mystiques de Van Helmont, fondateur de la chimiatrie, et les inventions magnétiques de Galénius, avaient déjà contribué à diminuer l'usage de l'eau froide, lorsque le médecin Larmurier publia une dissertation destinée à en réhabiliter l'usage médical. « La circonstance, dit Percy, semblait devoir » favoriser ce louable dessein ; l'eau venait de guérir, sous la direction du docteur Chirac, le duc » d'Orléans, qui, ayant reçu une blessure au métacarpe de l'une des mains, éprouva des accidents » si graves, que les médecins et les chirurgiens appelés en consultation délibérèrent si l'on ne ferait » pas l'amputation. Ce prince dut la vie et la conservation de son bras aux applications, affusions et immersions d'eau, et nul autre remède » ne put partager avec elle la gloire d'une cure » si brillante. Cet événement, qui eut tout Paris » pour témoin et que les journaux firent connaître » à l'Europe entière, concourut puissamment, avec » les efforts de Larmurier, à donner de nouveau » l'éveil aux gens de l'art sur l'injuste désuétude » où ils avaient laissé tomber l'usage de l'eau en » médecine. »

L'immense publicité donnée à une cure aussi remarquable sur un des princes les plus renommés de son époque ne put faire qu'aux médecins appartînt le mérite d'avoir fixé définitivement le sort d'un agent capable de rendre de si grands services ; tout fut bientôt oublié.

Pourtant cet oubli ne devait pas être de longue durée, grâce encore à la foi vivace des paysans de l'Alsace dans l'eau charmée, dans l'eau enchantée ; et ce qui aurait droit de nous surprendre, c'est l'influence que cette cause si simple exerça sur la pratique de la chirurgie militaire à l'époque qui a offert les plus vastes champs de bataille de l'histoire.

Pendant les épreuves d'artillerie faites à Strasbourg le 4 juin 1785, plusieurs artilleurs furent blessés à diverses parties du corps, conduits à l'hôpital et pansés d'après la méthode alors en usage. La nouvelle de cet accident s'étant répandue dans le pays, un meunier alsacien alla trouver l'intendant de la province et lui persuada si bien qu'il savait rendre l'eau ordinaire infaillible pour la guérison des blessures, que ce magistrat ordonna que les blessés lui fussent livrés pour être exclusivement pansés par lui.

« Le bonhomme, dit Percy, se mit à laver les » plaies avec de l'eau de rivière dans laquelle, marmottant entre les dents quelques mots inintelligibles et faisant divers signes, tantôt d'une main, » tantôt de l'autre, il jetait une très petite pincée » de poudre blanche que nous reconnûmes être de » l'alun ordinaire. Après les avoir bien lavées, » baignées, il les couvrait avec du linge et de la » charpie, qu'il trempait dans son eau, toujours en » gesticulant et prononçant à voix basse des *paroles* » *sacrées*. Six canonniers avaient eu les mains dilacérées par l'écouvillon ou par le bourroir, le » feu ayant pris aux pièces avant qu'elles ne fussent rechargées, comme il arrive souvent quand » la lumière est mal bouchée. Nous avons été » incertains si nous ne désarticulerions pas ces » mains. Cinq avaient été frappés au bras par les

» éclats d'une pièce crevée à son premier coup, et
» les plaies étaient accompagnées d'une perte de
» substance et d'une contusion assez considérable.
» Pichegru, qui se trouvait parmi les blessés,
» plus heureux que ses camarades, n'avait perdu
» qu'une partie du pouce gauche.

» Dans la crainte que nous ne rompissions le
» charme, on nous écartait des pansements, et il
» ne nous fut permis d'y assister que le douzième,
» le vingtième et le trente-unième jour, afin de
» nous assurer de l'état des plaies, qui, ayant
» suivi une marche régulière, furent toutes cica-
» trisées en six semaines, sans avoir causé de gran-
» des douleurs, et sans qu'on y eût appliqué
» autre chose que de l'eau préparée comme il
» a été dit et toujours médiocrement froide. On ne
» les découvrait qu'une fois par jour, mais de trois
» heures en trois heures on avait soin de les arro-
» ser avec la même eau, que le meunier appelait son
» eau bénite (weichwaser), et qu'en effet il sem-
» blait composer de même, avec du sel, des
» gestes et des paroles.

» Cette leçon ne fut pas perdue pour nous. Après
» avoir avoué que, peut-être, nous n'eussions
» pas obtenu une guérison aussi prompte ni aussi
» commode par la méthode usitée en pareil cas,
» nous ne craignîmes pas d'affirmer qu'avec de
» l'eau simple nous réussirions aussi bien, pour
» ne pas dire mieux, que le meunier avec ses
» charmes et l'*addition* de sa poudre secrète.

» Quelque temps après, nous eûmes la triste oc-
» casion de tenir et de gagner notre pari, et sous
» les yeux de ceux des chirurgiens-majors des régi-
» ments curieux de suivre cette espèce particulière
» de traitement, laquelle, bien entendu, fut mo-
» difiée selon la nécessité et les indications (et
» c'est ce qui établira toujours, dans les mêmes
» circonstances, la supériorité de l'homme de
» l'art sur l'empirique); malgré la gravité et la
» complication de quelques-unes des blessures,
» toutes furent guéries.

» Dès-lors, le merveilleux des cures précédentes
» s'évanouit; le meunier retourna à son moulin, où
» il aurait mené ses stupides admirateurs. »

Cette occasion d'être témoin du pansement au secret a toujours tenu une grande place dans les souvenirs de Percy, et a influé d'une façon heureuse sur sa pratique.

Le célèbre chirurgien en chef des armées françaises, que Napoléon, dans son exil, appelait le plus honnête homme de l'armée, doit à son grand caractère, à sa position élevée, à l'avantage d'avoir pu opérer sur tous les champs de bataille de l'Europe, une autorité que nul ne peut contester et la possibilité de présenter une foule de faits du plus haut intérêt.

Percy se servait d'eau froide ou tiède, selon l'exigence des cas, dans toutes les blessures, souvent même lorsque leur gravité semblait indiquer l'amputation immédiate.

« Avec l'eau j'ai sauvé, dans une foule de circon-
» stances, où aussi bien je n'avais pas d'autres
» secours à ma portée, des membres et surtout
» des mains et des pieds qui étaient à tel point dila-
» cérés et maltraités, qu'il paraissait imprudent
» d'en différer l'amputation. De longues immer-
» sions dans l'eau froide ou dégourdie, selon la
» saison et l'opportunité des lieux ; l'application
» d'éponges ou de linges épais imbibés d'eau ;
» l'eau enfin, sous toutes ses formes, prévenait ou
» modérait les accidents, etc.

» Enfin, j'obtenais une guérison que nul autre
» moyen ne pouvait disputer à l'eau, puisque je
» n'avais eu recours qu'à elle. »

Dans ce même article, non moins remarquable par l'érudition que par la sagesse des préceptes, le grand chirurgien ajoute :

« Parmi les espèces de miracles que j'ai vu
» opérer à l'eau dans les plaies d'armes à feu,
» je citerai la guérison de près de soixante jeu-
» nes volontaires d'un bataillon qu'on appelait
» du Louvre, lequel, étant parti de Paris les
» premiers jours de décembre 1792, immédiate-
» ment après sa formation, fut commandé, le jour
» de Noël, pour l'assaut de la montagne Verte,
» près de Trèves. L'ennemi, placé sur la hau-
» teur, fit un feu soutenu sur lui, et la plupart
» de ces adolescents furent blessés aux pieds. On
» en conduisit beaucoup à l'hôpital militaire de

» Sarrelouis, où l'on ne put en sauver que quel-
» ques-uns sans amputation (1).

» Les autres restèrent au couvent de Cousarbruck
» avec des chirurgiens allemands, chargés de
» leur donner des soins. Là, par mes conseils, et
» peut-être à défaut d'autres médicaments, on ne
» cessa de leur baigner les pieds, de les leur dou-
» cher avec de l'eau à peine dégourdie et de les
» couvrir de compresses toujours imbibées de la
» même eau ; il ne leur fut pas fait d'autre panse-
» ment, et j'atteste qu'il n'en mourut que quatre,
» dont deux de la fièvre adynamique, qui boule-
» versa et força d'interrompre le traitement aqueux
» des plaies ; un de diarrhée colliquative, et le qua-
» trième de trismus. Tous les autres guérirent très
» bien ; la plupart même n'eurent point d'ankyloses,
» quoiqu'ils eussent eu les pieds traversés dans
» tous les sens, avec déchirement des tendons,
» aponévroses et ligaments, et avec fracas des
» os, soit du tarse, soit du métatarse. »

Après de tels succès, le chirurgien n'avait-il pas droit de s'écrier : « Sydenham assurait qu'il renon-
» cerait à la médecine, si on lui enlevait l'opium ;
» pour moi, j'aurais abandonné la chirurgie des
» armées, si on m'avait interdit l'usage de l'eau ? »
N'a-t on pas le droit de s'étonner qu'une aussi imposante autorité n'ait pas fixé pour toujours l'emploi de l'eau froide en chirurgie, et que de

(1) *Dictionnaire des Sciences Médicales*, art. *Eau*.

pareils faits puissent permettre l'hostilité de quelques-uns et l'indifférence du plus grand nombre ?

Outre que l'unanimité en médecine ne peut être espérée avant longtemps, on peut signaler comme cause de ce résultat le défaut de trop généraliser ; de plus, l'oubli des préceptes qui doivent guider le praticien dans l'emploi d'un agent thérapeutique présentant une aussi grande valeur intrinsèque.

Il est évident que les effets de l'eau froide ont dû paraître diamétralement opposés, suivant son mode d'emploi. Ainsi, les applications doivent être intermittentes dans certains cas, pour ne pas empêcher une réaction salutaire de s'établir. Elles doivent être continues lorsqu'il importe d'éviter cette réaction et d'obtenir l'effet sédatif. En outre, la durée des applications, les intervalles qui doivent les séparer, la température de l'eau, sont autant d'éléments d'une question dont la solution exige des études très approfondies. Cette partie de l'art de guérir a fait d'assez notables progrès pour qu'on puisse compter que cet oubli de l'eau froide aura cessé avant que l'empirisme brutal ne trouve encore l'occasion de pénétrer dans le sanctuaire.

ORIGINE DE L'HYDROTHÉRAPIE MODERNE.

Plusieurs années avant l'époque où Percy exerçait à Strasbourg, l'Europe retentissait des effets miraculeux de l'emploi de l'eau froide dans des circonstances d'autant plus utiles à reproduire, que ces mêmes circonstances peuvent se présenter de nos jours.

En 1771, une terrible maladie, une fièvre pestilentielle, exerçait des ravages épouvantables à Moscou, lorsque le médecin Samoïlowitz, guidé par les écrits des médecins italiens ou allemands, eut recours aux frictions avec l'eau glacée. Les succès obtenus furent décisifs. En courtisan habile, et peut-être pour placer son remède sous la protection d'un grand nom, ce médecin déclara que ce remède lui avait été donné par Catherine II, et proposa de l'appeler *Pestilentiale Catherinæ*.

En Allemagne, le plus célèbre médecin de cette époque publia son ouvrage *De Aquæ frigidæ potis salutares*, dans lequel il justifie (après vingt-et-un ans d'une pratique des plus étendues) ce qu'il avait annoncé dans son ouvrage précédent sur l'usage de l'eau froide comme remède avantageux dans les fièvres ardentes, les maladies nerveuses, les affections chroniques du foie et des viscères abdominaux. Cet ouvrage eut une grande influence sur la pratique de la médecine chez ses contemporains, et il eut une très grande part dans le choix du traitement employé par G. Horn dans l'épidémie de typhus qui ravagea la ville de Breslau. Les médicaments les plus variés, les plus énergiques, n'empêchaient pas la mort d'enlever tout ce qui était atteint. Horn eut le bonheur de recourir aux affusions froides répétées et de guérir le plus grand nombre de ses malades; lui-même, atteint de la maladie, fut traité et guéri par ce seul moyen.

Les exemples de typhus dans lesquels l'usage de l'eau joue un rôle si avantageux sont nombreux à une époque encore peu éloignée de nous; mais, avant de les citer, je dois parler d'une observation qui a pour la science (qui intéresse tout le monde) une valeur d'autant plus grande, que c'est elle qui a précédé et déterminé l'adoption de ce traitement par Currie.

En 1777, le docteur Wright, revenant de la Jamaïque en Angleterre, fut attaqué de la fièvre jaune. Cette maladie avait été contractée à l'occasion de soins donnés à un matelot qui avait succombé quelques jours auparavant. Ce médecin avait épuisé la méthode usuelle, les vomitifs et les purgatifs, sans éprouver le moindre soulagement, et la maladie suivait son cours. Remarquant que les douleurs se calmaient d'une façon notable quand il était exposé au frais sur le tillac, il se souvint, sans doute, des observations qui avaient étonné le monde médical sur les effets surprenants de l'eau froide dans les cas les plus graves, et il résolut d'employer pour lui-même un traitement qu'il avait souvent désiré employer dans des cas analogues.

Se plaçant entièrement nu sur le pont, il se fit jeter coup sur coup trois seaux d'eau de mer sur le corps. Le soulagement fut immédiat. Toutes les douleurs cessèrent comme par enchantement, et la peau, restée sèche depuis l'invasion de la maladie, se couvrit d'une douce transpiration.

Les symptômes observés revinrent le soir, et il eut recours au même procédé avec un résultat aussi favorable. Le moyen de l'affusion froide fut continué pendant plusieurs jours, et la guérison fut complète. Cette observation, publiée en 1786, peut être considérée comme une des plus importantes de la médecine; c'est elle qui inspira l'anglais Currie, que l'on peut considérer comme le vrai fondateur des bases scientifiques de l'hydrothérapie. En décembre 1787, dans l'hôpital de Liverpool, Currie traita pour la première fois sept femmes atteintes du typhus, et toutes furent guéries. En juin 1792, une épidémie de typhus se déclara dans un régiment caserné à Liverpool, et cinquante-huit hommes en furent atteints. L'accablement extrême, les douleurs de tête, l'état du pouls, le délire ne permettaient pas de méconnaître le caractère typhoïde. Currie arrêta les progrès de la contagion par l'isolement et les bains d'eau de mer pour ceux qui pouvaient encore être soumis à ce moyen. L'emploi de l'eau froide fut appliqué aux plus gravement atteints, malgré la toux et l'expectoration parsemée de stries sanguines. L'épidémie fut étouffée par ces mesures en quatorze jours. Sur cinquante-huit malades, il n'y eut que deux décès chez des hommes qui avaient été saignés; les autres, traités par les affusions froides, furent guéris.

Currie, en 1792, comptait plus de cent cinquante

cas de typhus guéris évidemment par les affusions froides, dont l'effet immédiat et constant avait été une diminution de tous les symptômes communs : céphalalgie gravative, délire, et le retour d'un sommeil calme et rafraîchissant.

L'eau froide pour Currie ne devait pas dépasser 12 degrés Réaumur.

Tout en constatant ces heureux résultats, Currie fit un appel à tous les médecins de l'Europe. Un certain nombre de médecins anglais répondirent à cet appel tout-à-fait conforme à la dignité et aux intérêts de la science.

Dimsdale n'avait perdu que deux malades parmi un grand nombre d'individus atteints du typhus. Il s'était servi de bains d'ondées pour pratiquer ses affusions.

Le docteur Homme avait obtenu le même succès, et avait pu constater une diminution de trente pulsations après l'emploi de l'eau froide.

Le docteur Bree comptait les mêmes succès, et de plus il avait obtenu, par ses observations, ce résultat très important, à savoir que les affusions froides non seulement n'avaient pas eu d'inconvénients, mais encore avaient été d'une efficacité incontestable dans le cas de typhus à forme pneumonique, alors qu'une toux opiniâtre s'accompagnait de mucosités teintes de sang.

Tous les médecins s'accordaient à proclamer l'influence heureuse des affusions pour calmer le délire et rappeler une moiteur salutaire. Le rapport le plus remarquable fut celui de Gomez, médecin en chef de la flotte portugaise dans la Méditerranée.

Les équipages étaient décimés par une épidémie de fièvre grave. L'eau de la mer à la température de 20 degrés ne lui paraissant pas produire un effet assez réfrigérant, il eut recours aux lotions réitérées. Il obtint des résultats qui dépassèrent ses espérances : deux cent vingt malades furent arrachés à une mort certaine, et la flotte portugaise passa de la consternation à la joie la plus expansive.

De pareils faits, présentés avec toute la garantie que peuvent offrir des noms comme ceux de Currie et de Gomez, n'auraient jamais dû être oubliés des médecins militaires dans toutes les occasions qui ont fait éclater le fléau de nos pays, la fièvre typhoïde.

Dans la pratique civile, tout en reconnaissant que cette redoutable affection est moins contagieuse que le typhus des Anglais et des Allemands, on doit néanmoins tenir compte de ces observations, et ne jamais hésiter à conseiller l'usage des affusions froides et du régime qui doit les accompagner, dans le but de prévenir les conséquences funestes que peut avoir pour une famille la présence d'un individu atteint d'une fièvre typhoïde.

L'oubli dans lequel l'emploi thérapeutique de l'eau froide est tombé pendant les quarante ans qui ont suivi la mort de Currie ne peut être attribué ni aux inconvénients d'une trop grande généralisation, ni aux extravagances qui ont failli compromettre l'hydrothérapie. Il faut sans doute attribuer une partie de cet oubli aux difficultés d'exécution que devaient rencontrer les praticiens qui ignoraient les procédés hydriatiques nouveaux. Mais la plus grande cause est due à l'influence de l'auteur de la *Nosographie philosophique*. Malgré sa prétention de marcher sur les traces d'Hippocrate, Pinel ne suivait que les errements de Stall et de Brown.

PREMIER ÉTABLISSEMENT HYDROTHÉRAPIQUE.

L'emploi de l'eau en médecine attendait qu'un homme du peuple, doué d'une certaine dose de génie, en étendît et en vulgarisât l'emploi. Cet homme n'a pas inventé dans l'acception du mot, mais son exemple peut prouver une fois de plus que les découvertes les plus simples ont besoin, pour être complètes, des travaux successifs de plusieurs inventeurs ou de croyances déjà bien répandues.

Priesnitz ne connaissait aucun nom, aucune histoire ; il habitait Grœfenberg, dans la Silésie autrichienne ; un paysan illettré, un village isolé au milieu de montagnes désertes, voilà l'humble origine d'une méthode qui a fait un si brillant chemin dans le monde.

Grœfenberg était pour Priesnitz tout l'univers ; son intelligence ne s'était exercée que dans l'exploitation d'un mauvais cabaret et de quelques portions de terre, mince héritage de ses pères. D'origine slave, comprenant comme tous les habitants de ces contrées l'idiôme des Slaves, il ignorait, entre autres choses, que l'usage des sueurs forcées, qu'il s'empressa plus tard d'adjoindre à celui de l'eau, qui lui rendait de si grands services, était employé de temps immémorial chez les Russes et les Polonais, comme jouissant d'une grande efficacité dépurative.

Un berger nomade lui apprit les vertus merveilleuses de l'eau sur laquelle il prononçait des paroles mystiques. La croyance du peuple dans les enchantements doit-elle être éternelle comme le peuple ?

Priesnitz rejeta le charme, l'enchantement, la sorcellerie du berger ; mais il retint les vertus de l'eau froide dans les entorses, les contusions, les foulures, les douleurs et les maux d'aventure. Il se mit à traiter les siens, puis ses voisins ; il faisait des ablutions, il frottait avec des éponges.

L'effet éminemment résolutif de l'eau froide produisait merveille sur les jambes des hommes, des vaches, des chevaux. Priesnitz, étonné de son propre succès, marchait de surprise en surprise. La foi lui vint plus vive encore et il se mit à voyager. Le voilà courant de village en village, obtenant une vogue que n'aurait pu obtenir un homme muni d'un diplôme.

Priesnitz offrait un peu l'attrait du fruit défendu, car il était forcé de prendre toutes les précautions nécessaires pour se soustraire aux lois qui, dans tous les pays, punissent l'exercice illégal de la médecine. Était-il traqué par la police, vite il passait la frontière avec son léger bagage d'éponges sur le dos. Enfin, un jour, il lui fallut compter avec la justice. Les médecins eurent la malheureuse idée d'intervenir, de lui donner un air de persécution, et la persécution fait toujours des amis. Ils lui élevèrent son premier piédestal. Dans de semblables procès, les médecins ont toujours le plus singulier rôle. La malignité y trouve une occasion qu'elle ne manque jamais de saisir : celle de reprocher à la médecine classique de ne pas toujours guérir. Les adversaires de Priesnitz firent ce que font tous les hommes à idées préconçues, qui ne voient rien au-delà de l'école et sont destinés à rester toute leur vie asservis à une aveugle routine. Ils nièrent ce qui était clair comme le soleil. Ils nièrent que l'eau pût avoir la moindre efficacité sans l'intermédiaire des agents pharmaceutiques ; ils exigèrent que les éponges fussent coupées. Vérification faite, les médecins furent confondus, et la renommée du paysan grandit de tout le désappointement de ceux qui s'étaient posés ses adversaires.

Priesnitz eut bientôt l'occasion d'exercer sur lui-même l'efficacité de sa méthode. A l'époque de la fenaison, il fit une chute et se brisa deux côtes. De plus, il fut frappé à la tête par un coup de pied de cheval. Il parvint à se guérir. Il proclama ce que nous avons toujours entendu de la bouche de ceux qui ont été traités par des médecins sans diplôme, et ils sont nombreux dans tous les pays ; Priesnitz fit sonner, dis-je, bien haut qu'il avait été abandonné, condamné par tous les médecins, qu'il avait appelé de leur sentence, que sa guérison était complète, grâce à l'eau froide. Cette cure fit grand bruit et conduisit vers lui plusieurs malades, curieux de consulter le paysan médecin. Comme si tout dut concourir à réunir autour de cet homme les éléments d'un succès qui allait prendre des proportions énormes, le hasard amena près de lui le professeur Oertel, qui lui donna le conseil de faire boire beaucoup d'eau froide à ses malades. L'enthousiasme du célèbre médecin allemand pour l'eau froide imprima un élan extraordinaire à cette méthode.

L'esprit éminemment observateur de Priesnitz lui fit étendre le nombre de ses applications de l'eau froide, jusqu'alors presque exclusivement employée en frictions et en bains. Il ajouta la sudation ; il pouvait craindre, d'après l'opinion universellement répandue, les dangers attachés à l'application de l'eau sur le corps couvert de sueur. Un Russe, auquel il avait prescrit un bain froid, s'y jeta en sortant du lit, où il était en grande transpiration. Priesnitz observa que cette transition devait être non seulement d'une parfaite innocuité, mais encore qu'elle serait très avantageuse, si on l'entourait de certaines précautions. Il provoqua la sudation, non par des médicaments (il savait que pas un seul ne peut produire cet effet), mais en emmaillotant son malade, tantôt avec des couvertures simples, tantôt avec un drap mouillé et tordu. On croit que cet enveloppement dans un drap mouillé était employé par les anciens navigateurs phéniciens dans le but de calmer la fièvre que donne la privation d'eau ; mais, assurément, Priesnitz ne connaissait pas ce fait d'érudition, et l'enveloppement dans le drap mouillé avec ses nombreuses et utiles applications est bien de son invention.

Il faudra bien convenir que le discernement qu'il a apporté dans l'emploi de ce moyen pour reconnaître ce qu'il devait accorder à l'impressionnabilité des malades, et ce qu'il devait demander à la température de l'eau pour en obtenir un effet ou sédatif ou excitant ; que son habileté à tirer parti des exagérations des malades, que son sang-froid et sa prudence, ne pouvaient venir d'un homme vulgaire, et qu'il a droit à la reconnaissance générale pour avoir doté la médecine d'un agent puissant, dont les applications tendent à devenir chaque jour plus nombreuses.

Priesnitz dut à la haute protection du baron Turkheim, médecin de l'empereur et grand partisan de l'hydrothérapie, le droit d'exercer la médecine, à la condition de n'employer que la méthode qui, d'après le rapport, n'était qu'une simple extension de moyens déjà connus.

Cette réserve qui lui était imposée, de n'employer aucun médicament, le servait au-delà de ses désirs. Les malades qui accouraient à Græfenberg avaient tous épuisé les ressources de la médecine; tous avaient plus ou moins de griefs contre l'art qui s'était montré impuissant. Heureux quand ils ne se prétendaient pas malades par les médecins!

Les succès allèrent toujours croissant. La réputation de Priesnitz avait franchi les monts neigeux de la Silésie; elle était devenue européenne. Les malades arrivaient de Vienne, de la Hongrie, de Saint-Pétersbourg, de l'Angleterre. Le nombre en était considérable; il en eut en une seule année quinze cent soixante-seize, et dans le cours de sa pratique, c'est-à-dire en dix ans, il en compta près de neuf mille.

Son village, complétement ignoré la veille, était devenu le rendez-vous de tous les incurables de l'univers. Tous les grands de la terre venaient se soumettre aux conseils de ce simple paysan. C'étaient les princes de Nassau, de Lichtenstein, les fils du duc de Sussex, les magnats de la Hongrie, les ducs, les barons, etc., etc.

Mais aussi comment résister, quand la renommée vous apprend des cures merveilleuses de maladies du foie qui ont été rebelles à toutes les eaux thermales, aux climats doux, aux voyages? Enfin, on avait trouvé contre la goutte sinon un spécifique, au moins un agent qui pouvait offrir des résultats inespérés; et ce n'était pas une annonce de prospectus, c'étaient bien des exemples, et l'on pouvait tout voir de ses yeux.

C'était le docteur Mayo, un des plus célèbres

médecins de l'Angleterre, dont toutes les articulations avaient été soudées successivement. Les tissus fibreux des vertèbres avaient été atteints à leur tour, et tout mouvement de la tête était devenu impossible, de telle sorte que le docteur ressemblait à la statue égyptienne représentant Isis assise. Le traitement par l'hydrothérapie lui avait assez bien réussi pour que quelques mois lui eussent redonné le repos, qu'il n'obtenait plus que par l'opium, et le mouvement perdu depuis si longtemps.

Un général prussien, que la goutte avait rendu sourd et paralytique, avait retrouvé l'usage de ses membres et s'était trouvé guéri de sa surdité.

Il serait impossible d'apprécier l'influence extraordinaire de ce mode de traitement sur une foule d'individus présentant les lésions les plus variées, les plus graves, quand il était appliqué avec la persévérance et la sagacité qui étaient le caractère distinctif de Priesnitz.

Aussi la rudesse de cet homme, l'âpreté du climat, ne rebutaient pas ceux qui venaient près de lui avec l'espérance de trouver la fin de leurs maux.

C'était un singulier spectacle que celui de tous ces hommes accoutumés au luxe de la civilisation, venant s'asseoir, dès le premier jour, à la table frugale de cet homme. Du lait, du pain noir, du beurre frais pour déjeuner, rien de plus pour le souper; au dîner, un plat de viande et un plat de légumes. Ce repas des premiers âges, à peine digne des anachorètes, et dont la vue seule aurait fait frémir, il fallait l'accepter.

S'il se présentait quelque protestation contre cette règle commune, l'exemple la réduisait bientôt au silence.

Il faut bien se persuader d'ailleurs que la plupart des maladies ne viennent pas seulement d'une alimentation non réparatrice, mais d'un défaut d'assimilation, et que certaines conditions permettent de conserver et même de conquérir une constitution vigoureuse avec les seules ressources d'une nourriture simple et frugale. Quelques semaines de traitement donnaient bientôt le vigoureux appétit qui dispense de toute recherche. Priesnitz permettait de satisfaire cet appétit, parce que, selon lui, celui qui *perd* par les sueurs et les exercices *doit* beaucoup réparer. La confiance qu'il inspirait, la fermeté et la droiture de son jugement, contribuaient peut-être aussi à assurer la parfaite digestion de ces repas homériques.

Cette confiance illimitée, le souvenir toujours présent des accidents survenus chez ceux qui avaient méconnu ses conseils, l'exemple de tous, dispensaient Priesnitz de faire de grands frais d'imagination pour l'ensemble du traitement et surtout pour l'administration des douches, qui sont aujourd'hui l'objet d'un si grand luxe dans les établissements hydrothérapiques. C'était, à Grœfenberg, tout simplement un lieu enclos de planches, à ciel ouvert, et situé à douze kilomètres de l'habitation, et là tous les malades s'exposaient, par tous les temps, à l'action de la douche froide. Il est bien vrai que, plus tard, les malades reçurent l'autorisation de rendre ce lieu moins rustique. Même simplicité pour les exercices, les promenades en commun. Priesnitz imposait comme travail le sciage du bois. Les personnes que leurs souffrances et, plus souvent, leurs préjugés, condamnaient à une inaction fâcheuse, ne tardaient pas à éprouver d'heureux résultats de ce genre de travail, très propre d'ailleurs à exercer les bras, que nos habitudes sociales laissent souvent dans une complète inactivité.

Quoi qu'il en soit, on ne peut se représenter sans une certaine émotion une réunion de princes, de généraux, de comtes, s'acheminant vers la forêt avec une scie, un chevalet et une hache sur le dos, et il faut s'incliner devant une autorité aussi puissante chez Priesnitz et une docilité aussi patiente chez ses malades.

Les succès obtenus dépassèrent tout ce que l'imagination aurait permis d'espérer, et pourtant Priesnitz n'était pas médecin. Privé de tout moyen d'investigation, il a dû confondre les battements d'un cœur nerveux avec les mouvements d'un cœur anévrismatique; il a refusé d'appliquer le traitement à des malades qui ont trouvé leur guérison dans des établissements voisins, ou bien il n'a pas toujours apprécié bien exactement la limite au-delà de laquelle l'organisme irréparablement epuisé n'est plus susceptible d'efforts capables de le relever. Mais ces erreurs étaient une exception rare. La mortalité dans un établissement qui a réuni un nombre si considérable de malades, atteints presque tous d'affections chroniques graves, a présenté un résultat plus favorable que dans les conditions ordinaires de la vie.

La reconnaissance de ses malades fut à la hauteur du résultat : l'humble paysan devint plusieurs fois millionnaire et fut possesseur d'un domaine avec les droits seigneuriaux qui s'y trouvaient attachés.

Antonius Musa, frère du médecin du roi de Juba, médecin d'Auguste, a eu ses statues. Le simple paysan, isolé au milieu de pays presque sauvages, sans aucunes relations sociales, a eu aussi ses honneurs, ses statues, pour son heureux emploi d'un remède que le hasard avait mis entre ses mains, et dont son génie lui fit tirer un parti si extraordinaire. Il a eu des monuments en bronze, en granit, sur lesquels se trouvent inscrites les vertus primitives de l'eau froide dans les maladies et sa puissance sur la régénération de l'espèce humaine. L'inauguration de ces monuments fut l'occasion des fetes les plus splendides.

Le prince de Nassau voulut aussi lui laisser un gage de sa reconnaissance pour sa guérison inespérée : il fit construire à ses frais une route carrossable de Freywaldau à Græfenberg.

CONSIDÉRATIONS GÉNÉRALES.

Après ce fait de pratique, inouï dans les fastes de la science, l'hydrothérapie parut un instant le seul moyen certain de prévenir et de guérir toutes les maladies.

Cette prétention faillit la compromettre de nouveau ; elle fut menacée de s'abîmer sous une avalanche d'une nouvelle espèce de barbares faisant irruption dans le sanctuaire de la science. Eblouis par l'apparente simplicité du moyen, ignorant combien l'application d'un pareil remède exige de connaissances en physique, en physiologie, incapables d'apprécier la température de l'eau, de l'atmosphère, la relation de la durée des applications avec l'âge, le tempérament, le genre de maladie, certaines personnes appartenant à toutes les conditions de la société, des perruquiers, des confiseurs, des marchands d'eau, crurent pouvoir s'improviser médecins et s'enrichir en offrant la panacée universelle.

C'en était fait de l'hydrothérapie ; elle aurait sombré, il n'en serait pas plus question aujourd'hui que du traitement par la mie de pain, le raisin, les huitres (diète ostrée). Elle attendrait encore longtemps peut-être qu'un certain hasard amenât, pour la vingtième fois, un charmeur d'eau destiné à la relever de l'oubli qui attend fatalement toute méthode entachée d'exagération ou appliquée par des mains inhabiles.

La loi qui régit l'exercice de la médecine dans tous les pays civilisés dispersa bientôt ces industriels de nouvelle espèce. Heureusement, la médication hydrothérapique fut recueillie par quelques médecins qui, en considérant, suivant Bacon, le doute comme l'école de la vérité, n'ont pas cru déroger en prenant à un simple paysan des faits qui n'étaient plus des faits isolés, mais des faits nombreux, concluants, capables de faire naître l'espoir de guérison dans une foule de maladies qui paraissaient, avant lui, vouées à une irrévocable incurabilité. Ils ont fourni des ressources précieuses là où le médecin était condamné à l'impuissance et contraint d'abdiquer. Ils ont fait plus : ils ont mis cette méthode à l'abri de toutes les vicissitudes auxquelles n'échappent pas les méthodes les plus rationnelles, en la plaçant sur la base solide des faits et de l'observation.

Aujourd'hui l'hydrothérapie a fait le tour du monde, et chaque jour apporte un fait nouveau à cette science qui n'a pas d'origine précise, et pour laquelle nul ne peut revendiquer le mérite d'invention. D'ailleurs, il n'y a réellement pas d'inventeurs pour les sciences : dans l'histoire de l'humanité il n'y a que des brevets de perfectionnement.

HYGIÈNE

DE LA VIE.

L'homme est invinciblement porté à vouloir pénétrer la cause de tout phénomène qu'il aperçoit; mais où doit s'arrêter son esprit dans la recherche des principes et des causes, et lui est-il permis de prétendre à un système qui embrasse l'essence même de la vie?

Cette essence, c'est l'absolu, c'est l'infini des êtres, et, sans vouloir assigner des limites aux progrès de la science, on doit admettre que l'inquiète curiosité qui, depuis des siècles, cherche à soulever le voile dont se couvre l'essence des choses, l'absolu, ne sera jamais satisfaite.

Cependant la notion de la vie devient la notion fondamentale dès qu'il s'agit d'étudier sérieusement les caractères, la marche et les tendances des actes vitaux. C'est l'idée que nous nous faisons de la vie qui règle nos doctrines et nos vues pratiques.

Si l'on adopte le système de la matière organisable, on penche plus aisément pour une localisation des maladies, et l'on s'occupe plus des maladies des organes que des causes générales qui les ont amenées.

Avec le système d'une force spéciale qui se choisit ses matériaux, les organise, et préside à l'harmonie de ce tout dans lequel chaque partie est à la fois principe et fin, on est nécessairement conduit à des vues plus élevées et plus synthétiques.

Le cadre que nous nous sommes tracé ne nous permet pas d'entrer dans la discussion des motifs de notre préférence ; mais il nous est impossible de ne pas dire ce que nous entendons par la vie, — la force de la vie. C'est la force spéciale qui réunit les molécules, les organise, comme nous venons de le dire, et les défend contre toute cause de dissolution qui menace l'être vivant.

Cette force ne doit pas se présenter à la pensée comme une entité extérieure qu'on puisse comparer à l'ouvrier potier pétrissant et façonnant l'argile. — Les idées de force, de matière, de molécules, d'espace, comme toutes les notions fondamentales, sont des idées que l'esprit accepte sans pouvoir les définir ou les décomposer.

Nous donnons le nom de *force* à l'activité partout où nous l'apercevons. — La force ne peut se concevoir sans un corps qui lui serve de suppôt. — La matière, à son tour, ne serait qu'une vaine abstraction sans la force qui la réalise et lui donne une forme déterminée.

S'il est permis de concevoir aujourd'hui tous les phénomènes physiques comme des manifestations variées de l'énergie dynamique répandue dans le monde, il est aussi permis d'avoir cette conception pour la force qui anime tout ce qui est doué de la vie, que cette force agisse dans l'univers ou se borne au monde terrestre.

Cette force est distincte, indépendante, — et, ce qui suffirait pour infirmer que la substance inorganique ait par elle-même la propriété de la vie, que la matière animée ait pu naître de la simple rencontre d'éléments minéraux, — c'est qu'il est un moment marqué pour l'apparition de la vie sur la terre.

« Le sol, les eaux, l'atmosphère, d'abord confon-
» dus et plus tard distincts, tout a subi l'action
» d'une force sans cesse agissante. Comment et à
» quel moment la vie d'abord absente est-elle appa-
» rue dans les abîmes des eaux et sur la croûte solidi-
» fiée de notre globe (1) ? »

D'après toutes les données de la science, on peut affirmer que cet avénement a eu lieu quand l'état du globe est devenu à peu près ce qu'il est

(1) De Quatrefages.

aujourd'hui, et qu'une série innombrable de siècles nous sépare de ce mémorable instant.

« Descendons dans les entrailles de la terre, » remontons les gigantesques degrés superposés » par la lente action des siècles (pour emprunter » à Geoffroy de Saint-Hilaire cette belle image), » et consultons les vestiges autrefois animés qui » éternisent dans la mort les formes de la vie (1). » — Nous voyons dans la vie répandue, dès son apparition, avec une profusion infinie, un second effet du pouvoir créateur, selon un plan et un dessein qu'il ne nous est pas donné de connaître.

La vie est donc, d'après nous, une nouvelle force venant s'ajouter à d'autres forces plus anciennes, dont la plus universelle de toutes est l'attraction, et qui deviennent des forces corollaires. — C'est cette force spéciale en vertu de laquelle est la plante, est l'animal, est l'homme, enfin sont tous les êtres qui ont pour caractère particulier de naître, de croître, de mourir, et semblent n'avoir vécu que pour transmettre ce par quoi ils sont.

DE L'AIR.

La vie ne s'entretient que par les stimulants. — L'enveloppe gazeuse de notre planète, véritable océan aérien, est un fluide élastique, transparent.

---

(1) De Blainville.

Sa pesanteur, pressentie par les anciens, a été démontrée par Galilée, appréciée et calculée sur toute la surface du globe avec une précision mathématique. De nombreuses expériences ont prouvé que sa hauteur n'excède pas de beaucoup 56 kilomètres; c'est, d'après M. de Humboldt, la mesure de sa croûte solide.

« L'atmosphère est l'immense réservoir où les » plantes puisent l'acide carbonique nécessaire à » leurs besoins, et les animaux l'oxigène qui alimente leur vie. C'est encore à l'air que les plantes empruntent directement ou indirectement leur » azote; c'est à lui que les animaux le restituent en » définitive. L'air est le *pabulum vitæ*; de telle sorte » que l'atmosphère, mélange d'oxigène, d'azote et » d'acide carbonique, se renouvelle et se reconsti- » tue nécessairement par mille échanges qui dé- » rivent des phénomènes de la végétation et de » ceux de la vie animale.

» Tout ce que l'air donne aux plantes, les plantes » le cèdent aux animaux, les animaux le rendent à » l'air: cercle éternel dans lequel la vie s'agite et » se manifeste, mais où la matière ne fait que » changer de place (1). »

L'air sert à la respiration, et cette fonction est la source de la chaleur animale.

Tous les animaux possèdent une source de chaleur indépendante de la chaleur de l'air ambiant, et qui

(1) Dumas. *Essai de Statique chimique des êtres organisés.*

les empêche d'être soumis, comme les corps inorganiques, à la loi d'équilibre de température. Cette chaleur est dévolue aux animaux, soit comme un résultat de la vie, soit comme une condition nécessaire à celle-ci.

Dans l'état physiologique, l'homme a une chaleur propre de 36,50 à 37, laquelle ne diffère que de 1 degré 9 dixièmes pour l'habitant du Sénégal, soumis à une température de 50 degrés, comme pour l'habitant de la Sibérie, qui est exposé à une température de 48 degrés au-dessous de zéro.

La plus grande déperdition de cette chaleur qui puisse être supportée ne peut excéder 14 degrés, et l'élévation la plus considérable ne peut dépasser 5 ou 6 degrés, phénomène qui a été observé dans la fièvre jaune et les fièvres intermittentes.

Si cette chaleur est toujours la même au centre, elle se répartit inégalement à la superficie, aux extrémités.

La calorification est particulièrement subordonnée à la continuité et à l'activité du mouvement nutritif.

Chez l'enfant, dont la respiration est vive et soutenue, la température a 39 degrés ; elle baisse sensiblement chez le vieillard, qui présente un état tout opposé. De plus, on observe chez ce dernier moins de force de résistance au refroidissement. Il suffit quelquefois d'un froid subit de 3 ou 4 degrés pour que les vieillards les plus âgés succombent pendant la nuit. On les trouve le matin tranquillement couchés dans leur lit, sans symptôme de maladie, et même sans autre indice de la mort que le refroidissement général : c'est un foyer éteint faute de combustible.

Le célèbre Lavoisier tenta d'expliquer la calorification. — Il voulut démontrer que ce phénomène était le résultat d'une véritable combustion de l'oxigène de l'air avec le carbone et l'hydrogène du sang veineux.

Cette théorie avait le tort d'être trop chimique : c'était un progrès sans doute, mais ce n'était qu'entrevoir la vérité.

L'oxigénation est la source première de la chaleur animale. Il est bien vrai que c'est dans le poumon, par l'intermédiaire de la muqueuse pulmonaire et des vaisseaux capillaires dont cette membrane est abondamment pourvue, que l'oxigène est absorbé ; mais l'appareil respiratoire, au lieu de produire de la chaleur, est, au contraire, une cause de refroidissement. La source de la chaleur nécessaire à la vie est dans la trame intime de nos organes au point où les vaisseaux capillaires, destinés à entretenir le phénomène mécanique de la circulation, viennent distribuer le sang aux capillaires chargés de fournir à l'échange interstitiel qui constitue la nutrition et les sécrétions. L'intensité de la calorification est proportionnée à l'activité de la circulation et à la quantité d'oxigène absorbé dans l'appareil pulmonaire.

Cette vérité physiologique permet d'expliquer

l'intime relation qui existe entre certaines conditions climatériques, quant à l'abaissement et l'élévation de la température et à l'état de repos ou d'activité musculaire.

Mais l'oxigénation du sang ne contribue que dans une certaine proportion à l'accomplissement de la grande fonction de la nutrition.

DE LA NUTRITION.

Le fluide nutricier, le sang, ne subit pas seulement une profonde modification par la respiration, il reçoit chaque jour des matériaux nouveaux de l'élaboration des aliments par la digestion, autre instrument de la nutrition.

La sensation de la faim indique le besoin de réparation par les aliments. Ces derniers, sous l'action de la salive, de la digestion stomacale, de la bile, du pancréas, deviennent, sous le nom de chyle, un des fluides appartenant déjà à l'organisme.

Le chyle est absorbé par les vaisseaux chylifères et les radicules des veines mésentériques. — Ces vaisseaux pompent une partie du chyle dans le tube intestinal, versent ce chyle dans le canal thoracique, où il se mêle avec la lymphe ; porté par ce canal, à son point de réunion avec la veine sous-clavière gauche, dans le sang veineux, il passe de là dans la veine-cave supérieure, pénètre dans le cœur droit et se trouve lancé dans les poumons. — Les veines mésentériques absorbent l'autre partie du chyle, charrient ce liquide, avec le sang qu'elles contiennent, dans la veine-porte, laquelle le verse dans le foie; puis il est saisi par les veines sus-hépatiques et porté dans la veine-cave inférieure, qui le conduit dans le cœur droit, où il se mêle avec le sang apporté par la veine-cave; de là il est poussé par le cœur dans le poumon, où ces deux produits de la digestion subissent l'influence de l'air atmosphérique et prennent part à la formation du sang artériel.

Voilà donc le sang enrichi de nouveaux produits de réparation qui vont porter à tous les organes, à tous les tissus, les matériaux de renouvellement ou de ravitaillement.

Chaque organe, chaque tissu, en vertu de la puissance de choix dévolue à chacun d'eux, puise dans le sang les matériaux destinés à l'accroître ou à réparer les déperditions qu'il a éprouvées. C'est la fonction d'assimilation (1); c'est par elle que toutes les parties du corps vivant sont soumises à un renouvellement continu dans leurs molécules constituantes, les unes chassant les autres, pour être déplacées à leur tour.

Telles sont, en quelques mots, les trois fonctions :

(1) Ce sens de nutrition instinctive par le choix des matières élémentaires offre un caractère curieux dans l'arboriculture : des végétaux différents, abricotier, cerisier, se couvrent de fruits, après avoir été greffés sur le même tronc d'un prunier sauvage.

respiration, digestion, assimilation, qui concourent à la nutrition, acte si important, que, dans le langage, on confond la nutrition avec la vie.

L'intégrité de la fonction de nutrition est la condition fondamentale de la conservation de l'homme, jusqu'au terme marqué pour le renouvellement par la mort.

Les troubles qui compromettent l'intégrité de cette fonction dépendent d'une manière absolue de la force de la réaction, qui est un mode de la vie. Au-dessous du degré d'intensité physiologique de cette force salutaire, l'homme perd son immunité. — C'est le point de départ de toutes les maladies, quelle que soit leur nature spécifique, suivant l'âge, le sexe, la race, les conversions de formes à travers les siècles. « Car le mal est en quelque » sorte en travail incessant de métamorphoses; de » nouvelles formes de maladies naissent, d'autres » s'éteignent. Les maladies ont leur chronologie, » leur géographie. » (*Littré.*)

Cette unité de causes opposée à cet infini de variétés ne peut être repoussée ou difficilement acceptée que par ceux qui ne suivent pas les progrès de la science moderne.

Toutes les sciences naturelles tendent aujourd'hui à l'unité, comme pour se conformer à une loi de la nature.

Les phénomènes électriques ne s'expliquent plus par un fluide électrique, les phénomènes lumineux par un fluide lumineux. Il reste démontré que tous ces phénomènes sont de simples mouvements atomiques qui peuvent se convertir les uns dans les autres, — qu'une certaine quantité peut se transformer en chaleur, en électricité, en magnétisme, suivant des règles constantes et invariables.

Le médecin moderne tend aussi vers l'unité, quand il considère les innombrables variétés des maladies comme la conséquence de la diminution de l'intensité physiologique de la vie. Du reste, cette unité de causes a été pressentie par Hippocrate. Grâce à sa merveilleuse intuition, ce grand esprit a pu découvrir et poser ce principe :

Le faible est celui qui se rapproche le plus du malade.

Dans la seconde moitié de sa longue carrière, Hippocrate fait de l'hygiène la base unique de la recherche des causes des maladies et de ses moyens de guérison.

Nous ne faisons que suivre ses préceptes lorsque nous augmentons chaque jour la liste des maladies susceptibles d'être combattues par les grands modificateurs dynamiques, tels que les voyages, les eaux, les bains de mer, l'hydrothérapie combinée ou non avec les huiles de poisson, les préparations d'iode, les deux agents thérapeutiques les plus importants dont se soit enrichie la médecine dans ces dernières années.

DE LA GÉNÉRATION.

La diminution de l'intensité physiologique des forces en vertu desquelles l'homme résiste aux agents de dissolution étant reconnue comme la source des maladies, à quelles influences faut-il attribuer cette diminution?

Nous signalerons d'abord la faculté réservée à l'homme de vivre sous toutes les latitudes, l'action qu'exercent les milieux pendant la période de temps nécessaire pour que les races reçoivent leur physionomie respective, et pour que chacune d'elles puisse être regardée comme indigène au sol, aussi bien que les animaux qui y vivent et les plantes qui y croissent. Nous mentionnerons ensuite cette autre faculté, qui n'est également propre qu'à l'homme, de méconnaître les principales précautions dont est entouré le grand acte de la génération, afin de conserver à chaque espèce sa nature spécifique.

Il n'y a point d'êtres chez lesquels les caractères qui distinguent les espèces ne se trouvent exaltés au moment où commence le produit de deux parties vivantes qui se sont séparées de deux organisations vivantes : l'une élément générateur mâle, l'autre élément générateur femelle.

« La température du végétal s'élève, la fleur » s'épanouit, prend en quelque sorte du mouve-

» ment et de l'âme ; le ver-luisant allume ses feux ;
» la robe du reptile, le plumage de l'oiseau, le
» pelage du mammifère, l'écaille des poissons
» fleurissent, pour ainsi dire, comme la corolle
» des fleurs, reçoivent de nouvelles beautés ou de
» nouvelles parties, ou brillent de nouvelles cou-
» leurs.

» Toutes les fonctions se développent, toutes les
» facultés s'érigent jusqu'à l'extase et puisent dans
» cet élan au-delà d'elles-mêmes une force surna-
» turelle, car elle est supérieure aux conditions les
» plus essentielles de la vie. » (*Lucas.*)

Chez les carnivores, c'est le prix de la force et du courage ; chez les herbivores, le cerf, par exemple, c'est le plus agile, le plus rapide ; mais parmi eux il n'en est aucun dont la fécondation s'accomplisse sans transports.

Tous les produits, sans exception, d'une fécondation en dehors des conditions imposées par les lois naturelles ne présentent que des êtres étiolés, maladifs, dont la substance à demi vivante sert bientôt de pâture aux parasites qui s'y développent.

Ces conditions de la génération sont une loi générale ; l'homme ne saurait s'y soustraire.

Cependant ce serait méconnaître un des caractères qui établissent la distance immense qui sépare l'humanité de l'animalité que de voir la moindre similitude entre l'érotisme brutal des animaux et tous les sentiments de délicatesse, de respect, qui, chez l'homme, doivent toujours dominer au moment où s'accomplit l'acte par lequel la création se continue par la créature.

Cette distinction est d'autant plus nécessaire que l'observation journalière prouve que les enfants issus d'une union déjà ancienne, mais dont l'amour a formé les liens, sont aussi bien partagés que les autres du côté de l'intelligence et de la vigueur corporelle. Les enfants, fruits d'une union illégitime, et que, par euphémisme, on désigne sous le nom d'enfants de l'amour, loin de présenter la moindre supériorité sur les autres, sont, au contraire, plus sujets aux maladies. Ils ont moins de chance de longévité, ils portent trop souvent la peine des mauvaises dispositions de l'âme et des agitations pénibles au milieu desquelles ils ont été conçus. La confiance ou l'inquiétude, l'élévation, l'abaissement moral chez la femme, exercent aussi une influence incontestable.

Cet état de l'esprit au moment de la conception a été apprécié dans tous les temps: « La géni-
» ture, dit Plutarque, reçoit la joie ou la tristesse;
» elle fait les enfants joyeux, gaillards, suivant les
» dispositions du corps et de la vertu imagina-
» tive. »

On a toujours tenu compte aussi dans l'antiquité de l'influence du vin. Une loi de Carthage défendait l'usage de ce liquide et interdisait même toute autre boisson que l'eau, le jour de cohabitation maritale. L'intervention du législateur africain dans des actes qui semblent pour toujours échapper à toute réglementation et avoir besoin de la plus entière liberté atteste le sentiment de haute prévoyance dont il était animé pour les générations qui allaient suivre, et non pas un sacrifice fait aux exigences du climat.

Dans tous les pays, les êtres maladifs, débiles, sont conçus sous l'influence de l'ivresse bachique. Combien d'intelligences faibles et sans profondeur, d'imbéciles sociaux, incapables d'avoir une idée, et encore moins de la suivre, ou atteints de maladies nerveuses, c'est-à-dire de maladies dont leur faiblesse est la source, qui ne doivent attribuer leur état qu'aux mauvaises conditions dans lesquelles ils ont été conçus !

L'âge des parents ne joue pas dans la conception un rôle moins important que celui de la sympathie mutuelle et des dispositions de l'esprit. Leur extrême jeunesse, et surtout celle de la mère, donne aux enfants une constitution frêle, chétive, fait qu'Aristote a si bien mis en lumière dans son *Traité des Animaux* et dans sa *Politique*. D'ailleurs, tout le monde se rappelle quelle génération malingre, rabougrie, ont fournie les mariages contractés, en 1813 et 1814, dans le seul espoir d'échapper à la conscription.

Les observations tirées des animaux et des plantes confirment également cette règle. — Les semences du colza gigantesque ne donnent que de maigres résultats quand la semence est récoltée avant sa parfaite maturité. — Les plantes qui fleurissent trop tôt ont souvent des fleurs stériles, ou bien il ne naît de leur semence que des plantes dégénérées. — Les sujets engendrés par des poulettes, des chiens, des chevaux trop jeunes, se développent moins que les autres.

Les enfants procréés par des parents trop avancés en âge offrent aussi un caractère spécial : ils sont plus dépourvus de la vivacité et de la gaîté, qui sont les attributs de leur âge. Comme si la sève qui leur a transmis la vie avait manqué d'une énergie suffisante pour en faire des êtres complets, ils sont languissants et plus exposés au lymphatisme, qui est un des degrés de la dégénérescence ; ils périssent souvent de phthisie, sans que leurs parents soient atteints de cette affection.

La génération forcée ou hors de son temps ne donne donc toujours que des produits incomplets, ou même disposés à mourir avant d'avoir atteint le terme de leur accroissement.

Ces considérations, malgré leur peu de développement, n'en sont pas moins dignes d'être méditées. Elles s'adressent à la société, qui est intéressée à la perfectibilité de l'espèce humaine; elles devraient être constamment présentes à l'esprit de l'homme destiné à devenir le chef d'une famille. Car l'homme, par le privilége de sa nature, est le seul être qui ne perde pas de vue ses enfants, qui de leur bonheur fasse le sien. C'est aussi le seul qui se dévoue et se dépense tout entier pour eux.

— Les Anciens appréciaient mieux que nous l'institution du mariage et ses effets au point de vue social. N'est-ce pas Aristote, le père des sciences naturelles, qui a eu le mérite de formuler le premier ce qui était dans la pensée de tous les hommes chargés de pourvoir aux besoins de la conservation et de la défense du pays, savoir : que la vigueur, la santé, ne sont pas seulement un bien personnel, mais qu'elles font partie de la richesse de l'Etat?

DE L'HÉRÉDITÉ.

L'ardeur de la passion, l'éclat de l'intelligence, l'opportunité de l'âge, au moment où la vie est transmise, ne sont pas les seuls modificateurs de la force, dont l'intensité normale constitue l'état de nature. Une autre influence, immense, absolue, l'hérédité, mérite à son tour quelques développements physiologiques.

L'ovule, cet atome imperceptible, sans aucune apparence de tissus et, par conséquent, sans propriétés organiques, qu'il fasse ou non partie intégrante de l'ovaire, qu'il soit ou non un élément détaché de la substance de la mère, ou une simple sécrétion, l'ovule, disons-nous, abandonné à lui-même, se plisse, se détache, et est rejeté comme inutile. Mais que les corpuscules spermatiques, éléments organiques, viennent s'unir à lui, l'embryon a pris naissance. Alors se développe le spectacle le plus merveilleux qu'il soit donné de contempler. On sait qu'un petit monde, l'analogue du grand, est en voie de formation. « C'est qu'à un » signal donné, aussi rapide que la pensée, tout » s'agite et s'émeut dans les parties intérieures et » profondes de ce nouvel être, qui va s'élever jus- » qu'à sa forme définitive, se développer par les » simples phénomènes de la nutrition, et se con- » server jusqu'à la dernière ondée sanguine (1). » *(Pelletan.)*

A ce moment où il a reçu le principe de son développement et la faculté d'avoir sa nature spécifique, il a reçu aussi l'influence de l'hérédité.

« L'hérédité est la tendance de l'organisme à réa- » liser, suivant l'opportunité de l'âge, avec le con- » cours des causes occasionnelles, la maladie dont » le principe ou la virtualité lui a été communiquée » dans l'acte même de la génération. »

Un seul homme a été exempt de l'influence de l'hérédité, c'est celui qui n'a pu présenter de cicatrice ombilicale, puisqu'il a vécu sans naissance.

(1) Le concours des deux sexes pour la fécondation n'est absolument nécessaire que dans les espèces supérieures. — Chez les invertébrés se rencontrent de nombreuses dérogations à cette loi. Plusieurs se développent, se reproduisent sans accouplement préalable. Telles sont, entre autres, les abeilles. On observe chez ces hyménoptères la production d'êtres vivants par des femelles vierges, en dehors de toute fécondation.

Le second homme avait déjà subi les modifications qu'apportent les passions, les chagrins. (*Primi parentes, primi luctus.*)

Il n'est point de faculté qui ne soit modifiée par l'hérédité ; l'hérédité intervient en tout.

Elle intervient dans les conditions nécessaires au développement de l'intelligence, et il n'est pas sans intérêt de signaler la valeur d'enseignement et d'application que renferme la question relative à la transmission de l'intelligence considérée comme modificateur de la force primitive d'organisation.

Nous n'entendons point parler ici de cette faculté, qu'on rencontre chez certains enfants prodiges, de refléter, d'une façon plus ou moins étonnante, les idées d'autrui, pas plus que de cette autre faculté appelée *sel attique, esprit gaulois,* et qui n'est que l'arme ou l'ornement du bon sens.

. Ces formes de l'intelligence n'ont qu'une action tout-à-fait insignifiante sur le développement de la force en vertu de laquelle l'homme conserve ou parvient à recouvrer son immunité morbide. Il s'agit de cette haute intelligence qui fortifie le corps et le soutient dans ses luttes, qui bannit la pusillanimité, les passions tristes, causes premières de tous les commencements de dégénération.

Cette force intellectuelle, communiquée des parents aux enfants, deviendra le patrimoine éternel d'une famille qui saura se conformer aux lois de l'hygiène. Les exemples de pareils résultats abondent dans l'histoire de certaines familles dont les membres meurent chargés d'honneurs et d'années, et chez lesquelles la longévité est encore un patrimoine ; on y naît centenaire.

Les capacités acquises par l'éducation se transmettent. Le génie, cette puissance surnaturelle, n'apparait pas comme une explosion soudaine et comme par hasard dans le produit d'un couple imbécile. « Un génie qui se croit né de lui-même est
» né du temps..... Le génie semble s'accumuler et
» s'amonceler lentement, successivement et presque
» héréditairement, pendant plusieurs générations,
» dans une même race, par des prédispositions et
» des manifestations de talents plus ou moins par-
» faits, jusqu'au degré où il éclot enfin dans sa
» perfection chez un dernier enfant de cette géné-
» ration destinée au génie. De telle sorte qu'un
» homme illustre n'est en réalité qu'une famille
» accumulée et résumant en lui le dernier fruit de
» cette sève qui a coulé de loin dans ses veines. »
(*Lamartine.*)

Ce qui est vrai du génie l'est encore d'une façon plus sensible pour les aptitudes, qui sont d'autant plus prononcées, que les mêmes capacités sont plus anciennes, et que celles d'un sexe sont moins contrariées par celles de l'autre.

Les enfants qui tiennent ainsi de la faveur de leur origine d'heureuses dispositions semblent doués d'une sorte de divination qui leur révèle le sens et la nature des choses qu'on leur enseigne. Pour eux, apprendre, c'est se souvenir.

Ce phénomène se fera remarquer chez un plus grand nombre d'enfants de la même famille, selon que l'esprit est cultivé depuis un plus grand nombre d'années (1).

C'est ainsi que l'hérédité assure à nos fils l'aptitude intellectuelle que nous avons acquise, aussi bien qu'elle leur assure le fruit de notre travail et de notre expérience.

L'influence du climat ajoute encore aux influences de l'hérédité, pour augmenter ou diminuer la force de résistance à toutes les causes destructives.

« Une nature sévère, dit le père de la médecine
» en parlant des lieux froids et montagneux, y
» communique ses dures empreintes : les hommes
» y sont sains et vigoureux ; ils naissent tels. »

Dans les plaines basses et humides, au milieu des émanations paludéennes, les hommes sont gras ; ils ont la peau blafarde, les chairs mollasses. La durée de la vie moyenne y est moindre. Dans un relevé exact des décès de plusieurs parties de la Suisse, on a trouvé que, dans les pays marécageux, le lymphatisme s'observait plus fréquemment ; que la vie moyenne était de vingt-six ans,

(1) La spécialité de l'aptitude déterminée par l'hérédité se remarque dans les animaux. Les chevaux issus de parents dressés au manége sont plus faciles à dresser. Les chiens accoutumés à l'eau ont des petits qui témoignent des dispositions à s'y jeter. Les renardeaux, dans le voisinage des habitations, se montrent déjà plus rusés que leurs frères, étant nés dans les lieux où ils ont besoin de lutter contre les chasseurs.

tandis qu'elle s'élève à quarante-sept dans les pays montueux.

Les chevaux arabes, sans aucune mésalliance, ne donnent en Angleterre que des produits anglais, en France que des produits français.

En Australie, les Anglais, dont on connaît la sévérité dans les alliances, perdent leurs mollets après un séjour relativement assez court; leurs jambes deviennent longues comme celles des indigènes.

Le goître, le crétinisme, ce dernier terme des dégradations, reconnaissent pour cause première et principale l'usage des eaux qui ont filtré à travers les rochers de formation jurassique. L'influence de ces roches est d'autant plus funeste que les gorges des vallées sont plus resserrées.

Toutes ces transformations viennent graduellement sous l'action des milieux, mais une fois qu'elles sont opérées, la race prend un caractère particulier indélébile.

Cependant quelques races ne subissent pas complétement ces transformations; il en est un petit nombre qui résistent aux climats les plus meurtriers et les plus funestes à d'autres. Elles ne doivent pas ce privilége à une origine particulière, mais à des dispositions que leurs ancêtres ont acquises par l'observation des lois de l'hygiène et dont elles ont hérité.

Ce qui s'applique aux races est reconnu pour les familles comme une vérité banale. — On dit le beau sang d'une famille, le vilain sang d'une autre. On admet l'hérédité du type physique, de la physionomie, de la couleur, de la voix.

A Rome, le surnom dont on se servait dans les familles de distinction pour désigner les diverses branches d'une même famille se rapportait au trait saillant du visage. Il y avait les longs nez, *Nazones* ; les grosses lèvres, *Labeones* ; les grandes bouches, *Buccones*.

Si c'est une vérité admise par tous que les traits saillants, la couleur, la manière de marcher, la taille, le caractère, se transmettent par voie de génération, il n'est pas moins incontestable que les maladies se transmettent également. — Cette hérédité des divers états pathologiques est une preuve de plus de la solidarité qui unit les générations successives d'une même famille. — Que le genre de vie, les circonstances, développent chez les pères les dispositions rhumatismales, goutteuses, hépatiques, on verra bientôt venir à la suite l'une de l'autre des générations de rhumatisants, de goutteux, d'hépatiques, de calculeux, de névropathiques.

Une observation qui nécessairement embrasse des siècles a démontré que, parmi les maladies transmissibles par voie de génération, les plus fréquentes sont : le rhumatisme, la goutte, la scrofule, le lymphatisme, la phthisie, l'asthme, l'hystérie, les palpitations de cœur, les névropathies, la folie, etc.

Toutes ces maladies, provenant de l'hérédité, ne

sont pas communicables au même degré, et leur intensité est d'autant plus grande que leur date est plus ancienne dans les familles. Ce qui ajoute encore à leur gravité, c'est la similitude de l'affection chez le père et la mère. De tout temps, l'observation a confirmé à cet égard ce que l'analogie annonçait devoir exister, c'est-à-dire que deux époux scrofuleux, deux rhumatisants, deux nerveux, donneront le jour à des êtres destinés à subir dans toute leur rigueur les douleurs et les dangers attachés à la nature de ces maladies.

Toutes les affections dont les parents étaient atteints ne se transmettent pas des pères aux enfants avec un caractère d'identité complète, il s'en faut de beaucoup. Sous l'influence de causes multiples, elles prennent une forme nouvelle et se modifient de telle sorte que, dès la seconde ou la troisième génération, elles offrent un aspect tout différent de celui qu'elles avaient chez la première.

Selon que l'une des diathèses unies prédomine sur l'autre, ou s'entrelace et se mêle plus ou moins également à la nature de l'être, il en résulte une sorte d'hybridation, de métamorphose de la goutte en tubercules, de la scrofule en goutte ou en phthisie, ou bien le vice goutteux complique le vice tuberculeux.

La seule conclusion à tirer de ces transmissions par l'hérédité de maladies semblables ou métamorphosées, c'est que toutes elles aboutiraient à une de ces maladies terminales qui sont l'expression d'une nutrition pervertie, si les familles ne savaient échapper à la destruction en appelant la science à leur secours et en se soumettant à ses prescriptions.

Ainsi, caractères généraux de l'organisation, ressemblances extérieures, intelligence, fruits de l'éducation, prédispositions aux maladies, maladies semblables, tout se transmet au moment même de la conception. La naissance n'est qu'une date.

Il est encore deux ordres de faits qu'on ne peut mettre en doute, c'est que la génération opère également des conversions de formes et des conversions de nature spécifique. Ici surgit naturellement la grande question de la consanguinité.

DE LA CONSANGUINITÉ.

Les alliances entre proches ne sont-elles qu'une condition favorable au développement de toutes les causes de dégénération, parce que les maladies de famille sont ordinairement les mêmes entre époux, et que leur gravité augmente dans les enfants avec une intensité qui suit une proportion géométrique croissante?

Ou bien est-ce en vertu d'une influence propre, intrinsèque, de la consanguinité que les familles précipitent leur abâtardissement, leur décadence et enfin leur destruction?

Dans le premier cas, l'homme, en suivant rigoureusement les prescriptions de l'hygiène et les lois de la vertu, pourrait entrevoir sa famille croissant sans cesse, étendant indéfiniment ses rameaux sur la surface de la terre, pourvu que le terrain ne lui fût disputé par aucune autre famille se trouvant dans les mêmes conditions.

Dans la seconde hypothèse, la nécessité absolue d'élargir le cercle des alliances, sous peine d'une inévitable destruction, est la révélation des tendances de l'humanité vers l'unité.

Un fait, choisi parmi beaucoup d'autres, semblerait infirmer l'influence intrinsèque de la consanguinité. « Il ne s'agit que d'une très petite fraction de l'humanité, perdue, pour ainsi dire, dans » une des îles du Grand-Océan, mais il n'y a pas » en histoire naturelle de fait si minime qui ne » puisse servir à l'étude des races humaines (1). » J'ajouterai : à l'étude de la médecine, qui touche à toutes les sciences.

On désigne à Bourbon sous le nom de *Petits-Blancs* les descendants des hommes qui, fuyant les persécutions religieuses dont le vieux monde était désolé, vinrent aborder dans l'île. L'impossibilité de se fixer dans le plat pays les força d'aller chercher leurs moyens d'existence dans les montagnes, où ils trouvèrent une température fraîche, toujours égale.

(1) Morel, *Traité des Dégénérescences.*

Leurs mœurs sont simples, leurs travaux réguliers et suffisamment rémunérateurs; ils vivent dans une étroite union.

Depuis bientôt deux cents ans, tous les hommes dont se compose cette tribu, où le sang s'est conservé à l'abri de tout mélange étranger, se présentent beaux, élancés, vigoureux; les femmes se distinguent par leur taille svelte et les lignes pures de leurs traits.

Cet exemple prouve d'abord que l'air pur des montagnes peu élevées, le travail réglé, l'aisance, l'innocence des mœurs, sont des éléments de conservation pour la vigueur et la beauté; il confirme ensuite ce qui nous est rapporté de la vie patriarcale des femmes de la Géorgie, et de leurs ancêtres les Aryas, qui vivaient comme eux sur les plateaux de l'Asie centrale.

Mais il est un fait qui a passé inaperçu, c'est que la population de ce petit monde à part est restée stationnaire et a même vu diminuer sa fécondité sous l'influence de la consanguinité.

C'est une loi à laquelle ne peuvent, nulle part, échapper les mariages consanguins, ainsi que le constate l'observation de tous les jours. S'ils sont imposés, et par conséquent plus fréquents, sous l'empire des circonstances, lorsque, par exemple, le champ des alliances est circonscrit soit par le défaut de communications, soit par les préjugés de sectes religieuses, leurs produits ne se font remarquer que par la plus affreuse laideur, par des infirmités physiques et des altérations de type, signes qui attestent que la sève n'a plus de force. Enfin, un autre trait caractéristique des effets de la consanguinité, c'est la stérilité, comme si dans l'économie divine la stérilité avait pour mission de mettre un terme aux dangers de l'ignorance, c'est-à-dire à la propagation indéfinie des faibles et des monstres.

Avant que la science eût jeté sur cette question un commencement de lumière, on avait signalé ce fait, que les familles princières et les familles nobles, à qui des considérations de position imposent des mariages consanguins, étaient toutes éteintes. Il n'y a peut-être pas aujourd'hui une seule famille, portant un beau nom du temps de la chevalerie et des croisades, qui en descende en ligne droite. Dans toutes il y a eu des substitutions. Hâtons-nous de dire que ces familles héritières de grands noms n'ont rien fait pour échapper à la loi de déchéance qui frappe sans distinction toute famille qui ne sait ni conserver, ni reconquérir les facultés qui font l'homme complet.

La statistique a prouvé, en Angleterre, en Amérique, combien est meurtrière cette influence de la consanguinité. Le docteur Bennis, du Kentucky, donne pour résultat de ses recherches que, sur 787 mariages entre cousins germains, 266 ont produit des scrofuleux, des idiots, des aveugles, des sourds-muets. — A Genève, où chaque secte religieuse se cantonne, on fait beaucoup de mariages consanguins ; on a constaté souvent la conception tardive, la conception imparfaite (fausses couches), des produits incomplets (monstruosités), des enfants faibles, scrofuleux, qui meurent en bas âge et dans une proportion plus grande que les autres, et enfin la stérilité.

L'enfant issu d'un premier mariage consanguin n'offrira pas toujours ces dispositions, dont l'énumération est bien propre à inspirer une crainte salutaire, mais il est déjà atteint dans sa constitution primitive, et, dans un mariage suivant la nature, il n'apporte déjà plus la même vigueur de sève que l'enfant né dans d'autres conditions.

Les objections soulevées par les études faites sur les animaux ont paru devoir jeter quelques doutes sur l'exactitude des résultats relatifs à l'homme, ou au moins enlever quelque chose de sa rigueur à la loi de déchéance qui frappe toute alliance entre proches.

Les races animales gagnent à se propager dans les mêmes familles. La beauté et certaines qualités qui font le cheval arabe, le cheval anglais, ne se conservent qu'à cette condition. On a, de plus, remarqué que la race chevaline dégénère par le mélange prolongé de races étrangères. Mais il faut observer que, pour perpétuer les races nobles d'animaux, il est nécessaire de n'accoupler que des animaux de choix.

Eh bien ! malgré la sélection, malgré les soins de toute espèce dont l'homme peut entourer le cheval, celui-ci, issu de parents dont il reproduira les qualités les plus saillantes et les plus précieuses, deviendra frappé dans sa puissance de reproduction après un certain nombre de générations dans la même famille. On peut donc en conclure que l'atteinte grave portée à la faculté qui a été entourée des plus minutieuses précautions est une atteinte au principe même de la vie.

Dans quelle proportion se trouvent mêlées à la population les victimes des unions consanguines? Nous ne pouvons l'établir qu'à partir du jour où l'Eglise a cessé de posséder exclusivement la direction morale et intellectuelle des peuples. Avant cette époque, ses règlements étaient imposés sévèrement et suivis, sinon sans protestation intérieure, du moins passivement.

L'Eglise interdisait jusqu'au sixième degré le mariage entre parents; elle avait étendu cette interdiction, jusqu'à un certain degré, à la parenté suivant l'esprit.

Il nous a paru curieux de savoir dans quelle proportion avaient été les demandes de dispenses depuis le Concordat. Le résultat de cette enquête a été celui-ci : les mariages entre parents ne se perpétuent pas de façon à déterminer l'extinction des familles, mais ils sont assez nombreux pour qu'on puisse affirmer qu'ils sont pour la population prise dans son ensemble une cause à ajouter à celles qui tendent à son affaiblissement progressif.

DE L'ALCOOLISME.

Le penchant de tous les peuples pour les sensations produites par l'ivresse est tellement entraînant, qu'on ne saurait lui assigner une origine trop ancienne. Le premier homme qui s'enivra avait bu vraisemblablement de l'hydromel, boisson fermentée, dont la découverte dut suivre de près l'apparition du premier gâteau de miel sauvage.

Tous les législateurs, tous les gouvernements ont essayé de réglementer l'usage des liqueurs spiritueuses ; mais ils songeaient plutôt à prévenir l'ivresse, à cause de ses effets délirants et furieux, qu'à préserver la race humaine des conséquences pernicieuses attachées au vice de l'ivrognerie.

Si l'antiquité paraît avoir été généralement exempte des maladies endémiques provoquées par les habitudes de l'ivresse, il faut en attribuer l'honneur moins aux réglementations qu'à la rareté et à la cherté des liqueurs enivrantes.

Lycurgue, voyant que l'exemple des Ilotes abrutis par le vin ne servait à rien pour rendre l'ivresse odieuse et méprisable, prit le parti de faire arracher les vignes de la Laconie. Sur quoi Plutarque fait observer que le sévère législateur eût mieux fait, en laissant les vignes, d'en approcher les Nymphes, c'est-à-dire d'ordonner le mélange de l'eau avec le vin; que par là il aurait contenu

Bacchus fou et furieux par une divinité plus sage.

Le vin fut rare à Rome jusqu'au sixième siècle de sa fondation, époque à laquelle les vignes furent si bien cultivées, que leur riche récolte remplit plusieurs caves pour un certain nombre d'années. Cette abondance rendit l'usage du vin accessible au plus grand nombre, et le peuple se livra tellement à l'ivrognerie, que les luttes politiques et sociales du Forum en devinrent plus violentes et plus acharnées.

Ces excès ne durent être partagés par l'aristocratie romaine que sous l'Empire. Car, à l'exemple des Grecs, les anciennes lois romaines défendaient à tout homme d'une famille patricienne de boire du vin avant l'âge de trente-cinq ans et d'en boire avec excès. La même défense s'étendait aux femmes, de quelque condition qu'elles fussent, et sous peine de mort. Cette loi cruelle et féroce, inspirée plutôt par l'avarice, qui était le fonds de l'âme romaine, que par un principe moral ou politique, ne fut adoucie que vers la fin de la République.

Ce penchant à l'ivresse était irrésistible et défiait toute réglementation. Le haut prix du vin fut la seule cause qui mit le monde romain à l'abri des effets de l'ivrognerie de tous les jours.

Une dernière preuve : la culture de la vigne s'était répandue dans les Gaules. Après ces années d'abondance mentionnées plus haut (l'an 92 après J. C.), le blé était relativement cher, et le vin devenant d'un usage général, la masse de la population s'enivra, se fit plus turbulente et se mit à rêver de l'ancienne indépendance perdue.— Domitien, qui régnait alors, ordonna que les vignes seraient arrachées dans toutes les provinces de l'Empire. L'édit fut exécuté avec rigueur dans les Gaules et eut son effet durant 199 ans. La culture de la vigne fut reprise quand Probus leva l'interdit, et l'on sait que Julien, vantant sa chère Lutèce, vante aussi la bonté des vins de son terroir (1). Il n'avait pas le goût plus difficile que notre Henri IV, qui se délectait du vin de Suresnes.

Depuis l'époque de l'interdiction, qui coïncide avec celle des grandes invasions germaniques, jusqu'au jour où l'affranchissement des grands centres de population prépare un nouvel ordre social, la misère générale, le défaut de culture, limiteront exclusivement aux quelques hommes vivant de rapines et de partages l'usage des boissons spiritueuses.

Même à ce moment où commence pour les villes la prospérité qu'elles doivent à leur affranchissement, l'usage habituel et immodéré de ces boissons n'est pas assez répandu, ni pratiqué par un assez grand nombre pour exercer encore une influence bien sensible sur l'organisme général.

Il a fallu qu'une invention due au génie de l'homme, la distillation, fût précisément le point

---

(1) Une lettre de Julien constate que la vigne et les figuiers étaient cultivés aux environs de Paris et recouverts de paille pendant l'hiver.

de départ des désordres les plus graves, s'étendant je dirai presque au monde entier, et devenant une des causes les plus efficaces de dégénérescence physique et morale.

La fabrication des eaux-de-vie de grains et de pommes de terre prend de jour en jour des proportions plus considérables, et le prix déjà si peu élevé de ses produits tend à baisser encore en raison même de leur immense consommation. C'est grâce à ce bas prix que leur usage immodéré devient universel.

Les recherches statistiques de la ville de Paris, l'effrayante consommation d'absinthe qu'on signale dans nos possessions d'Afrique, les statistiques de Berlin, et surtout celles que nous envoie l'Amérique, prouvent l'intensité toujours croissante de ce nouveau fléau.

En Amérique, sur 300,000 ivrognes, plus de 37,000 périssent chaque année victimes de leurs excès. La Suède, la Norwége, ces anciennes fabriques d'hommes, subissent au plus haut degré l'influence pernicieuse de l'eau-de-vie. « Car les » excès alcooliques ne sont absous par aucun » climat, » dit avec raison M. Michel Lévy dans son *Traité d'Hygiène*.

« M. de Torsele, directeur du cadastre, consigne » dans sa statistique de la Suisse que, sur 42,98 » décès attribués à des maladies connues, on compte » 611 cas dans lesquels la mort a été la suite immé- » diate d'excès de boisson. Que serait-ce donc s

» l'on ajoutait à ce chiffre celui des cas où la mort
» n'est parvenue que lentement et sous l'influence
» de maladies causées par ce funeste abus (1) ? »

L'expérience a prononcé, et ce chiffre serait déjà considérable. Mais ce qui est plus déplorable encore, c'est que tout excès alcoolique amène chez l'homme une grave altération de sa constitution ; que cette altération, en dehors du moment de l'ivresse, exerce une influence funeste sur le produit de la génération, et qu'ainsi l'enfant, atteint lui-même dans son corps, dans son intelligence, dans ses sentiments, se trouve victime de la faute volontaire de son père.

« Il n'est aucune maladie (alcoolisme) où les
» influences héréditaires soient aussi fatalement
» caractéristiques. Si l'imbécillité congéniale, l'idio-
» tie sont les termes extrêmes de la dégradation
» chez les individus, un grand nombre d'états in-
» termédiaires se révèlent à l'observation par des
» aberrations de l'intelligence, par des perversions
» tellement extraordinaires des sentiments, que
» l'on chercherait en vain la solution de ces faits
» anormaux dans l'étude exclusive de la nature
» humaine déviée de son but intellectuel et mo-
» ral (2). »

En effet, l'observateur, quand il lui est possible de ne pas perdre de vue les générations qui ont

(1) Tardieu, *Dictionnaire d'Hygiène publique et de Salubrité.*
(2) Morel, *Traité des Dégénérescences.*

subi les altérations de l'organisme causées par l'habitude des excès alcooliques, n'a pas de peine à s'apercevoir que les fonctions sont perverties plus ou moins profondément, plus ou moins généralement, suivant la violence de ces excès, suivant qu'ils sont communs aux deux époux ou qu'ils sont seulement le fait de l'un d'eux, ou bien encore suivant que leurs effets désastreux sont atténués par la vigoureuse constitution de l'un ou de l'autre.

Nous allons citer pour exemple deux faits qui, entre mille autres, se présentent chaque jour :

La femme d'un homme qui avait été tour à tour maître et ouvrier était mère de quatre enfants de sept à quinze ans.

Cette femme, bien constituée, d'une belle santé, d'une grande douceur de caractère, sortait d'une honnête famille de cultivateurs et n'avait jamais enfreint les lois de la sobriété. Elle demanda mes soins pour un de ses enfants. La pauvreté de cette femme entourée de quatre enfants me toucha, et comme je faisais luire à ses yeux l'espérance de voir sa vieillesse honorée et servie par ses quatre vaillants rejetons : « — Mes quatre enfants, me dit-elle, sont destinés à rester enfants toute leur vie. L'aîné n'a pas même pu être admis pour sa première communion, tant la mémoire est courte; le second, qui a onze ans, est à peine en état de retrouver sa maison, parce qu'il est distrait et qu'il ne reconnaît jamais son chemin; le troisième, que vous voyez dans son lit, a un côté paralysé; ma quatrième est presque sourde et peut à peine parler. »

Chacun de ces enfants avait été conçu dans les conditions les plus déplorables. Leur père, homme intelligent, était parvenu à fonder, à plusieurs reprises, un petit commerce. Mais, quand venait une *veine de boisson*, c'étaient, comme il les appelait, des neuvaines bachiques; tout ce qui composait son fonds de commerce était rapidement englouti. Il changeait alors de ville pour redevenir ouvrier, et c'était pendant son retour à la vie d'ouvrier, après les grands orages de sa vie, qu'il avait l'habitude de redevenir père.

Ces quatre enfants sont parvenus à passer la grande transformation de la puberté. Les deux premiers ont hérité de la beauté de corps de leur mère, mais ils n'ont l'un et l'autre qu'une intelligence bornée; ils sont doués l'un et l'autre d'une grande légèreté de caractère, et ne possèdent aucune des qualités requises pour se faire une position. Le troisième est toujours paralysé, et le quatrième, qui était une fille, est mort dans les convulsions.

Le second fait nous est fourni par un horloger, âgé de trente ans, habile dans son état, laborieux par nécessité, mais adonné aux excès de bière et d'eau-de-vie; il a eu trois enfants. Sa femme, d'une intelligence plus que médiocre, ne partageait pas ses goûts au moment de la naissance de son premier enfant ; mais, quand elle conçut les deux autres qui suivirent, elle se trouvait dans les mêmes conditions que son mari.

Des résultats identiques se sont produits dans ces deux familles. Leurs enfants sont doués de la même irascibilité, de la même expression indécise, qui est un indice fidèle de la mobilité de leur caractère; ils ont conservé, bien au-delà de l'âge de la puberté, la physionomie propre à l'enfance.

On a journellement et l'on aura longtemps encore l'occasion de faire des observations analogues à celles qui précèdent, mais sans les limiter aux quelques traits rencontrés dans ces deux familles. Car l'altération du principe de vie dans l'acte de la génération, quand ce dernier est accompli par des individus dont l'ivresse habituelle a modifié la constitution, à quelque degré que ce soit, cette altération, disons-nous, offre des caractères variés, susceptibles de toutes les transformations comme de toutes les maladies.

Cette cause d'altération n'a pas une date très ancienne dans l'histoire de l'homme, mais elle tend sans cesse à devenir plus générale, et elle occupe une grande place à côté de celles qui contribuent le plus à la diminution de cette force par laquelle nous résistons aux agents de destruction dont est menacé tout être vivant.

Parmi celles-ci, il en est une qui est également d'une date peu ancienne et dont les effets ont été jusqu'alors trop exclusivement signalés au point de vue de l'individu ; elle a cependant une large part dans la production de quelques maladies qui se présentent aujourd'hui avec une fréquence et de certains symptômes qui tendraient à les faire regarder comme des maladies nouvelles.

Je veux parler de l'onanisme sous toutes ses formes et à toutes les époques de la vie

DE QUELQUES AUTRES CAUSES D'ALTÉRATION.

Si, dans les civilisations anciennes, la jeunesse semble avoir échappé aux effets de cette cause de perturbation profonde que nous venons de nommer, il ne faut pas l'attribuer à l'influence des préceptes inspirés par une morale plus élevée, mais à la facilité, à la précocité des mariages, aux occasions fournies par l'esclavage et mises à profit pendant l'orage que signale l'éclosion de la puberté, et principalement aux usages adoptés durant le temps long, mais précieux, que réclamait la culture de l'intelligence. Dans les gymnases le corps avait une part égale dans les soins donnés au développement de l'esprit (1).

Les établissements modernes consacrés à l'éducation, tels qu'ils sont institués, constituent un véritable progrès. Nous admettons volontiers que,

(1) Otia si tollas, periere Cupidinis arcus.

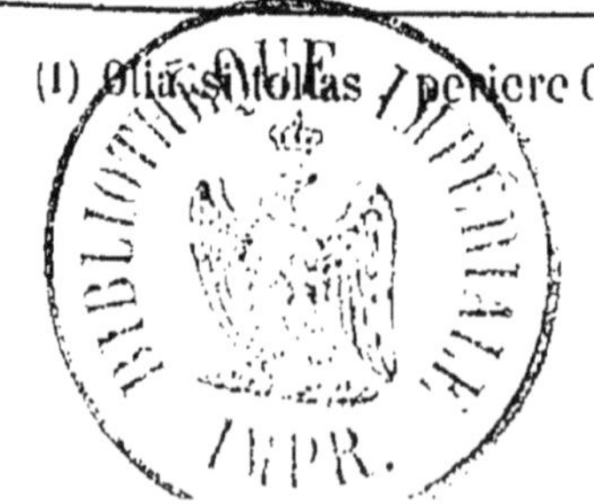

sans eux, il serait impossible de mettre à la portée d'un si grand nombre de familles une réunion de talents aussi capables d'enseigner toutes les branches des connaissances humaines.

Mais combien d'inconvénients attachés à ces espèces de casernements !

Les traits caractéristiques des malheureux qui compromettent leurs plus précieuses facultés par leurs habitudes solitaires et humiliantes ont été tracés trop souvent de manière à ne faire reconnaître que ceux qui étaient arrivés aux limites de l'état consomptif. Ceux-là, le plus ordinairement, portent la peine de leur faute avant de pouvoir transmettre à leurs descendants le résultat des altérations qu'ils ont subies. Mais il existe un certain nombre d'états intermédiaires dans lesquels les désordres ne sont appréciables que pour un œil exercé, et les individus de cette catégorie échappent ainsi aux mesures qu'on aurait pu employer pour les soustraire aux altérations qui les frappent et qu'ils transmettront. — Car tout acte de la génération provoqué en dehors des conditions physiologiques qui règlent cette grande fonction porte une atteinte grave à l'organisme.

Or, pour celui qui abuse de lui-même, on ne trouve que des conditions en dehors de l'état physiologique. Il provoque l'acte hors de son temps; aucun frein n'est capable de l'arrêter. Il n'a pas besoin d'attendre le moment opportun, comme celui qui a une compagne et qui se livre au plaisir naturel de l'amour. Il lui suffit d'un moment de solitude pour se procurer ses funestes jouissances.

Quand on songe aux effets de l'attitude debout conservée habituellement pendant cet acte coupable, aux contractions violentes et continues qu'il entraîne dans les muscles, à la tension excessive de l'imagination, au sentiment de tristesse et de mécontentement intérieur qui suit la sensation voluptueuse terminale, on comprend combien le système nerveux doit être fâcheusement affecté, et l'on est éclairé sur la fréquence de certaines maladies de l'encéphale.

Ces habitudes vicieuses ne sont plus particulières aux villes, aux établissements d'éducation. Elles s'étendent à la campagne et se prolongent même souvent au-delà de l'âge où l'homme pourrait invoquer pour excuse son inexpérience de la vie, la surexcitation de son esprit désireux de tout connaître, la privation d'exercices corporels quotidiens, sans lesquels on ne peut obtenir cet équilibre indispensable entre le corps et l'esprit. — Quand elles persistent ainsi dans la vie, ces habitudes affectent toutes les formes que peut enfanter une imagination sensuelle et maladive ; mais alors celui qui s'y soumet a l'intention de se soustraire aux devoirs qu'impose une famille, tout en cédant au penchant irrésistible qui entraîne l'homme vers la femme.

Cependant tout ce qui se rattache à la fonction qui a pour but la perpétuité de l'espèce a une trop grande importance dans l'organisme pour que toute dérogation aux lois qui la régissent n'occasionne pas des désordres de la plus haute gravité.

L'excitation artificielle et prématurée des sens fait arriver le moment de la puberté avant que l'organisme ait atteint son développement normal. Il résulte de cette précocité que ce développement éprouve un temps d'arrêt, et que la fonction de la génération perd de cette vigueur et de cette durée dans le cours de la vie, qui sont l'heureux privilége de l'homme complet.

Il est, à ce sujet, une observation utile à recueillir : c'est que tous les actes désignés sous le nom d'*onanisme* produisent les mêmes effets que les excès alcooliques. Que l'une de ces causes de perversion agisse isolément, ou que toutes les deux agissent simultanément, il est constaté que leur origine, relativement récente, coïncide avec l'époque à partir de laquelle le nombre des altérations du système nerveux va toujours croissant. Or, ces causes, comme toutes celles qui ont une action puissante sur l'essence même de la vie, nuisent considérablement à la fécondité.

Une certaine part d'influence sur la fécondité de toute une race doit être aussi attribuée à l'absence de l'allaitement maternel.

Tout a été dit sur l'allaitement comme complément de la maternité, sur le bonheur attaché à l'accomplissement de ce devoir sacré, sur l'avantage qu'y trouvent la mère de se soustraire aux suites de l'accouchement, et l'enfant de se nourrir d'une liqueur que la nature a préparée pour lui.

Certaines circonstances se présentent qui empêchent de réunir toutes les conditions qui rendent l'allaitement utile à la mère et à l'enfant, et qui exigent qu'on sacrifie au présent les intérêts de l'avenir.

Sans parler des maladies contagieuses qui sont une rare exception, il faut renoncer d'une façon absolue à l'allaitement dans les cas d'un lymphatisme exagéré, de scrofules, de phthisie, jusqu'au jour où il aura enfin été compris ce que valent pour la famille, pour la pureté de la race, l'intelligence et la beauté de la femme; jusqu'au jour où une loi sage fixera pour le mariage la limite d'âge à vingt-et-un ans, et interdira aux scrofuleux, aux phthisiques la possibilité de perpétuer dans la race les éléments d'altération de la constitution.

Ces motifs, qui constitueraient tout un code de réforme quant à l'allaitement maternel, sont rarement comptés parmi ceux qui ont fait adopter à un grand nombre de familles l'habitude, depuis plusieurs générations, de renoncer au devoir d'allaiter les enfants. Dans ces familles on rencontre beaucoup d'altérations qu'il est impossible de ne pas attribuer à cette dérogation de la loi de la nature.

Je ne parle pas des hommes; mais l'induction permet d'établir que ce défaut d'allaitement par la mère n'est pas sans action sur leur force et la durée de leur virilité.

Quant aux femmes, il n'est pas rare d'observer que le volume et l'activité physiologique de la glande mammaire en sont diminués. Lorsqu'une femme veut rompre avec cette tradition de famille, elle a plus de peine à devenir une nourrice comme d'emblée : il faut à ses organes une espèce d'apprentissage ; l'absence ou la difformité du mamelon est une des premières difficultés qu'elle rencontre.

Or, qui ne sait que cette difformité, comme celle de l'oreille, des doigts, des extrémités, est un signe qui annonce que le sang d'une famille n'a plus sa pureté primitive ?

Si la diminution de la fécondité, et même la plus grande fréquence de la stérilité, se remarquent dans ces familles, c'est que la lactation fait partie intégrante de la fonction de génération, et que sa suppression immédiate atteint à la longue tout ce qui touche à cette fonction.

En diminuant l'intensité physiologique de la vie, toutes ces causes diminuent nécessairement dans une même proportion la force salutaire de la réaction, et, pour la suppléer, l'homme se voit dans la nécessité de multiplier les précautions autour de lui. Mais tous ces soins, souvent excessifs, qui commencent dès les premiers jours de la naissance, aboutissent à un résultat qu'il est impossible de méconnaître.

Si la durée moyenne de la vie a augmenté par l'abaissement du chiffre de la mortalité pendant les premières années de l'enfance, l'espèce d'altération de la constitution générale, désignée sous le nom de lymphatisme, manifeste chaque jour une tendance à s'accroître.

Cet état particulier de l'organisme, l'analogue de l'étiolement et des maladies parasitaires chez les animaux et les plantes privés d'air et de soleil, doit être l'objet des plus grandes préoccupations; car le lymphatisme est le point de départ des maladies les plus graves.

Un autre résultat de la modification de nos mœurs par la recherche d'un trop grand bien-être, jointe à certains usages, tels que le tabac, la consommation immodérée du sucre, se révèle par une aptitude à un mode de souffrance qui était autrefois une exception, et dont il est difficile de se garantir aujourd'hui.

L'état nerveux, les maladies nerveuses, avec leurs variétés de forme, de siége et leurs transformations infinies, appartiennent en quelque sorte à la génération présente.

Si les grandes épidémies des derniers siècles, si la syphilis, la variole perdent chaque jour de leur gravité, en revanche nous sommes plus sujets à cet état de débilité toujours près de la maladie à laquelle nous prédisposent plus particulièrement les influences héréditaires.

Les progrès de la civilisation ne sauraient être responsables de cet état particulier aux générations nouvelles, car la barbarie et l'ignorance n'enfantent que misères et maladies. C'est, au contraire, aux sciences à tracer le chemin qui doit conduire au but que l'homme a dans sa volonté et dans son intelligence le pouvoir d'atteindre, « l'état de l'homme » complet dans une société complète. »

Nous venons de faire entrevoir quelles sont les principales conditions nécessaires à la conservation de l'intensité physiologique de la vie, et de faire comprendre que les plus importantes sont celles qui se rattachent au mariage.

C'est à ce moment où s'accomplit l'acte le plus sérieux de la vie, au point de vue individuel et social, que l'homme abuse le plus complétement de son privilége de liberté.

Une expérience trop ancienne et trop générale ne permet pas de douter que toujours un certain nombre de mariages se feront comme une affaire, comme un contrat, parce qu'il faut créer ou consolider une position; cependant, il ne faut pas craindre d'affirmer que cette source intarissable de malheurs et de scandales diminuera à mesure que l'homme se convaincra que l'affection mutuelle des époux doit toujours ratifier le contrat des familles, dans l'intérêt même des enfants, et que cette considération doit l'emporter sur toutes les autres.

C'est, en effet, à la science de l'hérédité, qui fait partie du groupe des sciences naturelles, d'indiquer les règles suivant lesquelles le fonds de santé, de beauté, d'intelligence, amassé par nous, pourra passer à nos descendants et s'accroître entre leurs mains, comme la portion la plus précieuse de leur patrimoine.

Ainsi que l'hygiène, dont les progrès s'affermissent chaque jour dans nos lois, dans nos mœurs, l'hérédité intervient en tout. La connaissance des lois qui la régissent est une de celles qui importent le plus à l'amélioration, je dirai presque à la régénération de la race. Mais nous ne lui emprunterons seulement que les lumières dont nous avons besoin pour atteindre le but de ce livre.

Constatons d'abord qu'en raison des sauts de génération, des intermittences et des alternatives de l'hérédité, un enfant peut naître libre et pur des maladies qui ont affecté ses auteurs; — que l'hérédité n'implique nullement l'idée d'une loi inexorable d'incurabilité; — que, loin de là, la curabilité du lymphatisme et de la phthisie de famille est admise par tous les médecins; — et que la règle à suivre est de ne se souvenir de l'hérédité que pour apporter plus de méthode, de suite et de persévérance, dans le traitement des maladies qui offrent le caractère de maladies transmises.

HYDROTHÉRAPIE

Les diverses applications méthodiquement dirigées de l'eau de source, de l'eau de mer, combinées avec un régime spécial, constituent l'ensemble des modificateurs de l'organisme désignés sous le nom d'*Hydrothérapie*.

RÉGIME.

Longtemps avant que l'attention ne fût fixée sur le régime dont l'hydrothérapie tire de si précieuses ressources, l'empirisme avait fait connaître les résultats qu'on obtient en modifiant les lois de la nutrition.

Les engrais abondants, bien choisis, transforment, après quelques générations, une racine dure et coriace en un aliment sucré, savoureux.

Il serait impossible de reconnaître dans la pomme sauvage, petite, sans chair, d'un goût âcre, insupportable, l'ancêtre de la pomme de couleur vermeille, au péricarpe charnu, tendre et délicat.

Les animaux, sur lesquels l'homme agit comme sur de passifs instruments de sa volonté, ont fourni les résultats les plus inattendus de forme, de force musculaire, selon les exigences de l'industrie, de l'agriculture et de la consommation.

Avec les seuls moyens dont il soit possible de disposer envers l'être intelligent et libre, il a été démontré que l'homme est de toutes les créatures la plus susceptible de perfectionnement.

On sait qu'en Angleterre il y a, comme des boxeurs, des entraîneurs célèbres; que la réputation d'entraîneur habile n'est même pas dédaignée par quelques membres de familles aristocratiques ou par les hommes distingués dans leur carrière politique ou industrielle.

Ces *entraîneurs*, à l'aide de procédés qui restent souvent des secrets de famille, parviennent à prévenir les gonflements, les ecchymoses qui suivent les fameux coups de poing. — Dans une lutte mémorable où des sommes considérables avaient été engagées, un boxeur américain, qui ne devait rencontrer aucun adversaire digne de lui, fut vaincu à cause du gonflement des paupières et des yeux. — Il n'avait pas été *entraîné*. Indépendamment de l'aptitude à n'avoir ni gonflement ni ecchymose, il n'avait pu acquérir cette égalité d'âme qui permet à l'athlète de tomber et de se relever jusqu'à trente fois avant de s'avouer vaincu. Développer cette égalité d'âme entre aussi dans le système d'entraînement.

Pour les coureurs qui parviendront à faire 25 milles par jour et à reculons, le procédé consiste à les rendre plus forts et moins pesants : on supprime l'embonpoint.

Si l'empirisme, dans le but de satisfaire la passion du jeu, a pu faire subir de si notables modifications, que n'est-on pas en droit d'attendre de la science, obéissant à un mobile aussi élevé que celui du perfectionnement de l'homme et de la guérison de ses maladies ?

DE L'AIR.

Nos habitudes, surtout dans les villes, nous maintiennent trop longtemps sous la funeste influence de l'air confiné. Il faut à l'homme un air constamment renouvelé. La vie est comme la flamme, qui ne peut se passer un seul instant d'oxigène. La température de l'air a une grande action sur la quantité d'oxigène sous le même volume, et l'on a la preuve qu'il existe un rapport constant entre les quantités d'oxigène et l'énergie des fonctions, surtout en ce qui a trait au sentiment de la faim.

C'est l'explication de l'effet du froid sur le développement de l'appétit. On sait que les marins doublent leurs provisions quand ils partent pour les mers du Nord. En Danemark, où cependant le froid n'est pas très rigoureux, le pain, que ses qualités nutritives, comme aliment exclusif, font considérer comme le symbole de la vie, devient insuffisant. Une condamnation au pain et à l'eau pendant un mois y équivaut à la peine de mort.

Chez les hommes qui vivent sous une haute température presque toujours égale, la faim ne se fait pas sentir. Perdant peu, n'éprouvant jamais le besoin de réparer, ils peuvent être sobres sans effort.

C'est ici l'occasion, pour faire pressentir l'utilité des pratiques hydriatiques, de placer l'observation suivante : — Ces effets d'une température élevée, uniforme, ne tiennent pas seulement à une moindre quantité d'oxigène respiré, mais aussi à ce que l'énergie de nos organes est en proportion des courants de calorique qui les traversent, et que l'activité de ces derniers est d'autant plus grande, que les influences extérieures soutirent chaque jour plus de calorique à l'économie.

Dans les contrées les plus chaudes de l'Inde, le sentiment de la faim ne peut exister que chez ceux qui ont à leur disposition la fraîcheur des eaux de source.

Cette loi a reçu une application utile dans l'art vétérinaire. — Les chevaux atteints ou menacés d'anémie sont soumis à la tonte, pour ranimer l'appétit empêché par l'uniformité de la température, qu'entretient leur vêtement naturel.

Que dire des précautions de la plupart des hommes pour se garantir du froid? Leur unique préoccupation est de s'ensevelir en quelque sorte sous leurs vêtements et de se procurer ainsi une température constamment uniforme, qui les met dans l'impossibilité de faire le moindre exercice sans provoquer la moiteur ou la sueur. — Notons qu'un lit trop chaud offre le même inconvénient : il amène des résultats déplorables pour les maladies de l'utérus, et il est une cause assez active de la débilité qui s'observe si fréquemment de nos jours.

Cette nécessité de la résistance au froid extérieur, pour maintenir ou développer la puissance de la vie, est une loi qui parait commune à tous les êtres. L'étude de l'influence des saisons sur les animaux à sang chaud a fait reconnaître que l'élévation soutenue de la température extérieure diminue la faculté de produire de la chaleur ; les animaux à sang froid résistent plus ou moins aux causes mortiféres, selon qu'ils vivent dans un milieu modérément froid ou dans un milieu chaud.

De ces faits acquis à la physiologie, et qui se manifestent même dans les âges géologiques, on peut déduire ce qu'il y a de précis, d'immanent dans la loi qui règle l'action de la température sur l'intensité de la vie.

ALIMENTATION.

L'appétit est le premier signe auquel on reconnaît l'effet des pratiques hydriatiques. Dès qu'apparaît cet appétit, dont les délices et la vigueur étaient depuis longtemps inconnues, les forces digestives, revenues à leur état normal, rendent bientôt l'homme capable de manger les aliments les plus variés.

C'est une nécessité absolue que cette variété; car l'homme, comme le plus élevé dans la série animale, a le privilége de trouver ses aliments dans tous les règnes de la nature. C'est aussi une nécessité que ceux-ci contiennent tous les éléments propres à la conservation et au développement des organes; car l'estomac ne crée pas ces éléments, il ne fait que les élaborer.

Une condition indispensable à la bonne élaboration par l'estomac, c'est la préférence des individus pour tels ou tels aliments. Même chez les animaux on n'a obtenu aucun succès en leur offrant des aliments que la science désignait comme devant leur convenir, lorsque ces aliments leur inspiraient de la répugnance.

L'estomac semble agir souvent comme un être à part et obéir à des caprices qu'il est sage de consulter. — Sur les tables des individus suivant le traitement, et qui doivent être servies comme celles d'hommes jouissant d'une santé robuste, on tentera, dans une juste mesure, de faire dominer certains mets, suivant la nature des affections à combattre.

Dans les affections du pancréas et du foie, les corps gras seront défendus, parce que, pendant leur séjour dans le duodenum, ils provoquent une sécrétion plus abondante de bile et de suc pancréatique. — Dans la diathèse tuberculeuse, dans la phthisie chronique, les graisses de facile digestion, et, en première ligne, l'huile de foie de morue, doivent compter comme les aliments les plus utiles.

Dans quelques cas de constitution profondément altérée, lorsque l'épuisement est arrivé à un certain degré par la diarrhée, la viande crue, réduite en pulpe et roulée dans un mélange de sel et de canelle pulvérisée, deviendra la base de l'alimentation.

J'ai souvent associé le lait d'ânesse à la viande crue, et les bons effets de ce traitement se sont manifestés dès la première semaine.

Le vin ne doit pas être proscrit d'une manière absolue, mais il ne faut en user qu'exceptionnellement. La goutte et l'anémie exigent un traitement différent, l'eau pure et fraiche dans le premier cas, le vin étendu d'eau dans le second.

L'observation a constaté un fait général relatif à l'usage du vin. Tous ceux qui usent de ce surcroît d'aliment, sans être soumis à la loi du travail, ne présentent que les apparences de la force; on confond chez eux ces apparences avec la pléthore, qui est une véritable maladie.

L'eau pure, j'entends celle qui réunit toutes les conditions de fraîcheur et de pureté, est la boisson qui doit être adoptée. La quantité ne doit pas dépasser celle que l'instinct nous indique, si ce n'est dans les cas de gravelle, où l'on a intérêt à augmenter la sécrétion urinaire.

GYMNASTIQUE.

Si l'étude du passé doit fournir à l'hygiène des renseignements utiles, c'est assurément dans tout ce qui regarde les exercices destinés à maintenir la santé, à développer les forces, à communiquer aux membres les qualités qu'ils n'ont pas, à étendre et à conserver celles qu'ils ont déjà.

Le mot *gymnastique*, universellement adopté, signifie: *être nu pour s'exercer*. Il est aussi ancien que la gymnastique, qui remonte à l'institution des Jeux Olympiques.

Il y avait dans toute la Grèce des gymnases ou bâtiments consacrés aux exercices de force, de légèreté et d'agilité, que la jeunesse suivait avec ardeur. Les portiques extérieurs de ces gymnases étaient particulièrement destinés aux conférences philosophiques et aux études littéraires, qui se faisaient le plus souvent en marchant. C'est de cette habitude que les élèves d'Aristote ont tiré leur nom de *Péripatéticiens*, nom qui sert encore aujourd'hui à désigner l'école philosophique dont ce grand homme fut le fondateur et le chef.

Le génie actif, sagace et en même temps positif, de la Grèce, lui avait fait apprécier l'importance politique et sociale de ces établissements, et, à ses yeux, entretenir la prospérité de cette institution, c'était servir un des plus grands intérêts de la nation.

La direction supérieure des gymnases était une espèce de magistrature entourée du respect de tous. Cette charge était annuelle; l'assemblée générale du pays la conférait, et les officiers qui l'exerçaient étaient approuvés par l'Aréopage.

La fonction de l'Etat qui correspond de nos jours à celle de gymnasiarque est celle du ministre de l'instruction publique. L'homme éminent qui dirige actuellement l'enseignement s'exprime ainsi sur l'institution des gymnases chez les Grecs :

« Ne nous étonnons pas de l'importance donnée » par les Grecs à ces exercices d'athlètes ; car ces » jeux ont formé une population forte et agile, qui » fournit, jusqu'au moment où parut la légion ro- » maine, les meilleurs soldats du monde. La gym- » nastique, que nous négligeons trop, a donc aidé » les Grecs à gagner leurs victoires et à sauver, » avec leur indépendance, la civilisation qu'ils » avaient fondée. » (Duruy, *Histoire de la Grèce.*)

Les Romains n'eurent pas de gymnases; ils devinrent néanmoins ce peuple dur, patient, qui fit la conquête du monde. On trouve l'explication de ce

fait dans deux traits saillants de son caractère, dans l'influence de la vie des champs et de la vie de famille, où les femmes n'avaient pas une existence à part, comme chez les Grecs. « Il fallait pour com-
» battre Pyrrhus et Annibal cette race mâle de sol-
» dats rustiques, habitués à manier le hoyau sabin,
» à retourner la glèbe et à porter de lourds far-
» deaux, à la volonté d'une mère sévère. »

Les exercices capables d'entretenir la vigueur du corps étaient pratiqués jusqu'à l'âge le plus avancé : le grand Scipion ne rougissait pas de s'exercer à la danse. « *Scipio triumphale illud et militare corpus suum saltabat ad numeros.* » (Sénèque.)

Quelle que soit la diversité des formes adoptées dans les exercices par les deux peuples dont l'histoire offre de si précieux enseignements, l'usage de l'eau froide leur a été commun.

Il y avait dans les gymnases grecs des pièces réservées au bain froid, où les jeunes gens s'exerçaient, par tous les temps, à la natation, sous les yeux des officiers du gymnasiarque. — Les Romains se servaient de l'eau froide pour affermir leur corps couvert de la sueur amassée par les travaux agricoles ou les exercices du Champ-de-Mars. Les armées romaines en campagne avaient l'habitude de se baigner. Nous avons vu que l'Euphrate, le Danube, la Seine avaient reçu dans leurs flots les légions conquérantes. Bien plus, ces légions étaient suivies d'une foule de maçons, conduits par des ingénieurs, chargés, à chaque campement, dont quelques-uns sont devenus des villes, de construire leurs thermes.

Ces coutumes, pratiquées jadis tant dans la vie civile que dans la vie militaire, qui témoignent pourtant d'une si haute prévoyance pour les destinées de l'individu et de la société, nous les avons laissées dépérir depuis des siècles, et c'est à peine si, sauf de trop rares exceptions, nous songeons à les ressusciter.

On dirait même que nous rougissons de paraître forts, et que cette qualité de la force physique, bonne tout au plus pour les lutteurs qui s'exposent en public, est incompatible avec la pureté des formes et le développement de l'intelligence. C'est là une grave erreur. — La force et l'agilité sont, au contraire, la source de la grâce. Le germe de l'intelligence que la nature a mis en nous grandira et arrivera à maturité d'autant plus sûrement, que nos forces physiques s'accroîtront et seront entretenues par une gymnastique dirigée avec méthode.

Un autre intérêt social vient s'ajouter à tous les motifs qui militent en faveur de la gymnastique.

Les exercices qui avaient pour but spécial la défense de l'Etat avaient perdu de leur importance; la force individuelle avait moins de valeur depuis l'invention des armes à feu, et voilà que de la perfection même de ces armes naît la nécessité, plus que jamais pressante, de recourir à ces exercices d'autrefois, qui donnent la souplesse, l'agilité et la vigueur. En effet, la supériorité dans les armes n'appartient aujourd'hui qu'aux plus agiles, aux plus prompts et en même temps aux plus robustes pour les marches rapides et soutenues.

Les exercices propres à donner ces qualités veulent être pratiqués tous les jours, comme on use du sel dans les aliments. Ils doivent, en outre, être attrayants, appropriés à l'âge et ne pas être imposés comme une corvée. Ceux qui sont adoptés dans nos lycées donnent des secousses trop violentes pour être renouvelés souvent et suivis longtemps ; ils semblent n'avoir d'autre but que d'apprendre à faire de la gymnastique, mais ils ne constituent pas ce que nous entendons par la véritable gymnastique.

Pour arriver à la possession de la virilité du corps, il faut que, dès son adolescence, l'homme ait retourné la terre avec la bêche ou le hoyau, scié et fendu du bois ; il faut que, pendant ce travail manuel, son esprit aussi ait travaillé, se soit intéressé à quelque chose et lui ait indiqué un but digne de lui.

Le jour n'est peut-être pas bien éloigné où la rapidité actuelle des moyens de transport permettra de réaliser cet idéal, où les maisons d'éducation, ainsi que les hôpitaux et les établissements de bienfaisance, seront construits sur les collines avoisinant les villes. — Pour ne parler que des maisons d'éducation, ne serait-il pas facile d'organiser de vastes dépendances où la jeunesse serait soumise à des travaux qui exerceraient son corps et intéresseraient son esprit? Ne pourrait-on pas faire marcher de front la natation en tout temps, suivie d'une course au pas gymnastique, l'équitation, l'escrime, la danse, avec les études littéraires et scientifiques? Ces dernières absorbent aujourd'hui, et d'une manière que je dirai tyrannique, tout le temps qui devrait être consacré au mouvement, besoin impérieux pour tout être jeune, besoin qu'il est indispensable de satisfaire si l'on veut amener un développement complet des facultés physiques et morales.

Un ancien a dit : « Il faut que le jeune homme » ne soit jamais assis à l'ombre ou au soleil. » Si cet axiome devenait un principe d'éducation, on ne remarquerait plus sur le visage de nos jeunes gens cet ennui du casernement. On y verrait revenir un reflet de la vie gaie des anciens, gaîté qui avait sa source dans l'état de parfaite santé, qui est l'état de nature (1).

DE L'APPLICATION DE L'EAU FROIDE.

La description des phénomènes observés chez l'homme soumis à l'action de l'eau froide, en pleine possession de la santé, ne peut être plus exacte ni

(1) Les lignes qu'on vient de lire ne doivent être considérées que comme l'esquisse rapide d'un travail préparé sur cette grande œuvre de régénération, travail qui sera présenté à ceux auxquels est confiée la haute mission d'exécuter les projets que la science médicale soumet à leur appréciation.

plus heureuse que celle que nous empruntons à M. Bégin.

Après avoir indiqué la sensation qui accompagne l'application de l'eau froide chez l'individu soumis d'emblée à un bain d'immersion à température basse (6 degrés), M. Bégin ajoute :

« La respiration s'agrandit, le thorax se dilate,
» les mouvements sont devenus libres et faciles.
» La chaleur se répand sur la peau, toutes les
» fonctions musculaires sont vives, légères et assu-
» rées. On croit sentir que les téguments et les
» aponévroses sont appliqués avec plus de force
» sur les muscles, et que ceux-ci, mieux soutenus,
» s'agitent avec plus de précision, plus de force,
» plus d'énergie et de durée que dans l'état naturel.
» Bientôt une vive rougeur couvre toute la sur-
» face du corps; une sensation très prononcée
» de chaleur se répand sur la peau. Il semble que
» l'on nage dans un liquide élevé à 30 ou 36 degrés
» de chaleur. — Le corps semble s'épanouir, afin
» de multiplier les surfaces de contact; le pouls est
» plein, fort, régulier. Peu de sensations sont aussi
» délicieuses que celles que l'on éprouve en ce mo-
» ment. — Tous les ressorts de la machine ani-
» male ont acquis plus de souplesse, de vigueur ou
» de fermeté, qu'ils n'en avaient auparavant. Les
» membres fendent avec facilité le liquide qui ne
» leur offre aucune résistance. On se meut sans
» effort, avec vivacité, et surtout avec une légèreté
» inconcevable. »

Cette sensation ou plutôt cet état suppose un individu déjà en pleine jouissance de la force de la vie, car, dans la plupart des cas, on ruinerait l'énergie de réaction en lui demandant plus qu'elle ne peut produire. C'est, au contraire, par une pratique sagement graduée, et en ajoutant chaque jour à la puissance acquise la veille, que l'ensemble des procédés connus sous le nom d'*Hydrothérapie* parvient à ramener cette puissance à son niveau normal.

La physiologie a donné l'explication de ce phénomène du développemet graduel de la force de la vie par l'application méthodique et quotidienne de l'eau sur l'homme.

Un individu dans les conditions les plus favorables de la circulation, de la respiration, est soumis à une des pratiques les plus ordinaires de l'hydrothérapie, c'est-à-dire qu'il reçoit une douche qui enveloppe subitement tout son corps. L'électricité n'agit pas avec plus de célérité. Pour donner par avance une idée de ce qui va se produire, supposons, par exemple, qu'un coup soit porté sur une ruche d'abeilles. Ce coup retentit instantanément. Des parties les plus profondes de cet organisme à l'état collectif s'élève un bruit qui signifie que la vie est vivement sollicitée et s'empresse de répondre à l'appel qu'on lui fait. Il en est ainsi chez l'homme. Tous les organes, tous les appareils, tous les systèmes, quels que soient leur éloignement, leur diversité, leur variété, réagissent à l'instant, et par leur activité propre répondent à l'impression qu'ont reçue les expansions périphériques des nerfs sensitifs de la peau. Cette excitation de toutes les parties de l'organisme s'opère par les nerfs dont sont accompagnés les vaisseaux qui, par leur nombre infini, ont accès dans tous les organes. Sous l'influence de ces nerfs, nerfs moteurs de la vie organique (grand sympathique), nerfs moteurs de la vie animale (cérébro-rachidien), les fibres musculaires des vaisseaux capillaires subissent une contraction à laquelle succède une dilatation.

Ce phénomène de contraction et de dilatation a lieu en vertu d'une loi de la vie, et il est facile à constater. Ainsi, en dehors des pratiques hydriatiques, ne voit-on pas une rougeur subite remplacer la pâleur de la peau, après une impression de froid, ou lorsque la peau a été fortement excitée avec l'ongle? Ne sent-on pas une vive chaleur aux mains après une friction avec de la neige?

Cette dilatation de tous les vaisseaux est nécessairement suivie d'un afflux plus considérable du sang dans les capillaires.— Par cette augmentation de la circulation capillaire, les battements du cœur sont plus libres, la respiration plus pleine; tout concourt à produire une activité plus grande de la fonction de la nutrition, c'est-à-dire de la vie. On éprouve cette sensation indéfinissable de bien-être et de jeunesse qui n'a pas encore trouvé une expression dans le langage.

Il paraîtra peut-être inutile de dire que cette sensation n'est jamais émoussée par l'habitude ; qu'elle est nécessairement proportionnée à l'état de santé ou de maladie (à l'état dynamique présent) ; qu'elle est d'autant plus assurée, que l'on dispose d'une eau pure, froide, de moyens de percussion énergiques, et que le tout est réglé par une main intelligente ; car on se fait une main d'hydropathe comme on se fait une main chirurgicale.

Ainsi que toutes les espèces de médication qui se rattachent à l'art de guérir, l'Hydrothérapie exige une longue et laborieuse pratique, éclairée par l'esprit d'observation. Cette médication n'a pas le caractère de simplicité que les apparences ou des intérêts de toute sorte veulent bien lui prêter. Et, en effet, que de cas différents se présentent entre les cas extrêmes ! Ou bien la réaction franche et salutaire, qui est le but de toute pratique hydriatique, manquera parce que la durée de l'application de l'eau, la température de l'eau ne sera pas convenable, et que l'excitation de la peau par la percussion ne sera pas possible ; — ou bien encore elle manquera dans des conditions tout opposées, et alors on pourrait produire une véritable perturbation vitale. En effet, comme tous les organes contractiles, les vaisseaux à fibres musculaires perdent momentanément leur faculté de réaction ; ils peuvent être atteints d'une paralysie par épuisement, lorsque leur contraction a été trop longtemps et trop violemment mise en jeu.

La science moderne a démontré que les vaisseaux les plus déliés doivent leur contractilité à des fibres musculaires dont l'excitation est produite par les nerfs qui les suivent dans tous leurs trajets, et que de la puissance de dilatation ou de contraction des vaisseaux dépend la nutrition, source de la chaleur propre au sang; — en outre que ces nerfs, dont les origines apparentes existent dans les ganglions du grand sympathique et pénètrent par les ramifications de ce grand centre nerveux dans tous les organes vasculaires, mettent en connexion les régions les plus éloignées, les organes les plus divers, d'où résulte l'unité de l'organisme; — que toute impression reçue par les expansions périphériques des nerfs sensitifs de la peau est transmise instantanément à toutes les parties les plus diverses et les plus distantes les unes des autres.

La peau est donc l'organe dont toutes les fonctions exercent le plus d'influence au point de vue de l'hygiène et de la thérapeutique, et c'est avec raison que les médecins de tous les temps la désignaient comme « la principale colonne de la vie et de la santé. » Son importance est de plus en plus appréciée, et la science tend à en faire la base des médications les plus diverses.

La surface cutanée subit, dès le premier moment de la vie, l'action des milieux. Il est d'observation journalière que souvent le plus léger trouble causé par l'impression du froid donne lieu à des maladies désignées sous le nom d'angine, de bronchite, de pneumonie, de coliques intestinales, etc.— Pourquoi cette diversité de formes, de siéges de maladies sous l'influence d'une cause identique? L'attribuer au défaut de contractilité des vaisseaux de tel ou tel organe, c'est prendre l'effet pour la cause.

Nous croyons nous rapprocher de la vérité en disant que l'impression du froid n'est que l'occasion dans l'évolution de la maladie ; — que si ces organes troublés n'ont pas répondu à cette impression par un développement proportionnel de leur activité, c'est que, sous l'influence des causes que nous avons essayé d'indiquer, il y a diminution dans la force de la vie, dont la réaction est un mode salutaire ; — que si les influences héréditaires ou individuelles laissent et doivent laisser longtemps régner une grande obscurité sur les maladies spécifiques, il y a un fait acquis, c'est que leur évolution est empêchée dans le plus grand nombre de cas par le seul développement des forces de la vie.

Parmi les modificateurs auxquels on a recours pour augmenter ou maintenir ces forces, ceux dont l'ensemble est désigné sous le nom d'hydrothérapie comptent pour une part assez considérable. Ils ont tous pour but d'accroître l'énergie de la réaction, et les conditions de leur succès résident dans les principales dispositions qui suivent :

Si la température de l'eau se trouve au-dessus de 14 degrés, la réaction se produit difficilement et n'est pas assez énergique. L'eau des sources de 8 à 10 degrés — et ces sources se présentent fréquemment — offre les conditions de température les plus convenables. S'il est possible d'avoir à sa disposition une source à température plus basse, la réaction est plus prompte. Dans ce cas, l'application de l'eau exige quelques précautions que la sagacité du médecin sait facilement trouver.

Aux effets de la température de l'eau se joint l'effet de la percussion ; puis viennent les pressions exercées tantôt sur un point, tantôt sur un autre, et portées alternativement de celui-ci à celui-là. C'est une espèce de massage qui concourt à assurer le mouvement vital de la réaction. C'est à cette force de percussion sur l'organisme que l'on doit rapporter la guérison de quelques affections graves, contre lesquelles on avait échoué dans des établissements dont l'installation était incomplète.

Les douches en nappe ou en cercle seront administrées dès le début du traitement aux individus irritables, aux femmes nerveuses, susceptibles d'éprouver quelques-unes des mille formes de l'hystérie.

Existe-t-il pour le médecin un signe à l'aide duquel il soit possible de reconnaître chez le sujet soumis au contact de l'eau froide que cet acte de spontanéité vitale, en vertu duquel sont activées toutes les fonctions concourant à la production de la chaleur vitale, va bientôt avoir atteint son plus haut point d'extension ?

S'il n'existe pas encore de réactionomètre, il est pourtant certains signes qui permettent à un œil exercé de reconnaître le moment où il doit s'arrêter. La peau est devenue rouge dans la plupart des cas, ou au moins elle s'est colorée en proportion de ce qu'il a pu être jugé de sa susceptibilité de rougir par l'examen qui en aura été fait avant la douche.

L'attitude du sujet, l'énergie qu'il déploie en se frictionnant, l'état de la respiration, suffisent pour guider le médecin. Il est pourtant impossible de ne pas admettre que la durée de la douche est ce qui exige le plus d'attention pour atteindre le but et ne pas le dépasser.

Le médecin est encore aidé dans cette appréciation délicate par l'étude qu'il a pu faire des forces du sujet pendant le temps plus ou moins long du noviciat que subissent tous les individus au début du traitement. Il en est peu qui puissent recevoir d'emblée les douches les plus énergiques, et dans les frictions qui sont pratiquées sur la peau, il est facile de conjecturer de quelle somme de résistance au froid peut disposer celui qui sera bientôt soumis à une douche complète.

Soit comme moyens adjuvants, soit pour répondre à certaines indications, il existe quelques procédés employés en hydrothérapie pour localiser l'action de l'eau froide : ce sont les ceintures mouillées, les bains de siége, les bains de pied froids. L'usage de ces moyens partiels varie selon les indications, et leur importance est proportionnée au discernement avec lequel ils sont employés.

Il en est de même des sudations, c'est-à-dire du procédé à l'aide duquel on provoque la transpiration.

Les sudations ne sont que l'accessoire; en les généralisant, on les rendrait souvent nuisibles. Leur emploi doit toujours répondre à certaines indications. Elles deviendront un dépuratif précieux, quand l'indication se présentera d'activer le mouvement interstitiel de composition et de décomposition, qui est une des fonctions de la nutrition. Des résultats très remarquables ont été obtenus par des sudations sagement combinées avec des applications d'eau froide, suivies de l'exercice obligatoire.

Les sudations sont, entre des mains expérimentées, un moyen excellent pour préparer la peau à l'action de l'application d'eau froide.

Est-il besoin de rappeler que c'est l'application de l'eau froide sur la peau couverte de sueur qui inspire le plus d'aversion et qui soulève le plus d'objections ?

Il semblerait pourtant que les exemples de plus en plus multipliés parmi nous, que celui de la race slave et de tous les peuples anciens auraient dû rendre inutiles les explications théoriques propres à déraciner un préjugé qui forme encore l'obstacle le plus sérieux à la vulgarisation d'une médication aussi puissante que celle qui repose sur l'usage méthodiquement employé de l'eau froide;

mais malheureusement ces explications sont encore nécessaires.

Un homme marche à grands pas dans une vaste plaine exposée à toutes les agitations atmosphériques : ses muscles se contractent avec énergie et presque tous à la fois, ils expulsent le sang contenu dans les vaisseaux capillaires et dans la trame organique, il y a augmentation de toutes les sécrétions, la peau est rouge, la sueur coule ; le sang, poussé avec violence, engorge les poumons, s'accumule dans le cœur ; la respiration est courte, haletante ; le foie, la rate, se gonflent. Que dans cet état cet homme soit plongé dans un bain froid, aussitôt le sang, qui affluait vers la peau, rebrousse chemin, et la congestion du cœur et du poumon s'augmente. Si cet homme ignore les précautions à l'aide desquelles il peut au moins atténuer les conséquences d'un pareil état, il est exposé à tous les accidents les plus redoutables. Les annales de la science enregistrent chaque année un grand nombre de faits capables d'inspirer les craintes les plus salutaires.

Ces accidents ne proviennent pas de la sueur, mais de la congestion du cœur et du poumon, qu'amène naturellement un exercice trop longtemps soutenu. La science possède des moyens de sudation qui, en aucun cas, ne provoquent cette congestion.

Plusieurs procédés sont mis en usage : nous citerons l'enveloppement avec plusieurs couvertures, dans le but de concentrer autour du corps toute la somme de calorique qui s'en dégage par rayonnement. Ce procédé est long, et souvent la peau supporte mal le contact de la laine. — Il en existe un autre, qui consiste à appliquer sur le corps un drap imbibé d'eau froide, et qu'on tord préalablement avant de l'entourer de plusieurs couvertures de laine. C'est l'emmaillotement, procédé très employé en Allemagne. — On croit que l'usage du drap mouillé seul, sans les couvertures, était un moyen auquel avaient recours les plus anciens navigateurs (Phéniciens), pour calmer les ardeurs de la soif, quand ils se trouvaient privés d'eau douce.

Cet emmaillotement offre à la thérapeutique et à l'hygiène de précieuses ressources, quand l'indication se présente de s'opposer à l'élévation morbide de la chaleur. — Toujours on remarque, après l'application du drap mouillé, que le visage perd de sa rougeur et devient frais, que la circulation se ralentit, et l'on constate aux artères temporales une diminution du pouls, qui n'est pas quelquefois moindre de quinze pulsations. La soif s'apaise, et un sommeil doux, paisible, succède à l'agitation de la fièvre. — Quand il s'agit de provoquer la sueur, l'emmaillotement doit être préféré dans les maladies du foie, de la rate et dans le cas où se présente l'indication de ne pas laisser dans une position déclive les articulations engorgées ou ankylosées.

L'attitude forcée que ce procédé impose le fait proscrire chez les sujets affectés d'asthme, de battements de cœur, ou présentant quelques symptômes hystériques, et toutes les fois que sur la peau se manifestent quelques caractères d'atonie.

Il y a aussi un grand parti à tirer des étuves sèches et humides ; mais, quel que soit le procédé opératoire, la tête doit rester nue ou seulement couverte d'un linge mouillé, la respiration doit être libre avec un air frais et pur. — Il ne faut pas que l'élévation de la température dépasse jamais celle des pays chauds. En se réglant sur cette limite, on ne fait que suivre les indications de la nature, et l'on n'a à craindre ni de déterminer une trop vive excitation de la peau, ni une trop grande accélération de la circulation.

Chez un grand nombre d'hommes contraints à une vie trop sédentaire, les transpirations périodiques suivies d'applications d'eau froide bien dirigées deviendraient de véritables et salutaires émonctoires. — De tout temps, les sudations et les purgations, que l'on peut appeler des sudations internes, ont compté parmi les modificateurs les plus puissants de l'organisme, surtout chez les rhumatisants, les goutteux, etc.

C'est, comme nous l'avons vu, par des sudations suivies d'applications d'eau froide que des peuples fortifient leur peau contre les effets d'une température extrême.

DES EAUX MINÉRALES.

Dans chacune des pratiques hydriatiques dont l'ensemble constitue l'hydrothérapie générale, la température de l'eau est une condition essentielle. — Il s'agit maintenant de savoir si les principes minéralisateurs de l'eau ont une grande action et quelle part on doit faire à cette action.

L'être collectif, comme l'individu, offre dans son développement progressif des conditions d'existence diverses. Nous semblons arrivés à une de ces phases où la force de la vie paraît subir une diminution dont nous avons déjà sommairement indiqué les causes principales.

Cette situation nouvelle a fait naître un besoin nouveau, dont la nature paraît avoir été appréciée par une sorte d'intuition générale.

En effet, ne voit-on pas chaque jour considérablement s'augmenter cette foule de personnes qu'entraîne vers la campagne, les voyages, la mer, le besoin de remonter les forces de la vie fatiguée, défaillante?

Si je ne craignais un abus de mémoire, je dirais qu'un fait analogue s'observe dans l'histoire du peuple dont le sens pratique et la puissance ont encore lieu de nous étonner. Sous le règne des Césars, les plages marines étaient aussi très fréquentées ; mais, par un prodige digne de lui, le peuple-roi avait ordonné à la mer de venir dans la ville éternelle. « Il y avait à Rome des piscines » d'eau de mer dans lesquelles on nageait ; la foule » venait s'y baigner gratis ou tout au plus pour » une obole. » (*Suétone.*)

L'instinct, fortifié par l'expérience, avait bien vite appris quelle immense influence exerçaient sur la valeur de l'homme de grandes institutions hygiéniques ; il pressentait qu'un peuple composé d'êtres chétifs et maladifs est toujours à la merci du premier conquérant venu, et que tout appartient à la nation qui a su acquérir ou conserver la virilité du corps et de l'esprit.

De nos jours, on commence à apprécier la puissance de l'eau de mer. Ses principes minéralisateurs, sa plus grande pesanteur, offrent de précieux moyens d'augmenter l'excitation de la peau. Son *mucus*, qui est une matière déjà organisée ou qui va l'être, l'iode qu'elle contient, ajoutent à ses vertus hygiéniques. Mais nous répéterons que la température est la condition expresse pour le développement des actes vitaux dont nous avons donné l'explication physiologique.

Or, sur les plages, tout semble livré au hasard, et la seule préoccupation est bien moins l'intérêt des malades, qui viennent demander à la mer une guérison ou un moyen de réparer leurs forces, que l'intérêt des municipalités qui les exploitent.

Cependant on peut tirer parti très utilement de l'eau de mer dans les cas de lymphatisme et dans toutes les affections qui ont pour cause la débilité, que celle-ci soit héréditaire ou individuelle.

Un des plus grands obstacles à toute application scientifiquement dirigée de l'eau de mer est le peu de temps accordé par les saisons.

D'abord, durant le séjour possible sur les bords de la mer, les tempêtes font perdre un quart du temps. Bientôt les intempéries, le soin des affaires, des exigences de toute sorte, forcent d'interrompre un traitement qui aurait demandé plusieurs mois pour convertir en constitutions saines et vigoureuses des constitutions frêles et maladives, ou pour obtenir des guérisons. Or, le nombre des maladies susceptibles d'être guéries par l'hydrothérapie marine augmentera d'autant plus, que les installations seront plus complètes et le traitement mieux dirigé.

Les progrès qui s'accomplissent chaque jour autour de nous ne permettent pas de douter que, dans un avenir peu éloigné, on verra se fonder près des villes des établissements où l'eau de mer, par son usage sagement combiné, contribuera pour une large part à l'œuvre de régénération de la race.

Si les plages attirent chaque année une foule toujours plus compacte, les stations d'eaux thermales sont aussi en grande faveur, et le nombre de ceux qui s'y rendent à certaines époques est loin de diminuer.

Les stations thermales se multiplient dans une proportion considérable, et les analyses chimiques découvrent tous les jours des principes minéralisateurs dans des sources jusqu'alors inconnues ou complétement négligées.

Les espérances de guérison, les changements d'habitude provoqués par le voyage, préparent sans doute l'organisme à subir l'influence de ces principes, dont l'assimilation doit concourir au rétablissement de l'état physiologique ; mais ces préparations de l'organisme sont souvent insuffisantes, et les modificateurs dont nous avons exposé les effets doivent, selon nous, concourir à l'action thérapeutique de ces eaux.

Nous avons fait comprendre la nécessité pour l'homme d'un travail incessant, afin de maintenir à son niveau normal la force en vertu de laquelle il est, en vertu de laquelle il résiste à l'influence des milieux et conserve la santé, qui est son état normal.

Nous avons démontré l'action de l'hérédité naturelle ou des qualités acquises, pour remonter l'échelle de progression qui le rapproche de plus en plus du type supérieur, et lui permet de porter ses facultés physiques et intellectuelles au plus haut degré qu'elles puissent atteindre.

Nous avons aussi cherché à indiquer quelle part il était convenable d'attribuer aux agents dont l'ensemble constitue le moyen dynamique le plus puissant. Après avoir dit que ces agents impriment à l'organisme une modification qui persiste bien au-delà du terme où ils ont cessé d'être employés, il nous reste à ajouter que ces modifications doivent commencer dès les premiers temps de la vie, non suivant les exagérations qui les ont si souvent compromises, mais d'après les règles que la science détermine aujourd'hui avec exactitude ; — que l'enfant ne doit point être rafraîchi, mais qu'il faut exciter sa peau pour la maintenir dans un état de vigueur convenable qui lui permette de résister aux influences atmosphériques, causes des maladies les plus communes dans le premier âge.

Les frictions, que comporte ce mode de traitement, pratiquées avec sagesse, doivent tenir le premier rang parmi les soins qui constituent la double tâche dévolue à la mère, celle de préserver l'enfant de tous les dangers et celle de le disposer par une santé robuste à remplir dignement la destinée qui lui est assignée, et il est nécessaire de les continuer pour préparer l'établissement de la puberté et prévenir les malheurs qui résultent d'une trop grande précocité.

Dans l'âge avancé ces frictions offriront l'avantage de conserver l'énergie musculaire, l'activité des digestions et, ce qui importe le plus, au fur et à mesure que l'âge gagne du terrain, la régularité de la circulation. Telles elles ont été dans les premiers temps de la vie, telles elles doivent être pour le vieillard, c'est-à-dire courtes, excitantes et toujours en rapport avec la force de réaction que le vieillard possède, ou dirigées suivant la quantité de chaleur que ce dernier est susceptible de produire.

Pour interpréter tous les phénomènes de l'état normal, nous avons eu recours à la physiologie ; c'est encore cette science que nous prendrons pour guide exclusif dans l'explication des phénomènes de la maladie, qui n'est qu'un état physiologique troublé.

THÉRAPEUTIQUE

Avant de nous occuper des maladies en particulier, il nous a paru nécessaire de dire ce que l'on entend par *inflammation*.

Les vaisseaux de distribution sont si nombreux, qu'ils composent la plus grande partie du corps ; ils sont si déliés, qu'on ne peut concevoir quelques molécules organiques sans un capillaire. Ces vaisseaux sont dilatés ou contractés, absolument comme les muscles les plus volumineux de la vie animale, sous l'influence de nerfs qui, pénétrant avec eux tous les organes, les relient avec les nerfs sensitifs.

L'activité ou le ralentissement de la contractilité donne la mesure de la perfection avec laquelle s'accomplit la grande fonction de la nutrition.

Qu'une cause quelconque vienne diminuer l'action des nerfs chargés de régler dans chaque partie le cours du sang en rapport avec les états fonctionnels des organes, il y a dilatation permanente, afflux du sang, rougeur, tuméfaction. Cette chaleur est définie par cette expression vulgaire: *La peau brûle comme un charbon.* C'est le premier phénomène de l'inflammation, dont la congestion est le premier degré.

L'inflammation n'est donc qu'un état purement anatomique, consistant en une altération de la nutrition. Cette altération se produit dans les maladies les plus opposées par leur caractère. La tumeur, la chaleur, la rougeur, ne sont que des effets et non des causes. Le ralentissement de la circulation capillaire provoque un effort plus énergique du cœur, l'accroissement et la fréquence du pouls.

Dans la série des phénomènes qu'on désigne sous le nom de *fièvre*, on voit encore un effet et non une cause.

La fièvre n'est donc pas, comme on l'a cru si longtemps, une stimulation, une surexcitation, un effort destiné à l'élimination d'un principe de maladie, d'une entité morbide; elle a, comme toutes les altérations de l'organisme, quelque variées qu'elles soient, sa cause initiale dans un trouble de la nutrition.

I.

MALADIES PAR INTOXICATION MIASMATIQUE

(MIASMES D'ANIMAUX).

FIÈVRES TYPHOÏDES.

Les affections typhoïdes sont justement considérées comme un des plus terribles fléaux de nos contrées tempérées. Elles sont pour l'Europe ce que sont la fièvre jaune pour l'Amérique, la peste pour l'Egypte, le choléra pour l'Asie.

La fièvre typhoïde, qui sert à désigner ces affections, est une maladie dans laquelle toutes les parties de l'économie offrent des troubles de nutrition, d'où résulte une perversion des fonctions les plus importantes.

La dénomination de fièvre typhoïde encéphalique, pneumonique, abdominale, ataxique, indique seulement une manifestation plus grande des troubles dans les fonctions dévolues au cerveau, à la poitrine, etc.

Cette maladie n'est point particulière à l'homme. Le professeur Rayer en a étudié les caractères anatomiques sur l'âne ; d'autres observateurs l'ont reconnue chez le bœuf, le cheval.

Les caractères anatomiques ne jettent que peu de lumière sur les causes de cette maladie. — Le boursouflement, l'ulcération des glandes de Peyer et de Brunner, prouvent seulement une altération des tissus, dont le point de départ doit être cherché où il existe réellement, c'est-à-dire dans ce rôle intermédiaire que remplit le fluide nutricier universel entre les organes et le principe en vertu duquel se produit la grande fonction de la nutrition.

Pourquoi les substances organiques moléculairement modifiées ont-elles déterminé cette altération de tissus? Nous ne le savons pas. Nous ignorons encore s'il sera possible à l'histologie de découvrir d'une manière certaine la présence de parasites chez les typhiques. En tout cas, on ne pourrait voir dans cette production autre chose que le résultat de cette loi qui veut que toute substance incomplétement organisée donne naissance à des parasites ou en favorise le développement.

La fièvre typhoïde se produit souvent sous forme épidémique dans les grandes villes. Tout ce qui tend à diminuer la somme des forces de la vie contribue à la propager; elle se montre plus fréquente après les fatigues d'un été chaud et humide. Parmi les causes les plus propres à lui donner naissance, il faut compter l'acclimatation, parce qu'elle agit sur les individus par le changement de leurs principales habitudes, par la nouveauté des conditions atmosphériques, parce qu'elle provoque des évacuations excessives de sueurs, d'humeurs. En général, tous les excès, les passions tristes, facilitent l'invasion de la fièvre typhoïde. L'âge y prédispose d'une manière évidente. Ce sont les personnes de quinze à trente ans qu'elle attaque de préférence : mais aucun âge n'en est absolument exempt ; en revanche, la récidive est une exception plus rare que dans la variole.

La contagion de la fièvre typhoïde ne peut pas être établie, au moins pour les fièvres que nous observons dans les villes du continent ; leur caractère contagieux paraît plus évident en Angleterre.

Comme toutes les maladies, la fièvre typhoïde est le résultat de causes agissant depuis un laps de temps qu'il est difficile de déterminer ; elle s'annonce par un affaiblissement graduel, une inquiétude vague, l'empâtement de la bouche, un appétit nul ou au moins de beaucoup diminué, la diarrhée ; puis par le frisson initial suivi d'un état d'apathie, d'hébétude particulière ; par des douleurs de tête, des épistaxis. — Le sommeil est troublé, ou bien il y a insomnie complète. — La surdité atteint une oreille et souvent les deux. — Ce sont les symptômes de la première semaine.

Le délire est quelquefois, au début, le symptôme dominant : c'est un délire particulier, tranquille, et qui a quelquefois été pris pour un commencement de manie ou même d'aliénation mentale ; très souvent c'est un délire furieux qui offre encore cette singularité : le délirant reste le plus souvent sensible à la voix d'un être aimé.

Les désordres de la circulation sont très remarquables : le pouls est souvent fréquent, irrégulier.

Puis apparaissent sur le ventre des taches lenticulaires, rosées, et à leur suite des *sudamina*, qui ne sont pas, comme les taches, un symptôme particulier; enfin, si la maladie fait des progrès, la stupeur augmente, le ventre se météorise, les hémorrhagies intestinales surviennent.

La faiblesse devient de plus en plus grande et les désordres de la circulation d'autant plus considérables; la dyspnée (difficulté de respirer) s'accroît sans que le malade en ait conscience, et la terminaison funeste s'annonce par tous les signes communs aux maladies graves.

Cette énumération des principaux symptômes de la fièvre typhoïde nous a paru nécessaire, parce que, malgré leur diversité, ils ont pour cause unique une diminution de forces portant atteinte aux sources de la nutrition, la seule fonction qui ne puisse subir de suspension, même temporaire, sans amener la mort.

Traitement: Relever l'organisme défaillant, l'aider, le diriger dans la lutte qu'il soutient.

Le délire est, au début de la maladie, l'accident qui fait dépenser la plus grande somme de forces qu'il importe le plus de ménager.

Le délire qui a le plus d'analogie avec le délire maniaque réclame l'usage du bain entier, à une température mitigée, et dont la durée soit proportionnée au nombre de bains qui semble devoir être employé.

Le délire aigu, furieux, est combattu avec plus de sûreté par le bain froid (10 degrés) continué pendant quelques secondes (de 10 à 20). Ce bain doit être renouvelé si l'accès de délire se renouvelle.

L'enveloppement dans le drap mouillé remplace le bain froid dans le cas d'un délire trop furieux. Du reste, la préférence pour ce mode d'application dépend de l'état de la peau. La réaction est plus prompte, plus énergique, avec le bain de quelques secondes, suivi de frictions sèches.

Lorsque la dépression des forces a fait de notables progrès, l'eau doit être rendue excitante par l'addition du sel, des eaux spiritueuses, aromaques, dans des proportions qui ne sauraient être indiquées rigoureusement. Le tact du médecin doit servir de guide pour modifier plus ou moins l'emploi des agents qui s'adressent à un organisme aussi mobile que celui des typhiques.

Non seulement les frictions, les bains, plaisent aux malades, mais encore on voit sous leur influence les congestions cérébrales, la céphalalgie, l'agitation, la chaleur âcre et mordicante de la peau, s'amender notablement et bien souvent cesser complétement. — Leur action s'étend encore à la partie du traitement qui s'occupe de l'alimentation des malades.

Dans tout état de maladie, l'homme se nourrit aux dépens de sa propre substance, et ne peut perdre de son poids au-delà d'une certaine limite sans que la mort arrive fatalement; il faut donc nourrir le malade, et une précaution des plus importantes consiste à ne donner l'aliment, bouillon, gruau, décoction de pain, qu'à des heures fixes, correspondant aux heures habituelles des repas dans l'état de santé. — Ce moment des repas règle en grande partie l'heure à laquelle les frictions doivent être pratiquées. C'est une demi-heure avant l'administration des aliments.

Ce mode de traitement atteindra un double but: celui que nous lui connaissons, d'agir sur la fonction de la circulation, et celui qui lui appartient incontestablement, de régulariser les fonctions digestives.

Telles sont, avec la précaution de couvrir médiocrement les malades et l'usage du lavement froid, les principales conditions de l'application de l'eau froide dans les affections typhoïdes, et, bien remplies, ces conditions ont une part considérable d'influence dans la solution du grand problème qui consiste non à combattre la maladie, mais à empêcher d'en mourir; elles multiplient dans une grande proportion les chances de guérison, et les résultats obtenus sont faits pour rendre la confiance dans les cas les plus désespérés, ainsi que dans les convalescences et dans les paralysies consécutives aux fièvres typhoïdes.

Cette méthode a été, du reste, adoptée par tous les hommes dont les noms sont chers à la science. Les résultats de leur pratique sont corroborés par les travaux de médecins ayant l'autorité que donne l'avantage d'observer dans les hôpitaux militaires. Parmi ces travaux, nous citerons celui du docteur Stackler, de Mulhouse :

« Dans ces derniers temps, dit M. Stackler (1),
» une vingtaine de militaires de la garnison, affectés
» simultanément de fièvres typhoïdes, offrant dès
» les premiers jours, et surtout dans le deuxième
» septénaire, les symptômes les plus graves, depuis
» le délire jusqu'au coma, ont été guéris sans ex-
» ception et d'une manière manifeste par l'emploi
» des moyens hydrothérapiques.

» Sur 313 malades atteints de fièvres typhoïdes (2),
» traités pendant l'espace de seize années par la
» méthode hydrothérapique, 19 ont succombé, c'est-
» à-dire 1 sur 16, tandis que, sur 349 soignés dans
» la même localité par les différentes méthodes clas-
» siques, la mortalité a été de 91, à peu près, par
» conséquent, de 1 sur 4. »

L'observation de chaque jour a confirmé l'exactitude de tous les résultats présentés par les praticiens faisant autorité, et le temps n'est sans doute pas éloigné où les moyens hydrothérapiques constitueront le traitement classique des affections typhoïdes.

---

(1) *Revue médico-chirurgicale*

(2) *Archives de Médecine*, *tome XXV* : Recherches statistiques sur le traitement de la fièvre typhoïde par les réfrigérants.

II.

MALADIES PAR INTOXICATION PALUDÉENNE.

FIÈVRES INTERMITTENTES. — FIÈVRES D'ACCÈS. FIÈVRE A QUINQUINA DES ITALIENS.

La fièvre intermittente est celle qui apparaît à des intervalles plus ou moins éloignés, pendant lesquels il n'existe aucune trace de mouvement fébrile.

Tout accès de fièvre intermittente se partage en trois temps ou stades : — *premier temps :* frissons, tremblement, contraction de la peau, pâleur générale, petitesse du pouls ; — *second temps :* chaleur avec expansion, épanouissement de la peau, fréquence du pouls, ardeur de la soif ; — *troisième temps :* sueur plus ou moins abondante, urine rougeâtre. A ce dernier *temps* succède l'état de calme appelé *apyrexie.*

Le temps ou stade qui sépare chaque accès sert à désigner la fièvre *intermittente, quotidienne, tierce, quarte, double quotidienne, double tierce.*

Il faut noter que, pendant le frisson ou stade de froid, la sensation éprouvée ne doit être considérée que comme une perversion de la sensibilité générale. La température normale, loin de s'abaisser, s'élève, au contraire, comme le prouvent les expériences thermométriques les plus précises.

Les fièvres intermittentes, rémittentes, subintrantes, larvées, pernicieuses, sont une seule et même maladie. Leur origine est la même : c'est un empoisonnement. L'identité de cause fait même ranger dans cette classe la fièvre jaune, qui ne serait que le *maximum* des fièvres rémittentes, avec désordres plus prononcés du côté des fonctions du foie. — La source d'empoisonnement réside dans les miasmes des marais. Les effets varient seulement d'intensité, suivant la température des lieux, suivant qu'un soleil plus ardent active la fermentation des détritus de végétaux, qui forment comme une litière laissée par les marais ou les atterrissements des fleuves.

Les embouchures des grands fleuves en Amérique, en Asie, en Europe, comme les embouchures des plus petites rivières, les eaux stagnantes qui couvrent encore une si grande partie de la France, les marais de l'Afrique, sont d'actifs et permanents foyers d'empoisonnement. — Partout, dans les plaines les plus ignorées de la Sologne, dans les plaines célèbres de Marathon, c'est le même empoisonnement.

La forme des fièvres paludéennes change, comme nous venons de le dire, suivant les milieux, suivant que le soleil plus ardent dégage en plus grande quantité les matières intoxicantes, suivant l'altération plus ou moins grande des individus, le plus ou moins d'étendue de leur misère, suivant la puissance de leur force de réaction. — La fièvre jaune de la Vera-Cruz, de la Havane, de la Nouvelle-Orléans, des rives de Rio-Morte, le choléra des atterrissements du Gange, la peste sur les bords du Nil, les fièvres pernicieuses intermittentes dans toutes les parties du monde, ne sont que la même maladie, résultant d'un empoisonnement au *maximum* d'intensité, mais de même nature. — La peste est d'une date ancienne; mais le choléra, plus récent, a pourtant pris sa place en Europe, pour témoigner de la solidarité de tous les peuples et du besoin d'arracher l'homme à ses superstitions (1).

La fièvre intermittente, la fièvre d'accès, est la maladie la plus universelle, la plus ancienne de toutes. — On peut voir dans les *Épidémies* d'Hippocrate que les résultats de l'intoxication des marais n'ont jamais varié; et M. Littré, qui a rétabli les descriptions d'Hippocrate dans leur véritable signification, après avoir démontré l'identité des fièvres que les observateurs modernes constatent aujourd'hui dans la Grèce avec celles qui ont été décrites par le médecin de Cos, s'écrie avec raison: « La Grèce antique et la Grèce moderne sont, » à vingt siècles de distance, affligées des mêmes » fièvres, et cela prouve que les conditions clima- » tologiques n'ont pas essentiellement changé. »

L'influence lente et graduelle que subissent les

(1) On sait que le Gange est un fleuve sacré pour les Indiens, qui par piété tiennent à y être ensevelis après leur mort, à ce point qu'ils s'y font souvent jeter même avant d'avoir rendu le dernier soupir.

populations dont la vie se passe au milieu des marais change les constitutions primitives en constitutions débiles, lymphatiques. « Telle est, dit » M. Michel Lévy, la transformation qui s'opère » insensiblement en ceux qu'elle atteint, qu'on se» rait tenté de les considérer comme une variété » misérable de notre espèce. Un voyageur, visi» tant les pâles habitants du bassin Pontin, de» mandait à un d'eux comment ils pouvaient vivre. » — Nous ne vivons pas, nous mourons. — Cette » lugubre réponse peint d'un trait l'état des popu» lations, si nombreuses sur le globe, qui vivent » en proie au fléau permanent des émanations » paludéennes. »

Les détritus des végétaux ne sont pas l'unique foyer d'empoisonnement. D'après M. de Humboldt, les racines du manglier et du mancenillier en Amérique, quelques plantes en France, entre autres le *calamus* (chara vulgaris), sont aussi considérées comme cause productrice des fièvres d'accès.

Comme si la surface de dégagement des miasmes ne suffisait pas, les vents les disséminent et les transportent à de grandes distances : des faits nombreux l'attestent. En 1826, des fièvres, après avoir désolé la Hollande, passèrent la mer et firent subitement invasion en Angleterre, où elles sévirent avec rigueur dans des contrées où il n'existe pas de plaines marécageuses. Des vaisseaux éloignés de près de 3,000 mètres des rivages marécageux ont éprouvé, aux Indes orientales, l'influence des miasmes paludéens. — Tous les livres citent le fait, rapporté par Lancisi, de trente personnes qui, se promenant vers l'embouchure du Tibre, reçurent des émanations apportées par le vent qui soufflait à des distances considérables. — Le même auteur attribue l'insalubrité de Rome à la coupe d'une forêt qui abritait cette ville contre le vent venant des marais Pontins. Mais à quelle époque faire remonter la révolution géologique qui a produit ces marais? On trouve dans ce pays si désolé, si ravagé, et où la vie paraît impossible, les ruines de vingt villes autrefois florissantes.

Cette action des miasmes paludéens, d'autant plus redoutable qu'elle s'exerce dans les pays les plus chauds et les plus fertiles, est universelle, nous le répétons, et aussi ancienne que l'homme. Doit-elle durer autant que lui? et n'a-t-il pas la puissance de métamorphoser la terre, qui lui a été donnée, et de s'affranchir de tous les fléaux?

Dès qu'il est démontré que les contrées froides et humides, mais sans marais, sont exemptes des fièvres et possèdent un climat sain, il faut faire disparaître les marais. Quelle que soit la grandeur de l'œuvre, il faut l'entreprendre. Il n'est pas téméraire d'espérer que l'activité humaine se porte bientôt des chemins de fer sur le dessèchement des marais. Lorsque la science de l'ingénieur aura reconnu que cette dernière opération rencontre des obstacles insurmontables, elle ensevelira le marais rebelle à l'assainissement sous une couche de terre, au nom de la salubrité publique, exactement comme cela se pratique pour les cadavres d'animaux dont la putréfaction répandrait au loin les maladies et la mort. — En attendant que l'utilité de cette nouvelle conquête soit comprise, il est nécessaire de savoir dans quelle mesure et par quels moyens l'homme peut réagir contre les miasmes paludéens et en combattre les effets désastreux.

Certaines races vivent impunément sous les climats les plus meurtriers et funestes à d'autres races. Faut-il attribuer l'immunité dont elles jouissent à des dispositions d'origine exclusives ? Non, mais à des dispositions acquises par les ancêtres et transmises par l'hérédité, dispositions sans cesse entretenues par des pratiques hygiéniques observées avec l'exactitude que donne le sentiment religieux, et dont le fond est l'emploi de l'eau froide en ablutions répétées plusieurs fois par jour. Les Romains, nous l'avons vu, devaient à ces mêmes pratiques le secret de conduire sous toutes les latitudes des multitudes armées, sans connaître les fièvres qui sont, dans presque toutes les expéditions, le fléau des armées modernes. De nos jours, les Turcs et les Arabes se distinguent par leur force de résistance à l'action des émanations paludéennes.

Tout le monde convient que nous pouvons aussi décupler notre puissance de réaction contre l'agent mortifère des marais, et nous partageons cette opinion que nos troupes, bien disposées par les pratiques hydriatiques dans les villes du littoral de l'Algérie, où l'abondance des sources les leur rendrait faciles, auraient bien moins à souffrir des fièvres paludéennes, qui doivent à leur fréquence d'être appelées fièvres d'Afrique. — L'introduction du café dans le régime des armées en campagne a, sans doute, racheté de la mort un grand nombre de soldats; les pratiques hydriatiques n'auraient certes pas un résultat moins heureux.

C'est donc dans le but d'augmenter la force de réaction que doivent être choisis tous les moyens de résister aux effluves marécageux. L'influence tonique reconstituante des pratiques hydriatiques, une alimentation suffisamment réparatrice, l'usage du café, sont la base de la prophylaxie des fièvres intermittentes.

Traitement. — Un accès de fièvre se manifeste. Le sulfate de quinine, le quinquina, sont administrés pour maîtriser l'accès dont l'observation peut faire connaître d'avance l'heure d'arrivée. Il est rare que le second accès ne soit pas modifié quant à l'intensité et à l'heure à laquelle il était attendu; mais il est bien rare aussi que la fièvre soit coupée, selon l'expression reçue. Les rechutes sont fréquentes; on double les doses du médicament fébrifuge, de la préparation anti-périodique, et néanmoins la guérison radicale se fait attendre trop longtemps. — Le traitement par les préparations arsénicales a donné quelquefois d'heureux résultats; mais trop souvent ces préparations altèrent les fonctions digestives et finissent par inspirer une répugnance invincible. Il n'est pas rare d'entendre des malades accuser ces médicaments non seulement de rester inefficaces, mais encore de provoquer ce qu'ils appellent leurs fièvres.

Cette impuissance des préparations de quinquina tient au temps pendant lequel le poison a imprégné toute l'économie. Alors ces préparations ne modifient qu'imparfaitement l'accès; elles causent la céphalalgie, et sous leur action les grandes fonctions s'altèrent lentement et graduellement.

Le gonflement du foie, l'engorgement de la rate, le trouble des fonctions digestives, l'œdème, l'anémie, tous les troubles de la nutrition, sont les résultats les plus ordinaires des fièvres intermittentes.

L'influence des moyens fournis par la médication hydrothérapique pour combattre l'accès et pour ramener l'organisme à son état normal est connue depuis longtemps, et l'on a lieu de s'étonner que des faits comme ceux qui ont été observés en Angleterre, en France, depuis un certain nombre d'années, n'aient pas donné à cette médication la place qu'elle doit occuper dans le traitement des fièvres.

C'est à Currie, en Angleterre, que revient l'honneur d'avoir appliqué le premier l'eau froide au traitement des fièvres intermittentes. Les travaux du célèbre praticien anglais établissent que les affusions froides, par leur efficacité et leur innocuité, l'emportent sur toute autre médication dans le traitement des fièvres intermittentes, aussi bien que dans le traitement du typhus, de la fièvre jaune et des autres fièvres continues. L'identité de cause, d'origine, de toutes ces affections est aujourd'hui reconnue.

Giannini, le célèbre médecin de Milan, s'inspirant des travaux de Currie, arrive aux mêmes résultats et aux mêmes conclusions.

C'est à l'esprit judicieux du professeur Fleury que nous devons les notions pratiques qui placent désormais la médication hydrothérapique au premier rang des médications qui se proposent la guérison des fièvres intermittentes, quelles que soient leurs formes et leurs complications.

Nous supposons un malade chez lequel les préparations de quinquina, administrées suivant la méthode admise, n'ont pas eu la puissance de prévenir les accès. Ce malade, une heure avant le moment présumé de l'accès, doit être soumis à l'action d'une douche qui exerce sur le système nerveux une perturbation puissante, dont le but est d'opposer « une réaction périphérique énergique, une » stimulation de toute l'enveloppe cutanée, au » frisson, à la période algide de la fièvre,— de mo» difier la circulation capillaire générale et celle » de la rate, afin de combattre l'engorgement de la » rate. » (Fleury.) Nous devons ajouter que, pour obtenir un résultat presque certain, il est nécessaire d'avoir à sa disposition une quantité d'eau froide assez considérable et une grande pression.

Un capitaine au long-cours avait contracté, pendant son séjour sur les côtes de l'Amérique du Nord, une fièvre tierce qui avait résisté aux préparations quiniques. A son arrivée à Rouen, cet homme espéra que l'air natal suffirait pour amener sa guérison. Il se trompa; mais, au premier accès, il demanda un traitement à opposer à une maladie qui épuisait ses forces. — M. D.. était un homme robuste, d'un teint olivâtre, dû à son séjour en Amérique. Les fonctions digestives étaient languissantes, le foie sensible au toucher et tuméfié, la rate légèrement gonflée. L'accès n'était attendu que le lendemain du jour où il se présenta à mon observation. Une première douche fut donnée, puis une seconde le lendemain, une heure avant le moment présumé de l'accès. L'accès ne reparut plus. Une douche matin et soir, un régime réparateur ramenèrent la santé.

Quatre ans après, le capitaine D... débarqua à Marseille. Il avait encore la fièvre. Cette fois il l'avait rapportée d'Asie. Son premier soin fut d'avoir recours au moyen qui lui avait si bien réussi. Trompé dans son attente, il attribua cet insuccès à l'insuffisance de la pression et à la température de l'eau. Il est tellement fatigué de la fièvre, qu'il n'hésite pas à traverser la France pour chercher le moyen qui lui évitera un seul accès.

Arrivé à Paris, il se ravise et tente de s'épargner un parcours de 30 lieues, mais là encore il ne trouve qu'une eau dont la température ne permet pas de réunir la double condition de pression et de froid. — Enfin il se rend à Rouen ; il est si pressé par l'heure de l'accès attendu pour ce jour-là, heure presque correspondante à celle de l'arrivée du train, qu'il me donne à peine le temps de l'examiner et réclame ce qu'il appelle sa grande douche. — Soit effet de l'imagination, soit effet de la double condition de la pression et de la température de l'eau, toujours est-il que le résultat fut encore aussi remarquable et que la fièvre ne se présenta plus. — Certes, nous n'avons pas la prétention de réussir toujours aussi complétement.

Le traitement fut continué deux mois. Pendant les premiers jours, le malade ressentait encore un malaise général à l'heure où la fièvre avait l'habitude de le venir trouver. — Au moment où j'écris, le capitaine D... arrive de la Chine, où il a passé quinze mois. Sa santé s'est conservée bonne. Il est impossible de savoir s'il a fréquenté des parages où règne la fièvre intermittente.

III.

INTOXICATION PAR LES PRODUITS INUTILISÉS OU ALTÉRÉS DANS L'ACTE DE LA NUTRITION.

PHYSIOLOGIE DU FOIE.

S'il est vrai de dire qu'il est impossible de faire de la maladie d'un organe particulier une maladie à part, cette vérité s'applique surtout au foie, à cause de la diversité et de la multiplicité de ses fonctions et des sympathies qu'il conserve avec l'organisme tout entier.

Le foie est le plus pesant et le plus volumineux des organes ; il offre déjà cette particularité chez le fœtus. C'est un organe glanduleux, du groupe des glandes à grappes.

Le foie est placé dans l'hypocondre droit, qu'il remplit presque en entier, comme un corps intermédiaire entre la circulation générale et la circulation abdominale, c'est-à-dire que la circulation abdominale doit venir s'y modifier avant d'entrer dans la circulation générale.

Les fonctions du foie sont multiples : il sécrète, entre autres corps, de la bile qui s'écoule par la vésicule dans le duodenum ; il produit également le sucre qui est entraîné dans la circulation générale.

Ces deux sécrétions n'ont pas lieu en même

temps : — le moment de la plus grande sécrétion de la bile correspond au temps de repos de la fabrication du sucre.

Le moment où la bile arrive en plus grande quantité dans la vésicule biliaire est celui où le travail de la digestion est terminé. Il était nécessaire qu'il en fût ainsi ; car il fallait que la bile ne s'échappât point au fur et à mesure de sa sécrétion, et qu'un approvisionnement fût préparé pour imprégner les aliments gras à leur passage dans le duodenum. — C'est à la vésicule biliaire que la bile doit la modification qu'elle subit pendant son séjour dans ce réservoir.

D'après M. Claude Bernard, le sucre apparait en plus grande quantité au moment de la digestion intestinale : c'est le moment où il doit faire partie intégrante de la masse alimentaire préparée pour être absorbée par les vaisseaux chilifères.

CALCULS HÉPATIQUES, CALCULS BILIAIRES.

Parmi les causes nombreuses qui troublent les fonctions du foie, les plus constantes sont celles qui tendent à augmenter la facilité avec laquelle la circulation de cet organe devient languissante.

Le foie reçoit le contre-coup de toutes les souffrances de l'organisme. — Les chagrins, les excès de table, les excès de tout genre, l'habitude des surexcitations bachiques, l'intoxication paludéenne, sont les causes principales des maladies du foie.

Le tissu de cet organe est un lieu de prédilection entre tous pour le développement de certaines productions morbides, telles que les tubercules, les kystes, le cancer.

Une des affections les plus fréquentes est la congestion, qu'elle soit primitive ou consécutive, et souvent cette congestion survit à la cause première qui l'a provoquée.

Il est rare que cet état congestif, ou même que toute autre affection du foie ne fasse pas subir un ralentissement à la circulation de la bile. — En effet, la bile, ne pouvant arriver dans la vésicule, échappe à la modification que subissent tous les liquides destinés à être tenus en réserve dans une vésicule : elle passe, directement versée, du foie dans le duodenum; là, devenant plus épaisse, elle ne s'écoule plus d'une façon régulière, ou bien, quelques-uns de ses éléments s'associant en dehors des lois normales, elle donne naissance aux calculs biliaires ou hépatiques.

C'est là l'origine des coliques hépatiques et de cet état appelé vulgairement *jaunisse*, qui a pour caractères la coloration en jaune des yeux, de la peau ; la teinte rouge, safranée, des urines, et la décoloration des déjections alvines.

Quelle que soit la cause des affections hépatiques, troubles ou ralentissement de circulation, congestions, coliques, calculs, la digestion est toujours douloureuse, l'appétit ralenti ou presque nul; dans quelques cas, au contraire, l'appétit prend des proportions énormes. — Ce besoin insatiable de manger est une sensation morbide qui ne peut être comparée à la sensation d'un appétit légitime. C'est un des symptômes de la dyspepsie, un sentiment de *vide de l'estomac*, que les malades sont obligés de satisfaire pour échapper à une espèce de défaillance. — Cette torture parait céder toutes les fois que les malades ajoutent encore aux aliments déjà contenus dans l'estomac.

Cette habitude de manger souvent, d'avoir l'estomac toujours rempli d'aliments qui ne peuvent être à un état uniforme de chymification, fatigue et altère les forces de cet organe et contribue aux troubles de la digestion, que l'on observe déjà si fréquemment dans les affections du foie.

C'est une des causes de l'amaigrissement que l'on remarque souvent chez les individus atteints d'une hépatite chronique, et chez lesquels le foie acquiert un volume et une pesanteur considérables. — Avant d'arriver à ce volume et à cette pesanteur, le foie n'a été pendant longtemps qu'à l'état de congestion sanguine. — C'est la première étape dans la marche qui conduit aux maladies si fréquentes et si étranges désignées sous le nom de *kystes du foie*.

Les kystes sont des vésicules closes, espèces de poches sans ouverture, qui, pour vivre et se développer, ne demandent à l'organe dans lequel elles ont élu domicile que la chaleur et les produits exhalés qu'elles ont la puissance de s'assimiler. — Ces parasites sont pour le foie malade ce que sont les parasites qui naissent et se multiplient au milieu de tout ce qui vit et respire, quand, depuis un temps plus ou moins long, la vie a cessé d'être à son niveau normal.

Ainsi que les kystes, les tubercules du foie sont eux-mêmes un produit d'une cause générale. Comme dans les poumons, ils s'y trouvent depuis l'état rudimentaire jusqu'à l'état de suppuration, et le foie s'en imprègne plus facilement que les autres organes.

Nous ne devons retenir de toutes les autres altérations du foie : cyrrhose, mélanos, cancer, que celles qui concernent les vaisseaux, les congestions, les coliques hépatiques et les calculs biliaires. — Toutes les causes qui produisent la débilité générale agissent plus spécialement sur le foie en raison de la structure anatomique et de la multiplicité des vaisseaux qui le traversent, et parce qu'il reçoit plus particulièrement le contre-coup de tous les écarts de régime. — Nous devons rappeler que l'usage des boissons spiritueuses, que les chagrins prolongés, les émotions morales trop vives, sont autant de causes capables de produire la congestion du foie, laquelle contribue pour une bonne part aux troubles digestifs. — Cette congestion est aussi la conséquence de tous les troubles de la circulation, surtout des maladies du cœur et de l'intoxication paludéenne. Le plus ordinairement, elle survit à cette dernière maladie, et sa persistance ramène souvent des accès de fièvre que l'on pouvait croire guéris sans retour.

Doit-on attribuer la formation des calculs biliaires à la disposition prononcée du foie à s'imbiber de tous les liquides altérés ou altérables, — ou bien à une certaine imperfection de la digestion, qui donnerait naissance à des matériaux impropres à l'assimilation? Les résultats du traitement prouvent d'une manière évidente qu'il faut l'attribuer à cette dernière cause.

Une fois formés dans les ramifications du conduit hépatique ou plus souvent dans la vésicule, ces calculs s'arrêtent en chemin sous l'influence d'une émotion, d'un trouble de la digestion. — Alors le creux de l'estomac, le pourtour de l'ombilic, l'abdomen, la poitrine, l'épaule droite, deviennent le siége des douleurs les plus atroces. Ces douleurs sont accompagnées de vomissements et d'un état d'angoisses inexprimable, qui fait rechercher les positions les plus extraordinaires; le plus souvent les malades ne peuvent rester dans leur lit et se tordent sur le tapis de leur chambre. Ces accès, pendant lesquels les urines sont claires, limpides, et les garde-robe impossibles, se prolongent quelquefois sept à huit heures et sont toujours suivis d'un ictère plus ou moins foncé, dont la durée varie suivant certaines dispositions particulières.

Tous ces accidents s'observent plus fréquemment chez la femme que chez l'homme, et ils appartiennent plus ordinairement à l'âge mûr ; ils sont engendrés par les efforts qu'exige l'expulsion de corps noirâtres ou tout-à-fait noirs que l'on retrouve dans les garde-robe sèches, dures, qui sont rendues un jour ou deux après la fin de la crise, et dont la présence deviendrait un danger pour l'organisme.

Ces douleurs, inséparables de toute élimination, sont difficilement soulagées par les médicaments narcotiques ou calmants, dont l'emploi ne peut pas même abréger la durée de la crise. — Mais si les agents thérapeutiques ne produisent que très peu d'effet, il est impossible de méconnaître que la maladie sera prévenue par l'ensemble des agents pourvus de la puissance : — 1° d'imprimer à toute l'économie une vie nouvelle par la régularisation des grandes fonctions ; — 2° de ranimer, dès le début du traitement, la circulation languissante du foie, en donnant une activité plus grande aux organes musculeux et contractiles que doivent parcourir les liquides sécrétés par le foie.

Quelle que soit la cause de la congestion chronique du foie, et quel que soit le volume acquis par cet organe ; — que cette congestion soit cause ou effet de la dyspepsie ; — quelle que soit l'altération de fonctions qui amène la présence de corps dont l'élimination est devenue d'une nécessité impérieuse, l'action des douches d'eau froide, administrées dans un espace très court (dix secondes) et avec une grande force de percussion, produit des résultats physiologiques qui se manifestent dès les premiers jours par un retour de l'appétit et surtout par le sentiment d'une force musculaire nouvelle. Il est reconnu qu'un grand nombre de congestions du foie ont cédé à l'influence des douches et à l'ensemble des agents hygiéniques qui tous concourent à la régénération de l'organisme.

Nous recommandons les deux observations suivantes, qui ont trait spécialement aux calculs biliaires :

M. X..., de Rouen, âgé de quarante-huit ans, grand, maigre, assez robuste, père de plusieurs enfants bien portants, ne se livre à aucun excès ; il exerce le métier de comptable, qui lui impose des habitudes sédentaires. Il ne peut fournir sur ses antécédents de famille aucun renseignement propre à éclairer la question d'hérédité. Ses parents sont morts jeunes, et il n'a pas entendu dire que leur mort ait été la conséquence d'une maladie du foie. — M. X... fait remonter à une douzaine d'années le commencement des accidents qu'il éprouve ; il se rappelle qu'à cette époque il était sujet à des indigestions fréquentes.

Un jour, en 1858, il a ressenti, au retour d'une promenade un peu prolongée, une douleur vive dans le côté droit du ventre, laquelle remontait sous le sein du même côté et dans la poitrine. Par moments elle redoublait et devenait atroce, au point de lui arracher des cris. Des vomissements survenaient lorsque cette douleur, de l'hypocondre, son point de départ, s'étendait à l'épigastre. — Cet accès durait plusieurs heures ; puis tout d'un coup M. X... recouvrait la plénitude de la santé et ne conservait d'autre souvenir de la crise qu'une teinte ictérique très prononcée.

Ces crises se répétaient trois ou quatre fois par année, et, dans trois circonstances seulement, M. X... eut recours aux bains tièdes, parce que les douleurs devenaient insupportables et duraient davantage. Au moment où il se présenta pour suivre le traitement hydrothérapique, il avait éprouvé, deux jours auparavant, la crise la plus terrible qu'il eût jamais connue, et, cette fois seulement, il avait dû au hasard la découverte de plusieurs calculs d'un noir brun, qu'il me montra. —Effrayé des souffrances que lui avait fait endurer ce dernier assaut, M. X... était résolu à tous les sacrifices, excepté à celui qui lui était impossible, celui d'aller aux eaux de Vichy, par la double raison que nous étions en janvier 1861, au milieu d'une saison rigoureuse, et qu'une absence devait nécessairement lui faire perdre son emploi.

L'examen le plus attentif ne fit découvrir d'autres signes de maladie qu'un amaigrissement assez prononcé, un léger gonflement du foie et une sensibilité de cet organe assez vive à la pression. — Les douches furent graduées, mais bientôt appliquées deux fois par jour, avec une grande force de percussion. Le froid qui régnait alors, loin de nuire à l'efficacité du traitement, devenait plutôt un auxiliaire. Les effets physiologiques ne tardèrent pas à se manifester par la vivacité de l'appétit, par la régularité des digestions. Le traitement réussissait si heureusement, que je n'eus recours à aucune préparation alcaline. — M. X... est aujourd'hui, 15 mars 1865, en possession d'une santé qui depuis ne s'est pas démentie un seul instant.

Mme W..., de Rouen, quarante-six ans, d'une menstruation encore assez régulière, mère de plusieurs enfants bien portants, a conservé un remarquable embonpoint, et ses habitudes contrastent avec celle de la personne qui a été le sujet de la précédente observation. Elle est trois fois par semaine à la campagne et mène une vie active.

Les premiers troubles de la digestion remontent à plusieurs années; ils avaient dans l'origine un caractère peu sérieux, puisqu'ils semblaient céder à l'usage d'une potion laudanisée et à celui de l'éther.

Depuis deux ans, ces troubles ont acquis une certaine gravité : ils ne viennent que deux ou trois fois par année, mais ils durent plus longtemps et sont suivis d'une jaunisse qui persiste souvent plus d'un mois. — Malgré son embonpoint conservé, Mme W... sent ses forces diminuer, et la crise, pendant laquelle j'ai été appelé à lui donner des soins, a pris un caractère innaccoutumé de violence.

Au moment où j'ai vu Mme W..., il me semblait voir une masse inerte, étendue sur le tapis de sa chambre et restant insensible à tout agent extérieur. — Lorsque les douleurs vives, atroces, l'arrachaient à cet état de torpeur et lui faisaient jeter des cris aigus, elle disait que de l'huile bouillante lui remontait de l'estomac à la gorge; elle s'efforçait en vain de vomir et cherchait dans les attitudes les plus bizarres un soulagement à son mal. — Cette fois, l'éther, le laudanum furent inutiles; le bain ne put être employé, la malade paraissant redouter par-dessus tout la position immobile qu'impose le bain.

Malgré la répugnance attachée à toutes ces recherches, il fallut bien éprouver si cette crise ne devait pas son caractère de gravité à la présence de gravelle biliaire, et quatre jours après, l'apparition de quelques calculs ne laissa plus place au moindre doute. Les douches ne purent être données d'emblée avec la percussion vive, qui est la condition obligée dans un grand nombre d'affections, mais le résultat n'en fut pas moins aussi décisif que dans l'observation précédente. — Depuis plusieurs années, rien n'a troublé la santé de Mme W...

Nous avons choisi ces deux observations parce qu'on y trouve le véritable caractère des coliques hépatiques, c'est-à-dire la présence des calculs. Dans les autres cas, ces coliques n'auraient eu qu'un caractère conjectural et auraient pu être présentées comme dérivant d'une tout autre cause que la nécessité d'expulser les sédiments inorganiques, devenus un danger pour l'organisme. — En outre, ces deux observations offrent l'exemple d'une guérison persistante, obtenue sans l'emploi des préparations alcalines des eaux de Vichy, de Plombières, de Pougues.

Les avantages incontestables de ces eaux prises à la source ne tiennent pas à des réactions chimiques, comme on le pense généralement, mais à des effets physiologiques spéciaux.

Nous avons cru qu'il était d'un grand intérêt de démontrer que les effets physiologiques généraux d'un traitement hydrothérapique bien dirigé conduisent à un succès aussi certain que celui que l'on obtient par l'emploi des eaux minérales, — en outre que ce traitement, qui peut être suivi en tout temps, dispense de tenir compte des saisons et se trouve à la portée d'une foule d'individus réduits à l'impossibilité absolue de quitter les occupations qui assurent le pain de leur famille.

COLIQUES NÉPHRÉTIQUES, GRAVELLE URINAIRE, GOUTTE.

Les douleurs dans les calculs néphrétiques s'expliquent de la même manière que les douleurs hépatiques. — Les conduits cystique et cholédoque sont également des organes musculeux et contractiles; les concrétions inorganiques de la vessie, comme celles du foie, ont une communauté d'origine évidente, et l'observation a recueilli plus d'une preuve de la coïncidence de la gravelle urinaire avec la gravelle biliaire.

La *gravelle*, c'est-à-dire l'ensemble des symptômes déterminés par la formation et la présence des graviers dans les voies urinaires, est une maladie qui a commencé du jour où les hommes ont contracté des habitudes qui tendaient à ralentir le temps pendant lequel le corps humain se renouvelle intégralement dans ses éléments constitutifs.

La chimie, en découvrant les éléments qui entrent dans la composition de l'urine, a nécessairement découvert la composition des graviers et des calculs.

Quand l'urine est rouge, qu'elle laisse déposer, après quelque temps de repos, des quantités de sédiment plus ou moins abondantes, d'un rose vif ressemblant à de la brique pilée, c'est la gravelle d'acide urique, et la plus fréquente de toutes.

Les douleurs qui accompagnent le passage de ces sédiments consistent dans une sensation de chaleur et quelquefois de cuisson très vive; leur intensité est proportionnée au volume et aux différentes formes que prennent ces mêmes sédiments à travers les organes chargés de les éliminer. — La gravelle n'est qu'une des formes des affections qui ont leur cause première et principale dans la lenteur de la désassimilation ou son peu de rapport avec l'assimilation.

La *goutte* est, comme les coliques néphrétiques,

hépatiques, un effort critique pour éliminer des corps funestes à l'économie. Ces corps, devenus inassimilables, au lieu d'être expulsés par la voie intestinale comme dans les calculs biliaires, par les voies urinaires comme dans les calculs urinaires, sont déposés dans les articulations. C'est le lieu choisi pour que leur séjour ne soit pas un danger pour l'organisme.

Quelle que soit l'origine de la goutte, que l'on fait remonter aux époques les plus florissantes de la vieille Egypte, cette maladie est plus rare dans les contrées chaudes, ses attaques sont plus communes et plus sévères dans les pays froids et humides.

On a trop généralement attribué la goutte aux excès de table, à la vie douce et sensuelle.

Pourquoi la goutte sur un seul individu vivant au milieu d'une nombreuse famille qui partage toutes ses habitudes?

Il est impossible de ne pas reconnaitre que cette maladie est plus fréquente chez les individus appartenant à la classe riche ou aisée de la société, qu'elle est plus rare chez les pauvres ou chez ceux qui vivent pauvrement. — La prédilection de la goutte pour les heureux de la terre lui a fait donner le nom de *morbus dominorum*. Notre célèbre fabuliste, La Fontaine a développé cette idée dans *la Goutte et l'Araignée*; en lisant cette fable, on croirait presque lire un petit traité de thérapeutique.

« Ce qui me console, dit Sydenham, ainsi que

» les autres goutteux qui n'ont ni grands biens, » ni grand génie, c'est de voir que des princes, » des généraux d'armée, des amiraux, des philo- » sophes et plusieurs autres hommes illustres, » ont vécu et sont morts de la sorte. En un mot, » la goutte a cela de particulier, et qu'on ne trouve » dans aucune autre maladie, c'est qu'elle tue plus » de riches que de pauvres et plus de gens d'es- » prit que de stupides. »

Cet arrêt d'incurabilité de la goutte prononcé par le plus grand médecin qu'ait eu l'Angleterre ne nous toucherait pas aujourd'hui que la science de la physiologie ouvre à l'art de guérir des horizons nouveaux ; mais la description qu'il a faite des symptômes de la maladie qui lui a causé tant de souffrances n'en reste pas moins encore un modèle d'exactitude.

Comme la gravelle, la goutte est héréditaire; elle s'observe plus fréquemment chez l'homme que chez la femme.

C'est dans l'accomplissement des fonctions dévolues à l'estomac que se forment les premiers éléments des diverses concrétions dont l'expulsion deviendra tôt ou tard l'occasion d'un travail d'élimination.

Les accidents dyspeptiques consistent en des troubles gastriques assez prononcés, tels que: appétit irrégulier, estomac paresseux, sentiment de plénitude, flatuosités accompagnées de renvois de matières imparfaitement digérées, d'éructations nidoreuses. — La dyspepsie est au fond de toutes les maladies, et le foie prend souvent une part active aux désordres qu'elle occasionne. Il présente une tuméfaction qui donne lieu à une douleur de l'hypocondre droit. Alors les urines prennent une teinte rouge et offrent un dépôt du sable fin, rougeâtre, de la gravelle. Ces accidents deviennent plus prononcés à mesure que l'accès approche. Souvent un changement subit dans le caractère, une irascibilité plus vive, annoncent que l'heure de cet accès va sonner.

L'attaque de goutte survient ordinairement dans les premières heures de la nuit. L'observation a prouvé que la goutte avait pour caractère d'atteindre de préférence les petites articulations; mais on ne saurait expliquer pourquoi elle débute assez constamment par l'articulation métatarso-phalangienne du gros orteil de l'un des pieds. Il est rare qu'elle ne se manifeste pas en d'autres points, soit successivement, soit en même temps; elle va du pied gauche au pied droit, au genou gauche, au genou droit, au pouce, au poignet, au coude, à l'épaule.

Les douleurs articulaires sont souvent atroces; elles font éprouver la sensation de l'entorse; il semble que l'articulation va se disloquer, qu'elle est déchirée par la dent d'un chien. Chaque malade exprime souvent de la façon la plus pittoresque la torture infernale que lui fait éprouver la goutte au moment où elle passe d'une articulation à une autre et commence à faire élection de domicile.

— Au bout d'un certain temps, ces douleurs se calment, pour revenir moins intenses et disparaître pour un temps plus ou moins long. Elles durent d'autant plus que le malade est de race goutteuse, qu'il est plus âgé, qu'il est resté plus longtemps sans ressentir les premiers coups de la maladie, que les accès ont été plus nombreux et séparés les uns des autres par des intervalles de repos plus considérables. Quelle que soit la durée de ces accès, après qu'ils sont passés, les articulations ne reprennent pas toujours la liberté de leurs mouvements : elles conservent leurs difformités et sont toujours comme prêtes à redevenir malades. Une nouvelle attaque peut être sollicitée par la pression de la chaussure, un exercice un peu prolongé, une violence mécanique quelconque.

Le danger est toujours imminent, ou plutôt c'est la goutte en permanence. Les difformités qui impriment aux doigts une forme qui les fait ressembler à des navets, ce sont les tophus, dépôts de matières crétacées qui se forment autour des articulations. — Souvent des douleurs articulaires et musculaires, névralgiques, viennent s'ajouter à toutes ces tortures, pour faire de la vie d'un goutteux un véritable enfer.

Trop longtemps et trop souvent le médecin déclare n'avoir à opposer à la goutte que le remède de Sydenham, la flanelle et la patience.

Cette déclaration d'impuissance a l'inconvénient de porter les goutteux à se croire incurables, ce qui n'arrête aucun d'entre eux quand il s'agit de se saturer de tous les moyens prétendus anti-goutteux, vantés et colportés par les médecins de carrefour.

Il n'existe pas plus de spécifique de la goutte que de toute autre maladie, mais les lois bien observées de la physiologie ont indiqué les bases du traitement à l'aide duquel on obtient : — 1° une diminution dans la durée des accès qui n'ont pas encore pu être prévenus ; — 2° la cessation des gonflements articulaires passifs qui persistent après la période aiguë et qui sont des appels continuels au retour de nouveaux accès ; — 3° l'éloignement des accès et enfin leur cessation complète.

Le traitement général s'adresse aux grandes fonctions dont le trouble a causé la diathèse calculeuse, qu'elle soit biliaire, urinaire, goutteuse ou rhumatismale.

Pendant la durée des douleurs articulaires, existe-t-il des procédés capables de diminuer et d'abréger ces douleurs sans inspirer la crainte de métastases, de gouttes *remontées dans l'estomac, dans le cerveau ?*

L'usage si universellement répandu du froid appliqué sous forme d'eau sédative très étendue d'eau sur les parties enflammées, et sur les articulations malades en particulier, a démontré la parfaite innocuité des lotions simples, froides ou légèrement tièdes, sur les articulations douloureuses des goutteux. — Ici nous possédons un palliatif et aucun procédé propre à diminuer les douleurs ne doit être dédaigné ; mais les pratiques hydriatiques ne sont appelées à exercer une influence salutaire que lorsqu'il s'agit de mettre l'organisme dans des conditions opposées à celles qui ont amené la diathèse goutteuse.

Pour tous les individus soumis à notre observation, il se présentait un double problème : il s'agissait de modifier profondément les tendances vicieuses des fonctions digestives à produire des concrétions, et d'activer la fonction en vertu de laquelle le renouvellement intégral de tous les éléments constitutifs a lieu dans un temps donné. Le temps nécessaire à ce renouvellement varie suivant les régimes, et dans l'état normal il est assez court pour avoir lieu plusieurs fois dans une vie de quelque durée.

Le plus grand nombre des goutteux qui ont accepté le traitement hydrothérapique avaient été traités par les médicaments dits anti-goutteux, et qui ne sont que des purgatifs plus ou moins innocents.

Chez tous on a rencontré un désordre des fonctions digestives, chez un grand nombre une sensibilité et un état congestionnaire du foie.

Le traitement général se composait de douches en pluie, avec percussion sur la région épigastrique, sur le dos, les reins, etc. — Ce qui distinguait le traitement des goutteux calculeux, c'étaient les sueurs répétées, le travail manuel et l'eau fraîche prise pour boisson en plus grande quantité ;

l'habitude de manger tout froid nous a paru aussi avoir quelque influence. Du reste, les aliments n'étaient l'objet d'aucune préférence, excepté pourtant le café et le vin, qui retardent ce mouvement interstitiel de composition et de décomposition, en empêchant, en quelque sorte, de se *dénourrir*, et qui ont une action sur le foie, dont les excitations doivent particulièrement être évitées.

Le nombre des individus soumis au traitement hydrothérapique est assez considérable, mais le choix à faire entre toutes ces observations est d'autant plus difficile, que le traitement exige une persévérance qu'on a de la peine à obtenir du malade dès qu'une amélioration marquée se manifeste, et qu'il faut qu'un intervalle de temps assez long se soit écoulé depuis la dernière attaque pour que la guérison soit déclarée complète.

Les deux observations qui suivent nous ont paru avoir la consécration du temps :

M. X..., négociant, avait trente-quatre ans en 1856 ; il est né d'un père ayant eu quelquefois des attaques de goutte ou de rhumatisme. Les renseignements précis sur ce sujet font défaut. M. X... est d'un tempérament vigoureux ; comptant trop sur sa force, il a commis tous les excès imaginables pendant la dernière année qu'il a passée au service militaire dans la cavalerie ; — il s'est marié et a mené, depuis quelques années, la vie d'un homme qui ne se croit forcé d'observer aucun régime dans un but d'avenir.

M. X... est sujet à tous les accidents de la dyspepsie et fait remonter le commencement de ces accidents aux excès alcooliques auxquels il s'est livré quelques mois avant de rentrer dans la vie civile. — Indépendamment des troubles digestifs, il souffre de douleurs dans le trajet du colon transverse. Ces douleurs sont plus intenses la nuit. Du reste, il n'existe aucune douleur à la pression; il n'y a ni diarrhée, ni constipation.

Les attaques de goutte, en 1856, remontaient déjà à plusieurs années et ne présentaient rien de remarquable, sinon qu'elles revenaient avec une fréquence qui faisait le désespoir de M. X... Ces visites, comme il les appelait, ne coûtaient guère à la goutte; pour avoir moins de trajet à parcourir et dans le but de le tourmenter, elle paraissait clouée à son pied, qu'elle ne quittait pas.

M. X... a suivi le traitement avec une persévérance et une docilité qui ont amené un résultat favorable, lequel s'est manifesté par une diminution très sensible dans les douleurs de quelques attaques qui n'ont pu être évitées; mais ces attaques se sont éloignées de plus en plus, et depuis 1858, M. X .. n'a ressenti aucune atteinte de son ancienne ennemie. Pour toute précaution, il se soumet deux fois la semaine à une douche précédée d'une sudation.

La deuxième observation concerne un officier qui était âgé de quarante-et-un ans lorsqu'il se soumit au traitement. M. X..., né de parents non goutteux, avait renoncé à la carrière militaire après la guerre de Crimée, parce que les douleurs de reins lui rendaient l'exercice du cheval impossible, et que sa main droite, déformée par la goutte, ne pouvait soutenir son épée. — Son goût pour l'histoire et pour les arts avait peut-être été d'un certain poids dans cette détermination.

M. X..., au moment où le traitement fut commencé, avait des attaques vagues; c'était une goutte chronique avec son cortége obligé d'accidents dyspeptiques et avec une complication du côté des voies urinaires. — Les urines étaient troubles, odorantes, et laissaient déposer du sable rouge, briqueté, dont la quantité était très variable et presque toujours en rapport avec les troubles de la digestion.

Comme dans l'observation précédente, les sueurs forcées, les douches froides sur le tronc, enfin le régime, ont triomphé de cette diathèse, et plusieurs années écoulées sans rechute nous donnent la certitude que nous avons eu raison de cette maladie.

RHUMATISME ARTICULAIRE AIGU, RHUMATISME CHRONIQUE (RHUMATISME NOUEUX).

RHUMATISME ARTICULAIRE. — Il est caractérisé par une douleur dans une ou plusieurs articulations, avec accompagnement ordinaire de gonflements et de rougeurs. Il compromet surtout la membrane synoviale et atteint de préférence les grandes articulations.

La goutte est la maladie de l'âge mûr, le rhumatisme articulaire est la maladie de la jeunesse ; il est rare qu'il survienne avant la puberté. L'époque de sa plus fréquente apparition est entre l'âge de quinze et quarante ans. — Il atteint plus souvent les hommes. C'est une des maladies sur lesquelles l'hérédité exerce une influence plus considérable. On a pu dire avec assez de raison que celui qui était atteint d'un rhumatisme articulaire avait eu déjà sa première attaque dans la personne de son père.

Comme les maladies aiguës des articulations, le rhumatisme a une période d'accroissement et une de déclin. Il ne se borne pas à une seule articulation, il en envahit plusieurs et peut passer d'une à une autre. Après une décroissance manifeste des symptômes, on voit des articulations entièrement libres se prendre de nouveau, et ces alternatives se présenter à plusieurs reprises avec une égale intensité.

Le rhumatisme est commun dans tous les pays du globe, mais principalement dans les pays tempérés.

Il est rare qu'il débute brusquement ; il s'annonce par des frissons suivis de courbature, de perte d'appétit, de chaleur à la peau, de fièvre. — L'apparition de ces symptômes a toujours été précédée de circonstances dans lesquelles le corps en sueur et fatigué d'une longue course a été exposé accidentellement et d'une manière plus prolongée que de coutume à l'action d'un air froid.

Plusieurs grandes articulations deviennent le siége de douleurs assez vives pour arracher des cris aux plus courageux. — Les malades cherchent les attitudes les plus capables d'éviter les mouvements qui réveillent les douleurs. Le sommeil est nul parce que les douleurs augmentent pendant la nuit, ou bien il est court et interrompu à chaque instant.

Parmi les complications du rhumatisme, la plus fréquente et la plus grave est celle qui se manifeste du côté du cœur et du péricarde. — C'est à M. Bouilland qu'appartient le mérite d'avoir fixé l'attention sur cette complication, et d'avoir établi positivement que, dans le rhumatisme violent, généralisé, la coïncidence d'une endocardite et d'une péricardite, ou d'une endo-péricardite, est la règle et son absence l'exception; — que c'est le contraire qui a lieu dans le rhumatisme articulaire léger, partiel et par conséquent sans fièvre, la fièvre donnant la mesure du nombre des articulations envahies et de l'étendue de cet envahissement.

Ce rapport entre l'état fébrile et l'inflammation du cœur nous indique l'importance attachée à toute médication ayant puissance de diminuer l'inflammation des articulations.

Avant de jeter un coup-d'œil sur les diverses médications, constatons que, d'après les observations de ceux qui ont contribué à élucider la question de l'endo-péricardite rhumatismale, il est admis que l'inflammation cardiaque n'est jamais le résultat d'une métastase de l'affection rhumatismale sur un viscère. — L'inflammation de la plèvre, la terminaison brusque de l'arthrite par la complication cérébrale, sont la conséquence d'une disposition particulière. La malignité ne vient pas de la maladie, mais de l'état particulier, accidentel, de celui sur lequel elle sévit.

Contre cette disposition particulière, individuelle, qui donne naissance à des accidents si terribles, si prompts, que le malade en semble foudroyé, les agents capables d'imprimer à l'influx nerveux, à la circulation périphérique une régularisation et une activité nouvelles, sont les seuls auxquels l'observation, d'accord avec la théorie, permette de recourir; — et, si ces accidents ne sont pas toujours prévenus par l'emploi judicieux de ces moyens, il serait d'une saine équité de les imputer à une espèce de métastase, de transport de la maladie d'un organe sur un autre.

On a opposé au rhumatisme articulaire aigu une foule de médications plus ou moins énergiques : en tête figurent les émissions sanguines abondantes; mais cette dernière médication épuise les forces, détériore la constitution, prolonge les convalescences, produit l'anémie et tous les désordres de la circulation qui ont pour cause première une altération du fluide nutricier, le sang.

Le sulfate de quinine a paru quelquefois produire des effets avantageux; mais, dans la grande majorité des cas, il a été reconnu que les doses élevées de ce médicament donnaient lieu à des accidents, et que la maladie ne semblait influencée ni dans son intensité, ni dans sa marche.

L'opium à haute dose n'a pas non plus répondu aux espérances qu'il avait fait concevoir : il ne provoque pas le sommeil. Il a paru nuisible en raison de l'intensité des symptômes inflammatoires. — Il en est de même du sel de nitre à haute dose, qui n'a pour effet apparent qu'un abaissement momentané du pouls et une diminution de la chaleur. — La digitale a également été employée sans succès.

Le rhumatisme aigu, avec son cortége obligé de douleurs, ne se laisse arrêter par aucun des obstacles qu'on lui oppose. — Cependant les purgatifs et les préparations de colchique, en provoquant des déjections alvines abondantes, exercent une certaine action sur la marche de la maladie ; mais leur emploi a l'inconvénient de donner lieu à des troubles digestifs qui se prolongent souvent pendant un temps très long.

L'action des moyens empruntés aux pratiques hydriatiques répond aux principales indications, qui sont de calmer les douleurs et de prévenir, en abrégeant la durée de la maladie, les complications si communes des maladies du cœur.

Au mois de décembre 1858, je fus appelé, aux environs de Cany, auprès d'un jeune homme de vingt-sept ans, d'une bonne constitution, n'ayant jamais eu de maladie et atteint depuis cinq jours d'un rhumatisme articulaire aigu. — Un hasard de route ne me permit d'arriver qu'à l'entrée de la nuit, au moment où les douleurs étaient dans leur plus grande intensité. Ce jeune homme souffrait horriblement; l'idée d'être touché par une main, fût-elle habile et exercée, lui inspirait une crainte invincible de voir encore augmenter ses douleurs.

Diverses médications avaient déjà été employées avant mon arrivée : les deux genoux avaient été couverts de vésicatoires qu'on avait saupoudrés de morphine. — Cette médication, dirigée, du reste, par un médecin intelligent et dévoué, paraissait n'avoir servi qu'à rendre les douleurs plus vives et à provoquer quelques accidents du côté de la vessie.

Je proposai des lotions, ce qui fut accepté et immédiatement exécuté. — L'effet d'éponges fines, imbibées d'eau légèrement tiède, promenées sur le corps et exprimées sur les articulations malades, produisit un soulagement presque instantané. Ces pratiques, confiées au médecin ordinaire, ne manquèrent jamais d'amener une sudation d'autant plus prononcée, qu'à la troisième lotion la température de l'eau fut abaissée (15 degrés).

Le lendemain matin, je prescrivis une soupe légère, qui fut prise avec plaisir. — Ce malade fut, trois jours après, transporté dans mon établissement, et il put faire une promenade assez longue au bout de quatre jours d'un traitement qui consistait dans l'administration de deux douches après un enveloppement préalable.

Cette observation n'aurait qu'un intérêt médiocre, si je ne disais pas qu'après huit jours d'une amélioration telle, que la convalescence commençait, ce malade avait été pris le matin à sept heures, la nuit ayant été assez bonne, de douleurs intolérables dans les deux genoux et au pied gauche. — L'absence de gonflement, l'heure où la douleur s'était fait sentir, la rapidité avec laquelle elle avait envahi les articulations, tout faisait préjuger des douleurs névralgiques (*arthralgie*).

Une douche en pluie fit cesser ces accidents avec une promptitude dont fut étonné le malade, qui ne pouvait croire que sa terrible maladie ne fût pas revenue.

L'observation qui va suivre nous représente un jeune homme à diathèse rhumatismale, et traité dès le début d'un rhumatisme subaigu.

E. L... a vingt-six ans, une bonne constitution, est né d'une mère bien portante ; il est impossible d'avoir une notion exacte sur la nature de la maladie à laquelle a succombé son père, dans un âge très peu avancé. — E. L... a déjà eu, à l'âge de dix-sept ans, un rhumatisme aigu traité par les émissions sanguines, générales et locales. Tout compte fait, cette maladie et la convalescence ont duré sept mois. — En 1854, E. L... a éprouvé une seconde atteinte, à la suite de laquelle il entra dans l'établissement que je venais de fonder à Rouen; mais il crut devoir renoncer à son emploi, en se voyant pris de nouveau d'une maladie dont la longueur lui avait paru interminable.

J'appliquai le traitement : une seule purgation avec du sel de Sedlitz, deux sudations suivies de douches générales, deux soupes par jour. — E. L..., après huit jours de traitement, reprenait son service sans éprouver ni fatigue, ni faiblesse. Aucun signe d'affection cardiaque ne s'est manifesté.

En 1863, par suite d'une imprudence impardonnable, E. L... fut atteint d'un nouveau rhumatisme qui, cette fois, se présenta avec les symptômes inflammatoires les plus intenses. Le traitement qui a laissé de si bons souvenirs est réclamé avec instance, mais dans cette circonstance les résultats ne furent pas aussi prompts. — Néanmoins chaque application d'eau produisit constamment un calme, un bien-être que tout malade en proie aux douleurs du rhumatisme aigu voudrait acheter à tout prix. — Disons que la guérison se fit attendre quatorze jours, mais que le malade passa sans convalescence à l'état de santé, et que le cœur ne présenta aucune de ces complications qui s'observent si fréquemment dans les rhumatismes aigus.

Je pourrais multiplier mes observations; elles

tendraient toutes à prouver combien a peu de fondement la théorie qui admet que les refoulements de la circulation périphérique amènent des congestions viscérales, théorie qui cependant est cause qu'un grand nombre de personnes se privent encore des ressources offertes par les applications méthodiques de l'eau froide, pour calmer les douleurs de la maladie et en prévenir les complications, en diminuant la durée et l'intensité des accidents inflammatoires.

Rhumatisme chronique (noueux). — Il a la même origine que le rhumatisme articulaire; mais il suit une marche différente. Dans cette forme du rhumatisme, la complication des maladies du cœur est moins fréquente et l'hérédité y joue un rôle plus prononcé et encore moins contestable. — La douleur est quelquefois presque nulle, ou, si elle devient vive, c'est seulement par moments. Elle a plus de fixité, elle est moins mobile, elle dure plusieurs mois, plusieurs années, souvent indéfiniment, et jamais il n'existe de rougeur autour des articulations.

Aucune forme de rhumatisme ou de goutte n'offre dans sa marche un caractère aussi particulièrement insidieux. — Les épanchements qui se font dans l'articulation, ainsi que les autres altérations de nutrition qui surviennent dans les ligaments et les parties fibreuses environnantes, semblent faire l'effet d'une véritable soudure.

Première observation. — Les articulations du malade ont été successivement envahies, et ce travail n'a jamais eu d'interruption, jusqu'au jour où un traitement reconstitutif a produit des effets capables d'inspirer la confiance dans l'avenir à ceux qui sont encore cloués dans leur lit ou dans leur fauteuil.

M. B..., quarante ans, négociant dans une petite ville maritime du département du Calvados, a joui d'une assez bonne santé jusqu'à trente-trois ans; il n'a fait que des excès de travail; sa vie a été régulière. Il s'est marié jeune et il n'a pas eu d'enfants. — Il y a environ six ans, M. B... fut atteint d'un rhumatisme dont la seule cause fut attribuée aux brouillards de la mer et de la Seine.

Les flanelles doubles, rouges, les baumes de toute espèce avaient échoué, et M. B... eut l'heureuse idée d'aller demander à un traitement hydrothérapique les moyens de guérir une maladie qui avait résisté à toutes les médications.

Sous la direction éclairée de M. le docteur Fleury, la maladie avait déjà perdu de son intensité, lorsqu'après le premier mois, M. B... commit la faute énorme d'interrompre son traitement, pour aller faire une saison à Néris. C'était renoncer aux ressources que lui offrait un homme ayant le génie d'une médication aussi puissante que la médication hydrothérapique, pour courir les hasards des voyages, et cette fois le hasard fut défavorable à M. B... Il n'était pas installé à Néris depuis dix jours, qu'il sentit le rhumatisme envahir les articulations, et il n'eut que le temps d'aller dans son pays regagner sa chambre, qu'il ne quitta plus pendant six années.

Appelé auprès de M. B..., je fus frappé de son état d'immobilité qui lui donnait une ressemblance parfaite avec une peinture placée dans son alcôve et représentant un frère, mort évêque et exposé sur son lit de parade. — M. B... était comme un homme sans articulations. Ses bras, ses mains, placés le long du corps, comme s'il eût été près d'être enseveli, étaient littéralement soudés. Les petites articulations étaient ankylosées, quelques-unes déformées ; le médius de la main gauche était renversé en arrière. — Il était impossible d'admettre que toutes les articulations fussent réellement ankylosées. L'événement prouva que plusieurs d'entre elles n'avaient pas complétement perdu leur mode de vitalité.

Le traitement consista principalement en frictions, emmaillotement, sueurs, suivies d'une douche qui, dans la position qu'occupait M. B..., paraissait donnée à un mannequin dont les ressorts auraient été rouillés.

Au bout de deux mois, notre malade put porter ses aliments à la bouche, ce qui lui causa une joie inexprimable. Le traitement, suivi avec une persévérance et un courage entretenus par une amélioration lente, il est vrai, mais régulière et constante, a rendu enfin à M. B... une liberté qu'il apprécie d'autant plus, qu'il en a été privé longtemps.

Aujourd'hui, M. B... habite une colline d'où il aperçoit le paquebot faisant le trajet entre les deux rives de la Seine. Il s'achemine alors vers le port, et il arrive assez tôt pour jouir, comme un enfant, du spectacle offert par le débarquement des passagers, et il en jouit tous les jours de l'année, car il lui est recommandé de sortir par tous les temps.

Deuxième observation. — Mlle A. L..., institutrice, trente ans, d'une bonne constitution, a eu cependant une enfance traversée par un grand nombre de maladies dont il est impossible de préciser la nature; nous savons seulement qu'elle a eu des convulsions et une coqueluche qui s'est longtemps prolongée. — Toujours bien réglée, d'un appétit ordinaire, sans troubles de la digestion, Mlle A. L... a été prise, après une longue promenade, d'une douleur qui simulait l'affection goutteuse, sans être cependant aussi pénible; mais elle persistait et précédait l'envahissement de la maladie dans chaque articulation. — Les pieds, les genoux étaient les points de préférence pour les douleurs. Bientôt les mouvements devinrent impossibles, non à cause de la souffrance, mais parce que les articulations semblaient envahies par un corps qui gênait leur action. L'auscultation n'a jamais permis de constater la plus légère altération du côté du cœur.

Mlle A. L... a été soumise à l'action des purgatifs, du vin de colchique, des pilules anti-goutteuses. Aucun de ces remèdes n'a semblé exercer la moindre influence sur cette maladie, bizarre dans sa marche, mais dont l'effet constant amenait la perte du plus grand nombre des articulations. Mlle A. L... a eu recours au traitement hydrothérapique, et les sueurs forcées, suivies de douches générales froides, vives, de courte durée, ont produit un résultat si favorable, qu'aujourd'hui Mlle A. L... suit sans peine ses élèves dans toutes leurs promenades à travers les montagnes, promenades qui souvent se prolongent pendant des demi-journées.

Il serait facile de multiplier les exemples de rhumatismes noueux traités par l'emploi méthodique de l'eau froide et de sueurs proportionnées aux forces du sujet, au développement de son appétit, et guéris complétement, sauf les articulations dont l'ankylose remonte à une époque déjà trop éloignée. — Dans le rhumatisme, comme dans toutes les maladies, les progrès ont marché en raison du développement de l'appétit et de la régularité des fonctions digestives. — Cette particularité nous a semblé digne d'être notée, parce que, dans le rhumatisme chronique, les digestions paraissent exercer une grande influence sur la marche et la terminaison de la maladie.

DU DIABÈTE.

Le diabète appartient à la même famille que la gravelle, la goutte, le rhumatisme. C'est une névrose troublant l'harmonie des fonctions assimilatrices.

Pendant de longs siècles, le diabète a été rangé parmi les phthisies, parce qu'il n'était reconnu qu'au moment où il était parvenu à sa période consomptive. Nos moyens d'observation nous permettent aujourd'hui de le reconnaître dès son début, et c'est un des grands services rendus à l'humanité; car, dès son début, le diabète influence toutes les fonctions, les désordres pouvant exister partout où pénètre une parcelle de sang diabétique.

Ce danger n'est révélé chez le diabétique par aucun trouble de la sensibilité. La maladie marche longtemps sans éveiller les douleurs, comme dans la goutte, la gravelle, et ce qui maintient le diabétique dans son illusion, c'est qu'il boit, mange, urine outre mesure, sans perdre les apparences d'une santé plus que florissante.

Le principal symptôme de cette maladie, dans laquelle le sucre imprègne tous les organes, est la présence de ce même sucre dans les urines. — Les quantités recueillies sont variables; on a pu constater par jour un kilogramme de sucre dans les urines d'un diabétique.

La connaissance du véritable caractère chimique de l'urine des diabétiques est une acquisition toute récente des sciences chimiques, qui, elles-mêmes, sont nées d'hier.

Pool et Dobson, en 1775 seulement, démontrèrent la présence incontestable du sucre dans l'urine. Cowley, en 1778, isola le principe sucré, c'est-à-dire le sucre, de l'urine. L'analyse chimique a démontré l'analogie existant entre le sucre des diabétiques et le sucre de fécule, autrement dit sucre de la deuxième espèce. — Les travaux les plus récents ont prouvé que ces deux sucres étaient inattaquables par les acides faibles et étendus, et se transformaient, sous l'influence des alcalins caustiques et d'une température élevée, en acides bruns particuliers, en s'emparant de l'oxygène de l'air, formant alors l'acide mélassique de M. Péligot.

La physique, comme la chimie, devait nécessairement intervenir, lorsqu'il s'agissait d'une substance aussi répandue que le sucre; elle apporta son tribut à la constatation de l'analogie qui existe entre ces deux espèces de sucre. — Les beaux travaux de M. Biot sur la polarisation de la lumière ont démontré que ces deux espèces de sucre dévient à droite le plan de polarisation.

Ces deux sciences auraient dû se borner à cette constatation; elles sont l'honneur des temps modernes, et leur destinée les porte sans doute à transformer le monde physique, mais elles doivent s'arrêter devant une goutte de sang, qui subit toutes les influences de la nutrition et qu'une émotion vive peut altérer instantanément dans ses éléments fondamentaux. — Jamais les phénomènes de la vie ne seront éclairés par les phénomènes observés dans les laboratoires, phénomènes dont la théorie a conservé sur le traitement du diabète une influence qui s'est trop longtemps prolongée. Malgré l'évidence qui est résultée d'expériences conduites avec la plus grande sagacité, cette théorie inspire trop généralement une sécurité trompeuse ; souvent le diabète persiste alors que les urines, ne contenant plus de sucre, ne révèlent rien à l'analyse chimique.

C'est à la médecine qu'appartient exclusivement la direction thérapeutique du diabète sucré.

Quelle que soit la source des matières amylacées qui entrent dans la composition des tissus des animaux, qu'elles soient le produit d'une fonction de la vie ou qu'elles viennent des substances alimentaires, il est nécessaire qu'elles se transforment successivement en sucre pour les besoins de l'économie.—Pour opérer la transformation des féculents en matière sucrée, il n'est pas besoin d'avoir recours à l'intervention des ferments chimiques, des alcalis, des acides, qui n'agissent d'ailleurs qu'à l'aide d'une température trop élevée. Cette transformation est un effet de ce pouvoir de l'organisme supérieur, par rapport aux substances qui le composent, pouvoir en vertu duquel le sucre se fait avec la fécule, tout aussi bien que les corps gras se font avec le sucre.

Le sucre se rencontre partout dans le règne végétal et dans toute l'échelle animale, depuis le carnivore qui se nourrit exclusivement de chairs palpitantes jusqu'au mammifère herbivore. Il existe chez les oiseaux de toute espèce, chez les reptiles,

les mollusques, les articulés; — les vers ont aussi leur sucre.

La découverte de cette universalité du sucre dut faire naître l'idée que ce produit de la vie pouvait être exagéré ou diminué.

Des faits observés à la suite des blessures de la tête démontrèrent l'existence d'un diabète *traumatique*, diabète passager, mais qui est quelquefois devenu permanent.

Des expériences ingénieuses, multipliées, ne laissèrent aucun doute sur la possibilité de provoquer à volonté le diabète chez les animaux; on exagéra, on troubla la fonction glycosurique en pratiquant une piqûre dans la région médiane du plancher du quatrième ventricule. — De ces expériences naquit bientôt cette autre découverte: c'est que la lésion de cette partie du cerveau amenait également l'albuminurie.

Ces observations ont eu pour conséquence de fortifier la vérité de ce principe qui établit que toutes les fonctions ont un foyer distinct dans les centres nerveux, et que le diabète et l'albuminurie paraissent dépendre d'une même lésion.

Existe-t-il un organe, un système d'organes préposé à la fabrication des quantités énormes de sucre nécessaires à l'entretien de la vie? — Cette question n'est pas seulement de curiosité scientifique, elle intéresse au plus haut point la pratique.

Quelques expériences tendent à attribuer aussi la production du sucre à la fonction déjà dévolue au foie de sécréter la bile. — S'il en est ainsi, les dispositions sont prises avec tant de précision, que ces deux liquides, dont le rôle est différent, ne se mêlent jamais. Tant que la fonction de la nutrition n'est pas troublée et que l'équilibre se conserve entre les quantités de sucre formées et celles qui sont consommées dans l'acte de la respiration, on ne découvre pas plus de sucre dans la bile que dans les autres sécrétions.

Profitant des moyens d'expérimentation dont on dispose pour rompre chez les animaux l'équilibre qui existe, à l'état normal, entre la production et la consommation du sucre, on a pratiqué des ligatures sur le foie, et l'on a constaté, avec une précision presque mathématique, que la quantité de sucre diminuait en raison directe du volume de la glande que chaque ligature laissait encore fonctionner.

Nous ne pouvons accepter cette expérience comme décisive, car l'animal privé d'un quart, d'un tiers, d'une moitié de son foie, est évidemment atteint dans sa vie, et il est impossible que la grande fonction de la nutrition, d'où dérive la formation du sucre, ne subisse pas un trouble proportionné à cette atteinte.

Un fait singulier a, il est vrai, été constaté : c'est que les grenouilles ont le privilége de braver l'extirpation du foie. Il est évident que, si cet animal continue à vivre sans foie ; que si, dans cet état, les excitations de nature à produire le diabète artificiel chez tous les autres animaux sont sans action sur lui, le foie devra être considéré comme l'organe producteur du sucre.

L'expérience prouve en effet que les grenouilles soumises aux procédés qui donnent le diabète aux autres animaux ne deviennent pas diabétiques. — Mais les conséquences de ce fait sont loin d'être concluantes.

Les grenouilles consentent à ne pas mourir immédiatement après l'extirpation du foie, mais leur vie n'est plus la vie normale; les sources de la nutrition sont taries chez elles. Elles vivent, comme vivent de leur propre substance les animaux qui ont cessé de prendre des aliments ou d'en tirer profit, sous l'influence d'une cause perturbatrice quelconque.

Le foie n'est pas l'organe producteur du sucre: il remplit seulement un rôle important dans la fonction de nutrition en vertu de laquelle la fécule passe à l'état de sucre, aussi bien que le sucre passe à l'état de graisse.

Toutes les expériences pratiquées sur des animaux, dont quelques-uns sont si éloignés de l'homme, permettent tout au plus de restreindre le rôle du foie à celui de condensateur; elles ne jettent qu'une lumière douteuse sur la maladie spéciale désignée sous le nom de *diabète sucré*.

Il est reconnu que l'on doit distinguer de cette maladie les semblants de diabète, tels que le diabète *physiologique;* — le diabète des plaies de la tête (axe cérébro-spinal), dit *traumatique* : — le diabète des femmes grosses, des nourrices, dit diabète *puerpéral* : — le diabète *symptômatique* de certaines affections : fièvres intermittentes, névralgies, insuffisance ou simple trouble de la respiration.

Diabète physiologique. — Chez l'homme en pleine puissance de la vie, il est aussi difficile d'admettre du sucre que des animalcules spermatiques dans les urines. Lorsque la chimie en fait découvrir, il faut en conclure qu'il existe déjà une habitude morbide, qui n'est ni la santé, ni l'état de maladie. — Les causes principales qui ont amené cette situation sont dans l'oubli d'une des premières lois, le travail de tous les jours, dans tout ce qui tend à diminuer la vie du corps, dans l'usage immodéré du sucre, qui entre dans l'alimentation des classes aisées pour une proportion trop considérable.

Diabète traumatique. — Une chute, un coup sur la tête, une commotion cérébrale, provoquent chez l'homme un diabète analogue à celui que l'on observe chez les animaux, quand on a pratiqué la piqûre du plancher du quatrième ventricule ou fait la section des pédoncules cérébraux, et en particulier chez les grenouilles, quand on a pratiqué la piqûre de la moëlle. — Ce diabète est ordinairement de courte durée, ou bien il se change en diabète vrai, si la cause directe, mais accidentelle, de la lésion cérébro-spinale coïncide avec l'existence déjà ancienne des causes qui déterminent le diabète sucré.

DIABÈTE PUERPÉRAL. — Plus approche le moment de la parturition, plus augmentent, dans un but de prévoyance facile à apprécier, les matériaux destinés à produire le sucre.

La proportion normale entre cette augmentation et les dépenses qui seront nécessitées par la nouvelle fonction qui va s'établir n'existe que chez les animaux à l'état sauvage ; elle n'existe déjà plus pour les animaux soumis à la domestication. — On sait combien les fonctions qui concourent à la production du lait sont surexcitées chez la race bovine, depuis un temps immémorial. Ainsi, on signale en vingt-quatre heures une augmentation de 400 grammes de sucre aux mamelles, après six ou huit mois de part. Cette augmentation explique aussi la grande quantité de sucre que l'on trouve dans les urines de ces animaux.

Toutes les conditions nécessaires à la conservation de l'état de nature sont loin d'être observées pour la femme. Les grossesses sont souvent par leur nombre sans rapport avec la constitution. L'habitude de ne pas allaiter, souvent conservée depuis plusieurs générations, rend presque nulle la fonction des mamelles. Si l'allaitement a lieu, les émotions morales, le choix des aliments, peuvent rompre la proportion entre le sucre produit et la sécrétion du lait. Les matériaux qui surabondent n'ont pas d'autre voie d'écoulement que les urines. Ainsi se produit le diabète *puerpéral*.

DIABÈTE SYMPTOMATIQUE. — Dans certaines affections, telles que les fièvres intermittentes rebelles, quelques névralgies, le travail de la dentition, l'influence d'émotions vives, le diabète se produit par sympathie cérébro-spinale ou par action reflexe.— Tous ces diabètes guérissent dans la plupart des cas et ne persistent que par exception.

DIABÈTE SUCRÉ. — Le vrai diabète se rencontre plus fréquemment chez l'homme. Les expériences à l'aide desquelles on rend les urines sucrées chez les animaux ne produisent que le semblant du diabète. La présence du sucre dans les urines ne suffit pas pour constituer le diabète *sucré*, qu'il y ait ou non augmentation des urines. — Nous avons vu que la glycosurie peut exister sans le diabète.

Les symptômes les plus constants sont une soif vive, souvent inextinguible, un appétit exagéré. Les malades continuent de vaquer à leurs affaires, parce que cette maladie insidieuse marche lentement et permet de conserver ou même donne les apparences d'une santé florissante. — L'embonpoint se maintient pendant un temps assez long, et si le déclin des forces, si l'impuissance, qui est un symptôme ordinaire, mais non constant, n'avertissaient pas le malade qu'il y a péril en la demeure, celui-ci vivrait dans la plus grande et la plus dangereuse sécurité. — Quelquefois un signe révélateur vient surprendre le diabétique : il voit les mouches, les abeilles, accourir pomper le sucre de l'urine, qui a d'ailleurs l'odeur et la saveur d'une dissolution de miel dans une grande quantité d'eau.

La présence du sucre augmente la densité de l'urine : — de 1,015, 1,016, 1,020 qu'elle pèse dans l'état normal, sa densité s'élève à 1,030, 1,040 et même 1,050, d'après M. Bouchardat.

La quantité habituelle d'urine que rend un diabétique est en moyenne de 5 à 8 kilogrammes par jour. — Quelquefois, on rencontre seulement 2 ou 3 grammes de sucre par litre d'urine. Cette quantité oscille le plus souvent entre 5 et 20 grammes. Fréquemment elle s'élève à 20 et 60 grammes. Dans les cas exceptionnels, elle va jusqu'à 100 et même 150, d'après M. Bouchardat. — M. Marchal (de Calvi) évalue jusqu'à 1 kilogramme la perte du sucre en vingt-quatre heures.

La présence de l'urée dans l'urine des diabétiques, longtemps méconnue, a été constatée. — L'albumine existe aussi dans l'urine des diabétiques ; ce sont les cas graves. — Le sucre, l'urée, l'albumine, sont des produits qui témoignent d'un défaut dans la fonction de la nutrition.

La quantité d'urine n'est pas toujours exagérée, comme dans la polyurie ; cependant elle dépasse la quantité sécrétée à l'état de santé. Pendant le cours de la maladie, le même individu peut offrir, sous le rapport de la quantité, des différences provoquées par des causes d'une appréciation assez difficile. Le besoin d'uriner se fait plus fréquemment sentir la nuit, et le sommeil en est souvent troublé. Si la soif est vive, la langue sèche, l'appétit est vif et prend quelquefois les proportions de la boulimie. Mais cet appétit ne se conserve pas longtemps : l'estomac s'épuise sous l'influence de la maladie générale et des rudes épreuves auxquelles il est soumis. Alors apparaissent les accidents de la dyspepsie : dégoûts, caprices, pesanteurs, vomissements.

L'embonpoint se conserve souvent et l'intelligence perd rarement de son activité, surtout lorsque le diabète atteint les hommes arrivés à l'âge mûr et qui vivent dans l'aisance. Mais, si l'on prenait une moyenne des diabétiques, on verrait que la maigreur et la consomption sont la règle, l'embonpoint l'exception.

Cette maladie est d'autant plus grave, qu'elle atteint les individus plus près de la jeunesse. Elle marche alors avec une grande rapidité, « passe, » pour ainsi dire, d'emblée à la seconde période, » entraîne tout de suite une émaciation considé» rable, et mérite le nom de phthisurie ou phthisie » diabétique. » (Trousseau.)

Les fonctions de la peau sont toujours perverties chez les diabétiques : la transpiration est supprimée, et, ce qui est important à noter au point de vue du traitement, la peau est sèche et sans chaleur. — Cette perversion de la peau est le fait ordinaire, mais non constant; il arrive quelquefois que les fonctions de cet organe ne sont pas sensiblement modifiées.

Parmi les troubles consécutifs du diabète, il en est un remarquable par sa fréquence et l'affaiblissement dont il signale le progrès. — La vue baisse rapidement et devient presbyte. Il n'est pas inutile de faire observer que, dans toutes les conditions, l'affaissement de la vue coïncide avec la diminution de la force des organes sexuels chez l'homme parvenu à l'âge mûr. — La nécessité des lunettes est un avertissement qu'il est sage d'écouter.

D'autres troubles nerveux dépendent de l'état diabétique. Les paralysies ont un caractère spécial suivant les affections dont elles sont un accident consécutif. — Il y a aussi des paralysies diabétiques, comme il y a des paralysies hystériques, diphtériques. — La paralysie diabétique est d'autant plus grave, que le diabète a une origine plus ancienne. — Les accidents cérébraux, les paralysies ont sans doute une cause dans le ralentissement de la circulation et l'état congestionnaire passif; mais il est aussi d'autres accidents qui empruntent un caractère particulier à l'élément hétérogène qui pénètre partout où arrive le sang et désorganise les tissus.

M. le docteur Leudet a eu l'occasion de rencontrer des cataractes dues au diabète. Cet observateur judicieux et infatigable a décrit la fonte de l'œil, phénomène qui semble indiquer qu'entre l'altération des organes de la vue et la présence du sucre dans le sang il existe une certaine relation. — Magendie avait observé sur des chiens nourris exclusivement avec du sucre que l'affaiblissement et l'amaigrissement arrivaient au bout de quelques jours d'une alimentation composée de sucre et d'eau. L'ulcération de la cornée, la fonte de l'œil, précédaient de peu de jours la mort de ces animaux.

Les cataractes diabétiques offrent cette autre particularité, qui les empêcherait d'être confondues avec les cataractes ordinaires, c'est qu'on les remarque plus fréquemment chez l'homme, ce qui est le contraire chez la femme; — c'est que cette espèce de cataracte atteint plus généralement les jeunes hommes de l'âge de vingt-cinq à quarante ans, et parvient à son degré de maturité rapidement et quelquefois même en quelques semaines, — tandis que la cataracte ordinaire n'arrive le plus souvent qu'à l'âge de soixante à soixante-dix ans, et marche avec une lenteur qui retarde sa maturité pendant un espace de temps relativement très long.

Le diabète imprime à l'organisme des modifications qui amènent les affections les plus diverses. — De ce nombre sont l'exéma rouge aux parties génitales, l'érythème vulvaire (*prurigo pudendi*). Souvent les démangeaisons insupportables sont dues au contact des urines sucrées. MM. Trousseau et Tardieu en citent plusieurs exemples. La nature de ces érythèmes, surtout de l'érythème vulvaire, ne pourrait être méconnue, si les malades accusaient une soif ardente, un appétit hors de proportion avec les besoins de l'organisme, en un mot, les symptômes du diabète. — Depuis les faits signalés sur ces accidents herpétiques les plus communs dans le diabète, j'ai vu céder ou au moins s'amender, sous l'influence du traitement hydrothérapique, ces démangeaisons irrésistibles, qui avaient rendu toutes relations sociales impossibles.

Le diabète ne borne pas son action à ces lésions superficielles de la peau. C'est à M. Marchal (de Calvi) que revient le mérite d'avoir signalé le rapport fréquent qui existe entre le diabète et les furoncles, les phlegmons diffus, les anthrax, les plaques gangréneuses, la gangrène des extrémités. — Ces affections souvent si redoutables ne sont au fond que la même affection; il n'y a de différence que dans leur étendue, leur profondeur, le choix des parties sur lesquelles elles se portent plus communément. Elles se distinguent surtout par leur disposition tenace à succéder, dans les cas les moins graves, en nombre toujours croissant, à celles qui sont déjà guéries.

Il m'a été permis d'observer sur une famille composée de trois frères les accidents les plus dangereux du diabète. — Tous les trois ont été atteints à l'âge de soixante ou soixante-deux ans. Deux n'ont offert que les signes d'un diabète peu inquiétant, dont le commencement n'a pu être bien apprécié. Surpris en possession d'une santé assez bonne en apparence, ils ont succombé à la gangrène. Pour l'un d'eux, on avait employé le bain d'oxygène sans que la marche de la maladie parût influencée d'une manière notable.

Chez le troisième, on remarquait tous les accidents d'un diabète, qui fut reconnu dès son début. Des émotions vives et profondes avaient sans doute contribué pour une grande part à la production de cette maladie.

Une saison de Vichy amena un changement favorable, mais les forces musculaires ne cessèrent pas de diminuer. L'affaiblissement de la vue suivit l'affaiblissement général. — Quelques points gangréneux se montrèrent, à plusieurs reprises, aux jambes du malade, qui finit par succomber à la phthisie diabétique.

La phthisie chez les diabétiques est un accident assez fréquent, dont les effets n'agissent pas avec la même brutalité que les anthrax et les phlegmons diffus du dos et du cou

Mais tout diabétique a une tendance à vivre dans une sécurité qui devient funeste. Il n'y a point de maladie légère pour lui : la moindre plaie, un rhume, une fluxion de poitrine, se transforment en maladies dont les conséquences acquièrent autant, sinon plus de gravité que chez le phthisique.

Traitement. — Le traitement se déduit des causes, mais aussi de la part d'influence exercée par l'hérédité. Dans le diabète, cette part d'influence est d'autant plus difficile à apprécier, que cette maladie est une manifestation particulière de la seule et même cause qui produit également la goutte et le rhumatisme articulaire sous toutes ses formes. Cependant l'influence héréditaire dans le diabète se fait reconnaître dès les premiers jours de la vie.

« Un malade, avant que j'eusse reconnu chez
» lui l'existence du diabète en le voyant boire
» avec avidité, eut un enfant chétif, qui buvait
» avec frénésie, criait la faim, la soif, dès qu'on
» lui retirait le sein, et qui mourut au sixième
» mois dans les convulsions. Les diabétiques,
» même censés guéris, ne devraient jamais avoir
» d'enfants (1). »

Au moment où j'écris ces lignes, on me signale deux jeunes diabétiques, dont l'un est à peine âgé de vingt ans; leur père est, depuis quinze ans, cloué sur son fauteuil par la goutte. — L'aïeul de ces jeunes malades était lui-même un goutteux, et je n'ai pu savoir si quelques soins avaient été pris pour délivrer de la goutte la famille X.... Il est regrettable de manquer de renseignements en pareille circonstance, mais la difficulté de les obtenir provient de ce qu'à l'époque où vivait cet aïeul, l'attention n'était pas encore portée sur le diabète. Un autre obstacle se présenterait de nos jours,

(1) Marchal (de Calvi), *Recherches sur les accidents diabétiques*, 1864

c'est que, dans le jeune âge, le diabète est plus rare et, en même temps plus grave, tandis qu'à l'âge où il est plus commun, il laisse l'homme vivre plus longtemps et lui a déjà donné la possibilité de fonder une famille.

En dehors des considérations déduites de l'hérédité, le traitement a pour base l'usage des eaux alcalines (Vichy, Plombières, Pougues), une alimentation composée de substances animalisées et d'où sont proscrits les féculents. Il est exclusif au moins jusqu'au moment où a commencé la période consomptive. — Alors on lui substitue le traitement qui est commun à toutes les maladies terminales.

Pour comprendre combien est judicieux l'emploi de ces deux grands moyens : eaux alcalines et régime fortifiant, il faut avoir présent à l'esprit que ce qui caractérise le diabète, c'est un défaut d'harmonie entre le produit formé et son utilisation, d'où découle ce précepte absolu de faire consumer la plus grande quantité du sucre produit en ayant recours aux exercices musculaires et à la respiration d'un air libre et pur. — « J'ai connu, dit M. Trousseau, des glycosuriques qui, au moment des » chasses, cessaient de boire et d'uriner avec autant d'abondance, retrouvaient leurs forces, leurs » facultés viriles perdues depuis le début de la » maladie. »

Il serait donc avantageux de se rapprocher le plus possible des habitudes du chasseur. Car pourquoi cette amélioration si marquée ne se continuerait-elle pas et ne finirait-elle pas par amener une guérison complète? Ni les eaux minérales ni le régime exclusivement animalisé seuls ne produiront ce résultat si désiré.

Respirer un air pur et travailler, moyens qui agissent d'une manière bienfaisante sur l'économie et donnent la plus grande facilité de brûler du sucre en excès, voilà une indication dont l'importance égale presque celle du régime alimentaire. — Si la respiration artificielle indéfiniment prolongée était possible, il faudrait l'appliquer aux diabétiques.

Quel que soit l'avantage incontestable des eaux de Vichy, leur usage trop longtemps continué a l'inconvénient d'amener une altération profonde du sang, sans toutefois faire disparaître le diabète. — Cette maladie ne recule pas, elle ne fait que ralentir sa marche.

Une des bases du traitement est, sans doute, l'alimentation exclusivement animalisée, avec quelques légumes herbacés; mais cette alimentation fatigue l'estomac, qui a besoin de variété pour accomplir intégralement ses fonctions. D'ailleurs, l'aliment dans lequel entre la fécule n'est pas la seule source du sucre diabétique: la viande contient de la fécule. Le carnivore qui se nourrit de chairs palpitantes trouve aussi les éléments du sucre nécessaire à l'entretien de la vie.

Si le diabétique pouvait être alimenté par des

substances privées chimiquement de la présence de tout élément féculent, son organisme en trouverait encore aux sources où va puiser tout ce qui est doué de vie.

Il est pourtant d'une nécessité absolue de brûler chaque jour cet excès de sucre qui va s'amassant indéfiniment, circulant avec le sang et manifestant sa présence par les lésions les plus variées et les plus redoutables, depuis le simple furoncle jusqu'à la gangrène et la phthisie. — Dans le but de satisfaire à cette nécessité, les moyens de traitement dont nous avons parlé plus haut doivent donc être employés tous les jours, comme on fait d'un condiment, tel que le sel ordinaire. Ils consistent, nous le répétons, dans des exercices musculaires combinés avec les applications bien dirigées de l'eau froide sur cette peau sèche, inerte, des diabétiques.

Nous avons vu l'observation de M. le professeur Trousseau sur les diabétiques au moment où ils se livrent à l'exercice de la chasse. — M. Marchal (de Calvi), pénétré des avantages d'un exercice musculaire au grand air, recommande le labourage.

Ces exercices sont les plus salutaires ; mais les premiers ne peuvent être conseillés qu'aux hommes possédant des chasses, et le temps de la chasse est de courte durée. — Le labourage, plus modeste en apparence, est à la portée d'un nombre d'individus encore plus restreint; cet exercice, qui remplit le plus exactement les conditions d'un travail soutenu, sans secousse et au grand air, ne serait possible que pendant peu de jours, alors qu'il serait permis d'imaginer une file de diabétiques traçant chaque jour un sillon avec la charrue.

Cependant le diabète exige une réunion de procédés à l'aide desquels le malade puisse se livrer chaque jour à une sorte de médication dont l'application lui soit facile, et qui ne perde aucune de ses propriétés curatives par l'usage prolongé qui en sera fait. L'exercice musculaire, précédé et suivi d'une application d'eau froide dirigée de manière à stimuler l'énergie des grandes fonctions de la vie, répond à cette indication.

Le nombre des diabétiques est considérable; mais il en est peu, parmi eux, qui comprennent qu'il puisse exister une médication en dehors de celle qui a pour base unique un élément minéralisateur. — On conçoit dès-lors que les observations à présenter soient peu nombreuses; je choisirai celles qui ont un intérêt pratique :

Un homme de cinquante-quatre ans, aux habitudes sédentaires, en proie à des émotions vives, gros, gras, n'a aucun antécédent de famille qui puisse jeter quelque lumière sur la transition du diabète; seulement son père est mort d'une maladie du foie. De quelle nature?

Ce malade a eu, il y a déjà une vingtaine d'années, un rhumatisme articulaire dont la durée s'est prolongée pendant plusieurs mois ; l'auscultation du cœur donne des résultats négatifs.

M. P... est, depuis une année environ, diabétique sans le savoir. L'urine est assez abondante (il se lève trois fois la nuit, et chaque nuit remplit son vase); la densité est de 1,040. — Cette découverte ne cause aucune émotion à M. P... Il est bien aise, dit-il, de savoir *que ce n'est que ça*, et que la diminution sensible de ses forces a, du moins, une cause qu'il connait exactement. Le régime alimentaire va lui faire du bien, et une saison de Vichy le guérira radicalement. — Le régime fut rigoureusement suivi, mais l'appétit n'était que médiocre. — Le vin cependant était accepté avec délices ; car M. P... avait toujours passé pour un gourmet de premier ordre et un véritable amateur de bons vins.

Les eaux de Vichy donnèrent de l'appétit. M. P... mena un grand train pendant son traitement ; mais il revint en me signalant deux diminutions importantes dans son individu : — diminution du sucre dans les urines (1,010-1,012), — mais diminution correspondante des forces musculaires et de la puissance virile.

Dans ces circonstances, je cherchai à faire prévaloir aux yeux de M. P... les idées déjà émises sur la nécessité des exercices musculaires, suivis de douches dirigées de façon à produire les effets d'un massage appliqué par les mains les mieux exercées. Il comprit les avantages résultant de l'emploi du froid comme moyen dynamique par excellence. — Mes propositions furent acceptées, et les forces avaient reparu dès les premiers jours; les promenades de cinq cents pas, qui fatiguaient M. P... et qui devenaient même impossibles, furent prolongées sans fatigue pendant plusieurs heures. — Les accidents urinaires étaient presque nuls, et M. P... mangeait de la croûte de pain sans provoquer le retour du sucre.

Il est vrai que le traitement était minutieusement suivi. — Le matin, M. P... était déshabillé dans l'atelier de tour et de menuiserie de l'établissement; il travaillait ayant la plus grande partie de la peau de son corps exposée à l'air chaud. — Ces pièces sont toujours chauffées : j'attachais et j'attache encore une grande importance à cette exposition de la peau des diabétiques à l'air libre; car, chez eux, la peau est sèche et ressemble à une terre qui est frappée de stérilité, parce que la charrue n'ouvre pas ses flancs aux rayons du soleil et au contact de l'oxygène.

Après avoir bien raboté, bien scié du bois, M. P... recevait une douche froide, vigoureuse, principalement sur la partie postérieure du tronc. Après la friction, il faisait une bonne promenade sur la montagne voisine de l'établissement, et, suivant que la dépense de sucre avait été supposée suffisante, une certaine quantité de croûte de pain était ajoutée au déjeuner. — Cette condescendance n'avait pas pour but de satisfaire à un désir de flatter un goût d'ailleurs légitime, mais nous nous la permettions parce que nous croyons, avec les praticiens dont le nom fait autorité dans la science, que les farineux ont leur place obligée dans l'alimentation.

Un pareil résultat était de nature à nous confirmer dans l'idée que nous étions dans les meilleures conditions sinon pour guérir, au moins pour lutter contre la maladie avec tous les avantages possibles. — Mais, comme il arrive souvent, des avis parvenaient de tous côtés au malade. « Allez-vous, lui » disait-on, être soumis toute votre vie à ce régime » barbare ? » Cette question était suivie d'autres de même valeur. Les discours de M. P .. m'avertirent que le traitement serait bientôt définitivement abandonné. Je ne fus pas écouté lorsque j'insistai sur cette raison, que les diabétiques ne devraient jamais oublier : c'est que cette maladie insidieuse et tenace revient infailliblement une journée après qu'ils ont cessé de veiller sur elle. M. P... me répondit que, si vraiment la guérison n'était pas assurée, il aurait dans deux ou trois mois la ressourc des eaux de Vichy avec leurs propriétés minérales.

La saison de Vichy fit encore disparaître cette fois le sucre qui avait reparu de nouveau ; mais, après le retour, les forces se soutinrent avec peine. — L'hiver qui suivit fut signalé par quelques accidents du côté de la poitrine, une bronchite grave, qui fut traitée, je crois, par les moyens ordinaires.

J'appris bientôt que M. P... avait craché du sang. Je devenais de plus en plus impossible pour lui et pour son entourage. La médication que je représente faisait de moi un être dangereux, et pourtant, s'il est un agent capable de prévenir les accidents du côté de la poitrine, c'est bien celui qui fortifie la peau contre les influences atmosphériques. Mais pour accepter les explications physiologiques qui mettent cette vérité au-dessus de toute contestation, il faut être doué de sens commun, et c'est un don plus rare qu'on ne pense.

Je ne tardai pas à être informé du départ de M. P... pour son troisième voyage à Vichy. Nous étions au commencement de mai. — A Vichy, M. P... éprouva de nouveaux accidents du côté de la poitrine et dut revenir à Paris, d'où on l'envoya chercher dans les Pyrénées de nouveaux principes minéralisateurs. Cette fois, ces principes étaient le soufre, et peut-être quelques quantités infinitésimales d'arsenic. Mais toutes ces combinaisons chimiques n'eurent pas le pouvoir d'arrêter la phthisie pulmonaire. — Pendant plusieurs mois, le malade a lutté avec un courage qui ne s'est pas démenti un seul jour. Sa persévérance aurait-elle amené un changement radical de l'organisme, un retour à l'état physiologique, s'il eût été dans les conditions qu'il avait trouvées réunies dans mon établissement? Tout porte à le croire. — L'exercice musculaire combiné avec le moyen reconstitutif d'application d'eau froide bien dirigée aura toujours l'immense mérite d'agir sur les causes débilitantes qui sont au fond de toutes les névroses. Outre la condition, indispensable dans le traitement, d'une persévérance sans fatigue pour l'organisme, cette médication assure l'effet du régime alimentaire animalisé, dont les malades ne peuvent pas toujours continuer l'usage.

L'observation suivante concerne un jeune homme de vingt-sept ans, diabétique seulement depuis quatre mois, d'après son évaluation. Les influences héréditaires sont impossibles à déterminer. Il est soumis depuis trois mois au régime classique du diabète, en y ajoutant l'huile de foie de morue. Il a vu le volûme de ses urines diminuer; on lui a dit que le sucre diminuait également depuis le jour où le traitement a été mis en usage; mais, depuis un mois, il prétend que ses urines augmentent et que ses forces déclinent. Son appétit est presque nul; il avale la viande comme par pénitence. En revanche, il se soutient avec beaucoup de vin et de café. La soif est toujours vive; il ne peut l'apaiser. L'urine a une densité de 1,037 et dépasse environ d'un quart la quantité normale. L'amaigrissement semble avoir fait de rapides progrès; les forces musculaires ont subi une notable altération.

Ce jeune homme se soumet au traitement hydrothérapique dans le but d'acquérir des forces pour gagner la station thermale. — Le traitement est appliqué avec exercices musculaires; les habitudes du malade permettent d'employer l'exercice du jardinage. —Le foie, qui paraît sensible, force à diminuer la quantité de vin. L'eau très fraiche et très pure est acceptée avec une sorte de volupté. L'huile de foie de morue est remplacée tous les jours par six cuillerées de pulpe de viande crue. Les douches sont graduées quant à la vigueur et à la durée, mais sont prises froides d'emblée. La peau ne peut être découverte pendant l'exercice musculaire, parce que le malade travaille au jardin, mais elle est stimulée par un courant rapide de vapeur, suivi d'un massage de trois minutes, la main trempée dans l'eau salée.

L'effet du traitement fut prompt : la soif devint moins vive dès le deuxième jour ; les accidents dyspeptiques cédèrent avec une rapidité qu'il est impossible de ne pas attribuer en partie à l'usage de la viande crue. — Nous étions en pleine voie d'amélioration lorsque l'heure de partir pour Vichy sonna. —Je crus longtemps que la destinée de ce jeune homme resterait pour moi enveloppée d'un mystère aussi impénétrable que son origine. J'ai appris, il y a quelques jours seulement, que, depuis quatre années, mon client est intéressé dans une brasserie et se porte assez bien.

Cette observation, que j'aurais voulu compléter par la continuation du traitement après la saison de Vichy, tend à me confirmer de plus en plus dans la conviction que le régime, tel que je viens de l'indiquer, est destiné à rendre les plus grands services aux malades dont l'affection ne débute pas juste à temps pour coïncider avec l'ouverture des saisons thermales.

Jusqu'à présent, je n'ai pu citer que des observations malheureusement tronquées et pour lesquelles j'ai rencontré le désavantage d'avoir eu à compter avec un traitement antérieur. Cependant une occasion s'est présentée de faire une expérience qui me permet d'établir que le sucre des urines diabétiques peut diminuer, que tous les symptômes sont également susceptibles de s'amender, sous l'influence du traitement hydrothérapique et sans le secours du régime alimentaire classique.

Un homme de trente-quatre ans, accoutumé aux travaux manuels et sur le point de prendre la suite des affaires commerciales d'un parent, éprouve depuis six mois des symptômes dont la cause reste complétement méconnue. — Il a été militaire et a bien supporté les fatigues de cet état ; il n'a pas été en Afrique et ne se souvient pas d'avoir été malade.

Au moment où il se présente à mon observation, sa marche est pénible, il se fatigue vite ; il n'a pas d'oppression ; les fonctions de la respiration sont dans l'état normal ; il a une soif vive, sa langue est sèche, ses gencives spongieuses ; son haleine exhale l'odeur caractéristique. — Sa santé ne s'est altérée sensiblement que depuis six mois. Pour tout traitement, il a été purgé quatre fois et il a pris du vin de quinquina. — Du reste, l'appétit est presque nul, les digestions sont longues, les fonctions du ventre ne s'accomplissent qu'avec difficulté, la densité des urines est de 1,040.

Ce jeune homme est soumis d'emblée au traitement complet. — Rien n'est changé à son régime alimentaire, qui se compose, depuis quelques semaines, de grosses soupes grasses bien épaisses; pour boisson, il continue le cidre, vu sa grande répugnance pour le vin. — Après huit jours d'un traitement réglé ainsi : travail, la peau exposée à un air chaud, douches puissantes, massage, la densité de l'urine descend à 1,018, la soif diminue, l'appétit se manifeste assez vif, la force renait.

La possibilité de modifier la cause du diabète par le seul emploi des agents dynamiques me paraissait établie autant qu'il était permis de le faire avec une expérimentation qui ne pouvait se continuer davantage. — Le traitement fut complété par l'usage de la pulpe de viande crue et du vin étendu d'eau fraiche.

Depuis six semaines, une amélioration se manifestait chaque jour dans l'état général du malade, lorsque ce dernier fut obligé de faire un voyage; il partit et je ne le revis pas à son retour. Il m'avait dit, en me quittant, un mot qui aurait dû me faire pressentir son indifférence ; ce mot, le voici : *Tout le monde me dit que ce n'est pas par l'eau que je peux guérir.*

Sans doute, le fait que je viens d'exposer est trop isolé et trop incomplet pour permettre de préciser quelle part aurait le traitement tonique et reconstituant comme unique remède contre l'état diabétique, mais il sert à démontrer, avec ceux qui précèdent, que ce traitement doit être au moins le puissant auxiliaire de celui qui est universellement accepté. Cependant ce n'est pas trop s'avancer que d'admettre ceci : que, si un retour complet à la santé devient jamais la règle chez les diabétiques, ce résultat sera la conséquence de toutes mesures hygiéniques capables de rappeler et de maintenir l'intégrité des grandes fonctions de la nutrition.

L'hygiène ne fait que commencer à pénétrer dans nos mœurs. Voilà pourquoi nous ne savons pas faire la part du temps, nécessaire pour opérer une transformation radicale. — On ne devrait cependant reculer devant aucun sacrifice, pas même devant le sacrifice du temps, quand il s'agit du diabète, une des maladies les plus tenaces, les plus insidieuses et les plus redoutables.

ALBUMINURIE.

L'albuminurie est une manifestation d'un trouble général, en vertu duquel l'albumine, cessant d'être utilisée dans l'économie, est éliminée par les voies urinaires.

La présence de cette substance dans l'urine est démontrée par l'opération la plus simple : l'ébullition ou l'action de l'acide nitrique en détermine la coagulation, exactement comme l'albumine du blanc d'œuf. — Le signe révélateur de cette affection, connue depuis plusieurs années seulement, c'est l'hydropisie du tissu cellulaire sous-cutané et principalement à la face. Les yeux sont couverts par les paupières œdematiées, et c'est une particularité encore inexpliquée que l'eau se montre dans les parties élevées, contrairement aux lois de la pesanteur.

Dans l'albuminurie, les altérations des reins ne sont que des lésions mécaniques secondaires : c'est une conséquence forcée de l'exagération de la fonction d'élimination dévolue aux organes urinaires.

L'albuminurie est une névrose : — il y a une névrose albuminurique, comme il y a une névrose diabétique.

Du reste, ces deux affections ont le même foyer dans le cerveau, et elles sont liées si intimement, que souvent elles marchent ensemble ; on les a vues alterner. — La présence de l'albumine dans les urines du diabétique n'est pas toujours une simple coïncidence : elle témoigne d'un état devenu plus grave.

Ces deux affections sont également un symptôme commun dans les mêmes maladies, comme l'état puerpéral, les fièvres intermittentes, certaines névralgies rebelles. — Quand l'albuminurie marche seule, ses symptômes généraux offrent encore une grande analogie avec le diabète; ce sont : la dyspepsie, les vomissements, la perversion de la vue, et plus souvent les diarrhées rebelles. — Tous ces symptômes ne diffèrent que par leur fréquence et leur intensité.

Cette identité s'explique aisément. Dans l'albuminurie et dans le diabète, deux substances destinées à l'entretien du corps cessent d'être utilisées et deviennent des corps hétérogènes qui portent le trouble dans toutes les fonctions. — Ces troubles prennent un caractère un peu différent. Les plus redoutables dans l'albuminurie sont dus à la présence de la sérosité.

Cette sérosité explique, suivant M. le professeur Trousseau, un grand nombre d'apoplexies séreuses, de convulsions épileptiformes, chez beaucoup d'individus albuminuriques sans le savoir.

Les causes sont les mêmes qui, dans la plupart des maladies, tendent à diminuer l'énergie du principe en vertu duquel les fonctions s'accomplissent dans toute leur intégrité : les fatigues excessives, les chagrins, les impressions de froid sans réaction. Mais la principale cause est celle qui, de nos jours, a grossi singulièrement la liste des maladies et les a modifiées toutes. Nous voulons dire l'usage journalier et souvent abusif du vin, de tous les spiritueux, depuis la bière jusqu'à l'eau-de-vie.

L'hérédité a une influence incontestable, non

que la maladie spéciale se transmette précisément avec tous ses caractères; — mais le rhumatisme, la goutte, le diabète, l'albuminurie sont les effets d'une cause unique : ces maladies sont toutes en voie de transformation chez le même sujet, de sorte que le goutteux engendre le diabétique, le diabétique le goutteux, etc.

Toutes ces transformations incessantes chez le même individu, toutes ces coïncidences, toutes ces parentés, permettent difficilement de voir une albuminurie pure de toute promiscuité ; aussi n'existe-t-il pas de traitement spécifique. — Le traitement se déduira des causes générales, qui sont toutes des causes débilitantes, et sera le traitement reconstitutif.

Il se présente cependant pour l'albuminurie une particularité dans les indications. — Il faut prévenir les effets de la présence de la sérosité, qui pénètre partout, détermine des compressions dans les grands centres nerveux, ou agit spécifiquement sur les nerfs. Il est indispensable de faire perdre par des sueurs cet excès de sérosité. On doit observer une grande discrétion dans l'usage de ce moyen, et toujours le faire suivre des agents capables de remonter l'organisme, douches toniques, massages, exercices musculaires.

Il est une autre indication tout aussi spéciale et qui a sa raison d'être dans la cause dégénératrice de l'albuminurie et dans la fréquence des diarrhées, qui compromettent souvent les effets du traitement.

— Cette indication, c'est l'usage de la viande crue réduite en pulpe. Les quantités de cette pulpe doivent être telles, qu'elle occupe la plus grande place dans l'alimentation. Il faut user du vin avec une grande prudence.

Il est impossible de ne pas faire mention ici de l'importance attachée aux préparations d'iode et de fer; leur efficacité est d'autant plus assurée, que la puissance d'assimilation a été augmentée par l'ensemble des moyens les plus puissants pour assurer cette fonction de la nutrition.

Dans les cas qui se sont présentés à mon observation, l'ensemble du traitement a paru offrir des résultats plus rapides et plus sûrs que si l'organisme n'avait été soumis qu'à l'action d'un agent pharmaceutique.

Quand l'albuminurie n'était que l'accident d'une altération organique déjà ancienne, ce traitement nous a paru encore présenter cet avantage, précieux pour le médecin, de retarder d'une manière sensible l'heure marquée pour la séparation, et de lui permettre de reconnaître jusqu'à quel point les ressources de la vie sont définitivement épuisées.

IV.

MALADIES PAR INSUFFISANCE DE LA FORCE DE NUTRITION

ANÉMIE, CHLOROSE.

Le mot *anémie* signifie *privation de sang* : on entend par ce mot diminution de la quantité normale du sang, et, par extension, un état caractérisé par une privation ou diminution d'un ou de plusieurs principes constituants du sang.

On connaît déjà un grand nombre de substances qui entrent dans la composition de notre corps. — Parmi les substances inorganiques, le chlorure de sodium représente un des principes constituants les plus essentiels : on le trouve dans toutes les parties solides ou liquides du corps.

Cette sorte de diffusion du chlorure de sodium dans tous les liquides porte à croire que, dans plus d'une réaction de l'économie, il est un des plus importants facteurs des liquides alcalins, de l'acide chlorhydrique, du suc gastrique.—Aussi la quantité normale de sel marin dépasse-t-elle la moitié du poids de tous les autres principes minéralisateurs réunis.

Quoi qu'il en soit, la médecine a constaté la nécessité, pour l'entretien de la vie, d'ajouter le sel marin à tous les aliments. Une observation faite sur les serfs de Russie a même déterminé quelle était la nature des désordres qu'entraînerait la suppression du sel alimentaire. — Un dépérissement continu, la langueur, la tendance à l'œdème des membres inférieurs, tous les signes de la véritable anémie, ont été remarqués sur ces victimes de la cupidité des seigneurs.

Le phosphate de chaux, comme le chlorure de sodium, est si répandu dans l'économie animale, qu'il n'est aucun tissu, aucun liquide qui, après l'incinération, n'en donne une quantité plus ou moins notable. — Les eaux de source en fournissent à l'économie une quantité considérable.

La substance colorante du sang renferme une grande proportion de fer, qu'on obtient par incinération à l'état d'oxyde de fer. Le fer est partout : on en trouve jusque dans les cendres du lait et de l'œuf. — Le fer est presque un aliment de premier ordre ; son absence ou la diminution de sa quantité physiologique dans l'économie amène les plus graves désordres.

Il est aussi très probable que, dans l'état anémique, un certain nombre de substances inorganiques autres que le sel marin, la chaux, le fer, ne sont pas représentées par leur quantité normale. Mais la constatation de ce fait serait-elle possible mathématiquement, que les préparations chimiques ne seraient pas moins incapables de rétablir ce qui manque, ou d'ajouter à ce qui est insuffisant. — Tous les aliments contiennent les substances nécessaires dans une proportion réglée avec une sagesse infinie. Dans un morceau de pain, de viande, dans le lait de la femme, se trouvent tous les éléments que réclame l'entretien de la vie; aucune préparation chimique, si bien combinée qu'elle soit, n'a la puissance de donner à l'individu malade ce qui lui a manqué dans son alimentation. S'il en était autrement, l'anémie, que l'on rencontre de plus en plus répandue dans toutes les classes, n'existerait plus que dans la mémoire des hommes.

Non seulement la chimie minérale ne saurait être chargée de la direction médicale pour traiter une maladie, même celle dans laquelle elle semblerait avoir la mission toute spéciale de désigner les faits qui ressortent des analyses, des réactifs, mais elle serait encore impuissante même en faisant appel à la chimie organique. — Une alimentation riche, azotée, ne suffit pas pour prévenir ou guérir les affections anémiques. Sans cela l'anémie serait impossible chez les riches, et c'est le contraire qu'on observe. M. Bouchardat appelle cette maladie des riches « la misère au sein de l'abondance. » — Il y a plus : des individus soumis à une nourriture peu réparatrice et ne contenant que de faibles proportions de principes azotés jouissent d'une santé parfaite. Les habitants des campagnes, les ordres religieux, dont l'austérité paraît incompatible avec les besoins de la vie, nous offrent des exemples d'hommes robustes en possession d'une grande résistance vitale.

Mais ce qui paraîtrait au-dessus de toute explication à celui qui n'observe pas les lois de la vie, c'est que ces individus vigoureux, transportés tout-à-coup dans un milieu tout différent, avec une nourriture saine, abondante, éminemment réparatrice, ne peuvent, dans le principe, se faire à ce régime nouveau. — Cette abondance peut être fatale dans certaines circonstances : l'observation de tous les jours le démontre chez les hommes dont un caprice de la fortune a changé les habitudes.

Un exemple a toujours servi de type à la description des changements opérés par une vie molle succédant à une vie active ou austère :

Un pauvre petit joueur d'orgue à la porte des thermes, dans une station d'eaux, inspira de la pitié à une comtesse qui le prit sous sa protection. Il avait une santé florissante, quoique couchant à la belle étoile, même dans les saisons rigoureuses. Avait-il toujours des aliments? Nul ne le sait. — Voilà donc cet enfant transporté, par le bon cœur d'une femme riche, dans un lit moelleux, et soumis à un régime alimentaire qu'il avait à peine rêvé. Au bout de quelques mois, sa santé devint languissante ; il fut atteint de scrofules, et aucun des soins de la médecine ne rappela pour lui la puissance de vie qu'il devait à ses luttes contre la misère.

Pour lui, comme pour tous les hommes qui demandent uniquement aux combinaisons chimiques, à l'art de la cuisine, les moyens de constituer un sang riche, il manque la condition principale pour constituer tous les principes du sang, c'est-à-dire la puissance en vertu de laquelle s'accomplissent normalement la respiration, la digestion, l'assimilation, trois actes qui concourent à la grande fonction de la nutrition.

Ces fonctions d'assimilation et de désassimilation, on ne saurait les comparer à une simple entrée et sortie de marchandises. A quelle condition maintenir ou recouvrer cette puissance sans laquelle le sang va devenir ou est devenu aqueux, les épanchements de sérosité vont se former, les dégénérescences se préparer, ainsi que toutes les maladies que l'on explique par les mots *maladies du sang, appauvrissement, déglobulisation du sang*, comme si le sang n'était pas un produit de la vie et avait une existence propre, indépendante ?

Dans l'anémie, quelle que soit son origine, le sang ne nourrit plus; une inquiétude vague, des pressentiments sinistres, troublent l'esprit; les douleurs de tête viennent s'ajouter à ces souffrances morales. Les mouvements tumultueux du cœur, les palpitations, augmentent l'anxiété qui s'empare du sujet et ne le quitte plus; car son sommeil est rare ou n'est jamais assez profond pour lui faire perdre le sentiment de ses douleurs. — Les fonctions digestives sont troublées comme toutes les autres fonctions; l'œdème aux jambes, la congestion de tous les organes et les désordres les plus sérieux, deviennent menaçants.

Aucune des préparations ayant pour but de restituer au sang les éléments constituants qui lui manquent ne possède cette propriété particulière, en vertu de tel ou tel métal qu'elle contient, mais ces préparations ne sont pas néanmoins sans effet en raison de leur action excitante sur l'estomac. Cette vertu des médicaments parait incontestable au commencement de la puberté.

Si ces moyens n'ont pas déjà donné des preuves de leur insuffisance, il est nécessaire de les employer comme auxiliaires. Je choisis souvent quelques anciennes formules qui ont pour base la limaille de fer porphyrisé ; puis je mets en œuvre tout ce que l'arsenal d'un établissement hydrothérapique bien organisé peut offrir de ressources pour exciter les fonctions de la peau, et c'est dans ces cas d'anémie, où la peau est inerte, blanche, transparente, sans sève, que la sagacité du médecin est soumise à une épreuve délicate. Il doit agir très vivement avec une percussion puissante, sans soustraire de calorique, et graduer chaque jour sans demander une seule fois au-delà de ce que peut donner le trésor amassé les jours précédents. L'air vif et pur, l'exercice toute la journée, l'exercice passif quand la marche n'est pas possible, une alimentation très variée et réglée par le caprice du malade plutôt que par les données de la science, tel sera le régime. — La salade à un être anémique, si cet aliment si dépourvu de propriétés nutritives l'invite à manger du pain, lui sera plus utile que les viandes les plus succulentes qui inspirent une répugnance invincible. Les premiers avertissements annonçant un commencement de retour des fonctions assimilatrices se traduiront par le sentiment de gaîté expansive et de force musculaire qui est la conséquence d'un repas que l'estomac accepte et se met en devoir de bien digérer.

Ce réveil de la fonction d'assimilation a donné lieu quelquefois à un phénomène qui tend à prouver que les substances métalliques, le fer entre autres, semblent dormir longtemps dans la profondeur des organes, sans donner signe de leur présence, jusqu'au jour où la fonction d'assimilation et de désassimilation reprend son activité normale.

Un de mes confrères était atteint d'une anémie qu'il faisait remonter à six mois et qu'il attribuait à une piqûre anatomique. Les préparations ferrugineuses, l'iode et le fer, le quinquina, tout avait été épuisé sans succès. — Depuis quinze jours, ce malade avait renoncé complétement aux médicaments pour recourir aux douches. Malheureusement ces douches n'étaient ni froides, ni énergiques. C'étaient, disait-il, des douches baveuses.

Je ramenai la confiance dans l'esprit de mon confrère, qui ne pouvait supporter sans être en proie à une sorte de terreur l'oppression et les battements de cœur dépendant de l'anémie. — Les douches d'une grande puissance, l'exercice forcé et au grand air, et quelquefois l'exercice, la peau exposée à l'air chauffé dans la pièce qui précède la piscine, produisirent un effet qu'il appela un effet magique. La pâleur disparut dès le dixième jour, et, à son grand étonnement, les garde-robes, jusqu'alors rares et peu colorées, prirent immédiatement la coloration noirâtre que l'on observe dès les premiers jours chez les personnes soumises aux préparations ferrugineuses. Le fer avait séjourné un mois sans être assimilé.

MALADIES DU CŒUR. — TROUBLES DE LA CIRCULATION.

Les inflammations du cœur, cardites, endo-cardites, les lésions organiques, ramollissement, induration, cancer, polypes, ne sont pas des maladies spéciales. — De même que tous les viscères contenus dans les cavités splanchniques, le cœur s'altère sous l'influence de causes générales. Toute atteinte portée aux fonctions de nutrition devient le point de départ de tous les troubles de la circulation capillaire; les altérations du moteur central de la circulation n'en sont que l'effet secondaire.

Le cœur est une machine motrice vivante, une véritable machine hydraulique dont le piston est remplacé par la contractilité musculaire, et qui a pour fonction la distribution du fluide nutricier dans toutes les parties de l'organisme.

Cet organe, musculaire est partagé en deux : le cœur gauche, qui porte aux organes le sang qui les nourrit; le cœur droit, qui remporte le sang qui les a fait vivre un instant, pour que ce sang soit soumis de nouveau aux influences qui le rendent capable de nourrir encore. — Le cours du sang forme un cercle qui n'a ni commencement ni fin.

La formation du cœur précède celle de tous les autres organes dans l'ovule fécondé. — La naissance du cœur offre un des spectacles les plus merveilleux qu'il soit donné de contempler. — Le premier battement de cœur est le premier signe de la vie, comme le dernier battement est le signe de la mort; si le cœur vit le premier, il meurt aussi le dernier.

Le cœur n'est pas la seule cause des mouvements dont sont animés les liquides du corps : ces mouvements sont effectués par la contractilité organique des capillaires, que nous savons déjà munis de fibres musculaires appréciables seulement avec les plus puissants microscopes, et qui se contractent exactement comme les fibres des muscles les plus gros.

Nous savons également que le système nerveux règle dans chaque partie le cours du sang conformément aux besoins particuliers de chaque organe, chaque partie restant liée à l'ensemble par les conditions communes de la circulation générale.

Il existe donc une puissance capillaire qui, subordonnée à l'action du cœur, est encore assez considérable pour assurer à elle seule la circulation et la nutrition, lorsque la puissance du cœur vient à diminuer (1). — Cette indépendance d'activité des petits vaisseaux restreignant l'influence du cœur, sans néanmoins l'annuler, est une découverte moderne, qui permet d'expliquer comment la vie se conserve encore pendant un certain temps, alors que le cœur aurait déjà éprouvé des altérations trop graves pour accomplir à lui seul les fonctions de circulation. Cette découverte jette aussi une grande lumière sur les causes les plus communes des altérations organiques du cœur et sur le traitement préventif et curatif qu'elles réclament.

Toutes les causes de débilité que nous avons déjà signalées, particulièrement l'état d'inertie des fonctions de la peau, tendent, par le ralentissement de la circulation capillaire, à diminuer la force générale à laquelle obéissent les voies circulatoires périphériques.

La quantité de sang arrivant par l'impulsion du cœur n'est plus en rapport avec celle du retour; il y a stagnation. Le cœur fait effort pour surmonter l'obstacle, et, si la lutte se prolonge, il subit la loi à laquelle est soumis tout organe dont les fonctions sont exagérées, c'est-à-dire qu'il se modifie

(1) La puissance capillaire peut tenir à elle seule lieu de cœur pendant toute la durée de la vie embryonnaire; le fœtus acardiaque naît avec tout son système de vaisseaux capillaires développé.

dans sa forme, dans sa texture. Cette modification est d'autant plus grave, qu'elle est susceptible de s'étendre aux vaisseaux de tout calibre, et que le sang, que ceux-ci sont chargés de distribuer et dont ils sont eux-mêmes nourris, éprouve une altération plus profonde dans ses qualités nutritives.

Il existe des hypertrophies passagères du cœur pendant la grossesse; le cœur, comme certains muscles, peut être hypertrophié momentanément sans être malade.

Sans chercher à approfondir quelle cause détermine de préférence telle lésion du cœur gauche ou du cœur droit, quel rapport de causalité peut exister entre le rhumatisme articulaire et le cœur, il est permis d'admettre que les altérations de nutrition sont le principal agent des maladies du cœur.

La principale indication consiste dans l'emploi des moyens propres à augmenter le dynamisme vital; mais le traitement est proportionné à la gravité des accidents. — Chez les sujets qui n'ont encore que des troubles fonctionnels sans lésion, mais qui ne cessent chaque jour d'éprouver de l'oppression, des battements de cœur, des congestions, sous l'influence de la moindre cause; qui sont, en un mot, sous l'imminence de la lésion organique, le traitement réclame quelques précautions particulières : il faut alléger le cœur d'une partie du sang qu'il est chargé de faire circuler, activer la nutrition de la périphérie, en activant la circulation capillaire par l'usage journalier des modificateurs de la vie.

Supposons maintenant un état plus avancé, dans lequel l'augmentation d'énergie du cœur, qui résulte de la position couchée, est devenue incompatible avec la vie; supposons l'œdème aux jambes et les accidents qui dérivent de la congestion de plusieurs organes : — cet état peut encore n'être pas exclusivement le produit d'une gène dans l'organe central de la circulation, mais le résultat d'un trouble de la nutrition. — L'altération du cœur est l'effet, mais non la cause.

Quand la maladie a atteint ce degré de gravité, une autre médication se présente : c'est l'usage des purgatifs, adopté depuis des siècles. Cependant les moyens dynamiques, modificateurs des fonctions de la nutrition, doivent occuper la plus grande place dans le traitement.

Les craintes fondées sur la possibilité du refoulement du sang de la périphérie vers le cœur déjà engorgé ne peuvent se justifier en présence des idées qu'ont fait naitre les découvertes de la physiologie. D'ailleurs, les sueurs sont provoquées sans déterminer l'oppression, qui est l'accident le plus constant et le plus redoutable des maladies du cœur. L'application de l'eau froide, loin d'avoir pour effet un refroidissement profond, provoque instantanément un afflux du sang vers la peau et procure un soulagement qui n'est obtenu par aucun moyen thérapeutique tiré des sinapismes, alors même que l'œdème des jambes autorise l'emploi de cette dernière médication.

Ces pratiques hydriatiques doivent être répétées plusieurs fois par jour. J'ai pu soumettre à l'action d'une douche puissante des individus atteints de maladies connues sous le nom de *maladies du cœur,* sans avoir eu à signaler d'autre résultat qu'un sentiment de bien-être, un retour des forces de l'estomac, qui permettait d'avoir recours à l'alimentation réparatrice que réclame l'état d'affaiblissement inséparable des maladies des organes circulatoires.

Les troubles fonctionnels qui précèdent toute lésion du cœur et des gros vaisseaux se rencontrent chez un grand nombre d'individus qui ont, comme ils le disent, l'haleine courte, qui ne peuvent courir sans s'essouffler. — Au bout d'un temps plus ou moins long, ils ne gravissent un escalier qu'avec peine ; l'oppression augmente après le principal repas; il leur faut de l'air, l'air leur manque à chaque instant. — Ils ont les pieds froids, la tête brûlante; souvent l'oppression les force de quitter leur lit au milieu de la nuit, comme dans les cas d'asthme, parce que l'impulsion du cœur est plus considérable dans la position horizontale que dans la position verticale.

Ces individus présentent tous les signes manifestes d'une gêne de la circulation veineuse, sans lésion organique encore appréciable. Il leur faut donc une médication qui résume tous les avantages attachés au grand préservatif des maladies circulatoires : nous voulons parler de l'exercice musculaire. — Cet exercice, pratiqué chaque jour, régularise toutes les fonctions de la circulation ; mais il est une limite au-delà de laquelle ce moyen hygiénique, séculairement connu, cesse de convenir, parce que les lésions organiques en rendent l'emploi ou impossible, ou insuffisant. C'est alors que les moyens empruntés à l'hydrothérapie amènent des résultats que la lésion du cœur rendrait inexplicables, sans la connaissance des lois physiologiques qui règlent la circulation.

Parmi les individus soumis à mon observation et qui présentaient, à des degrés variés, les accidents que l'on a jusqu'à ce jour trop exclusivement rattachés aux lésions du cœur, j'ai vu un homme atteint depuis longtemps d'une endo-péricardite rhumatismale, et que son oppression forçait à passer dans un fauteuil la plupart de ses nuits, recouvrer et conserver pendant plusieurs années un état tellement voisin de la santé, qu'il exécutait des marches très longues sans oppression compromettante, et, avant d'avoir été soumis à un autre traitement que celui qui a pour base presque unique l'emploi de la digitale et des purgatifs, ce malade ne pouvait faire sans s'arrêter une promenade de 200 mètres.

LYMPHATISME, TUBERCULES, PHTHISIE PULMONAIRE.

Il n'est plus permis de méconnaître le lien de parenté qui unit intimement les scrofules et le lymphatisme. — Voici le type franc, classique, du tempérament scrofuleux ou lymphatique que l'observation permet de rencontrer tous les jours :

Le visage légèrement bouffi, recouvert d'une peau douce, fine, blanche, un peu rosée et transparente; l'embonpoint sans rapport avec l'âge ou le genre de vie des sujets; chairs assez abondantes, mais flasques, mollasses, ne présentant rien de cette résistance et de cette élasticité qui indiquent la force et la santé.

Ajoutons comme manifestations morbides locales une ophthalmie spéciale, un engorgement des glandes du cou, trop souvent des tumeurs blanches, des luxations spontanées de la hanche, les déviations de la taille, certains écoulements de l'oreille qui conduisent à la surdité, et enfin le gonflement, la difformité des os, un des symptômes qui se rencontrent dans le rachitisme.

C'est sur la production de cette maladie que le croisement des races paraît exercer le plus d'influence. Si elle est en quelque sorte endémique dans certaines localités, la part la plus grande qu'on doit faire à la cause qui la produit est dans l'habitude de ne pas étendre suffisamment le cercle des alliances.

Dans l'île de Jersey, les familles nobles ne s'allient qu'entre elles. En Espagne, la Grandesse se mésallie rarement, et l'on sait que, dans ces deux pays, les nobles et les grands sont souvent scrofuleux.

Les juifs, quoique dispersés sur la surface du globe, ne se marient qu'entre eux; c'est pour cette raison que cette race, primitivement si belle, a évidemment dégénéré et qu'elle est moissonnée par les maladies scrofuleuses. — L'air confiné, l'humidité, contribuent aussi pour une certaine part à la production de cet état qui est à l'homme ce que les parasites de toute espèce sont aux animaux et aux plantes privés d'air et de soleil.

Ces causes n'expliquent qu'incomplétement cette espèce de dégradation.—En effet, on l'observe parmi les habitants des campagnes, dans les pays vivement éclairés par un soleil ardent; on la trouve en Egypte, en Italie, chez les gens du peuple, qui vivent habituellement au grand air. Il faut donc chercher d'autres agents hygiéniques que l'air et le soleil pour faire remonter l'homme vers un état qui le rapproche de plus en plus de son état physiologique.

La phthisie pulmonaire, les tubercules, sont le résumé fatal des maladies lymphatiques. On les rencontre sur toute la surface du globe. — Dans l'enfance, ce sont les os, le cerveau, les ganglions viscéraux (carreau), qui sont le plus souvent affectés. Après l'âge de quinze ans, toutes les fois qu'il existe des tubercules quelque part, il s'en trouve dans les poumons.

Scrofules, lymphatisme, tubercules, ne sont que les divers degrés et les différents âges d'une seule et même altération; le caractère anatomique des tubercules est toujours identique, quel que soit l'âge auquel on l'observe. — Le tubercule, qui résume ainsi un état de dégénération, est caractérisé par « un défaut d'aptitude à une organisation » supérieure et par sa tendance à la dégradation, » avec destruction consécutive des tissus (1). »

Cette théorie anatomique est conforme à celle qui explique par quelle cause une plante étiolée ne donne bientôt à ses extrémités que des fleurs qui avortent et se sèchent et des feuilles impropres à la respiration.

Le point de départ est dans l'insuffisance et la perversion de la cause d'activité de tous les organes, la nutrition. — Cette perversion de la nutrition, dont le tubercule est l'expression, se manifeste par des accidents particuliers, quand elle a pour siége le poumon, à cause des fonctions dévolues à cet organe, et on la désigne sous le nom de *phthisie pulmonaire*.

(1) Graves, *Leçons de Clinique médicale*, traduction du docteur Jaccoud

La phthisie n'est pas la conséquence des catarrhes, des pneumonies; elle n'en est pas non plus la transformation, suivant le langage vulgaire. C'est, au contraire, une maladie complétement distincte de ces affections.

« C'est la plus terrible, la plus commune des » maladies, celle qui excite le plus de sympathie, » parce qu'elle exalte les facultés intellectuelles » plutôt que de les diminuer, parce qu'elle exalte » les qualités morales, parce qu'elle inspire une » mélancolie qui attire notre commisération, parce » qu'elle frappe au seuil même de la vie. »

Ajoutons à cette citation de Graves qu'il n'est pas un seul homme qui ne doive à ce fléau des pays les plus florissants et les plus riches de la terre la perte d'un parent ou d'un ami. — Si l'on consulte les tables mortuaires de toutes les contrées de l'Europe, on verra que cette maladie est celle qui compte le plus de victimes.

Peut-on espérer la voir disparaître ou diminuer, comme nous avons vu de nos jours disparaître, se métamorphoser ou diminuer dans une immense proportion la lèpre, la syphilis, la variole?

Nous le croyons fermement. — La destinée de l'homme est de trouver sa rédemption par la science de l'hygiène, science dont nous avons essayé d'indiquer les principales règles à suivre pour ramener l'état de santé, qui est l'état de nature.

Est-il possible d'admettre la curabilité de la phthisie?

Écoutons encore Graves, le célèbre praticien de Dublin :

« On ne doit jamais, dit-il, abandonner les phthi-
» siques ni renoncer à toute espérance. J'ai vu la
» guérison survenir dans des cas graves, même
» lorsque l'expectoration était purulente depuis
» longtemps et que le poumon était creusé de
» cavernes. »

Cette inébranlable croyance dans la curabilité pulmonaire à tous les degrés est partagée par les praticiens les plus éminents de tous les pays.

La tuberculisation pulmonaire ne reconnaît pas une cause spéciale; elle est *amenée par l'ensemble des causes qui tendent à diminuer les forces radicales de la vie.*

Elle n'est pas le produit d'un climat particulier: on la trouve inégalement, il est vrai, mais on la trouve dans les climats les plus divers. — Nous verrons bientôt que des peuplades de l'Océanie qui n'avaient jamais connu la phthisie sont aujourd'hui décimées par elle.

La phthisie qui éclate après des maladies graves, telles surtout que les fièvres éruptives, spécialement la rougeole, la variole, n'est pas causée par ces maladies, qui ne sont dans ce cas que l'étincelle mettant le feu à des matières inflammables amassées depuis longtemps.

La phthisie n'est encore qu'une maladie terminale quand elle se manifeste à la suite de maladies débilitantes, telles que le diabète, un allaitement trop prolongé, des fatigues exagérées, etc. — Les hémorrhagies pulmonaires, même les crachements de sang les moins graves, ne sont pas, comme on le croyait, une cause de phthisie particulière : elles sont le signe, le premier symptôme qui annonce la tuberculisation pulmonaire; elles fixent le moment de son éclosion, activent son développement et précipitent très souvent son dénoûment.

La phthisie s'annonce par d'autres signes qu'il est difficile de méconnaître. — Si un individu un peu amaigri a déjà éprouvé plusieurs fois des sueurs nocturnes ou même des sueurs profuses, s'il présente un ensemble de symptômes, tels qu'une toux sèche ou seulement accompagnée d'une faible expectoration semblable à un mucilage, un peu de gêne de respiration, des douleurs dans la poitrine et dans le dos, — s'il a eu quelques crachements de sang, — on doit craindre la phthisie pulmonaire.

Les signes physiques viennent trop souvent justifier ces craintes. — L'obscurité du son sous les clavicules, l'affaiblissement ou une altération du bruit respiratoire, s'observent alors que le reste de la poitrine est encore dans son état naturel.

Dans un temps plus ou moins long, quelquefois après une suspension de la toux bien propre à inspirer une fausse sécurité, l'amaigrissement fait de notables progrès. Les sueurs nocturnes apparaissent plus fréquentes, la toux devient plus incommode et n'est trop souvent appréciée par le malade que comme la cause unique de sa maladie ; les crachats sont plus abondants, plus purulents. Quand cet ensemble de symptômes ne suffirait pas pour enlever toute espèce de doute, les signes physiques viendraient apporter leur caractère de certitude au jugement déjà porté. La matité, les craquements, le gargouillement, la pectoriloquie, la respiration caverneuse, toutes les altérations jusqu'à celle qui correspond à un signe qui donne la sensation du bruit d'un pot fêlé, tout avertit qu'une des fonctions de la nutrition, celle qui est dévolue à l'organe de la respiration, devient de plus en plus difficile, et que la substance même du poumon ne reçoit elle-même qu'un sang imparfaitement formé et tout-à-fait impropre à sa conservation.

Parmi les troubles antérieurs, affaiblissement, débilité constitutionnelle, que l'étude des symptômes, l'étude de l'anatomie pathologique et de l'histologie, mettent en évidence, il en est un qui est signalé plus constamment : c'est le trouble des fonctions digestives ; c'est la persistance de cet état anormal qui a pour conséquence de fournir un sang impropre à nourrir, et qui laisse échapper dans les capillaires, où l'échange se fait, des molécules imparfaitement formées et non complétement vivantes.

Traitement : Relever les forces digestives, qui sont un des instruments de la nutrition ; préserver le poumon de tout afflux de sang vicié, qui détermine infailliblement toute affection inflammatoire de l'appareil broncho-pulmonaire.

Nous avons insisté sur ce point : le catarrhe, la pneumonie, ne se transforment pas en phthisie ; ils sont seulement l'excitant des tubercules pulmonaires.

Dans la grande majorité des cas de phthisie, le traitement se réduit à l'usage de l'huile de foie de morue, qui aurait une grande valeur si elle était parfaitement assimilée, et à quelques soins hygiéniques, comme le séjour à la campagne, qui exerce une influence heureuse principalement sur les malades habitant les villes.

L'observation de chaque jour apporte la triste preuve que tout traitement qui se fonde sur les médicaments reste sans aucune efficacité. Voici, à ce sujet, comment s'explique M. Grisolles, professeur de clinique de l'Hôtel-Dieu de Paris :

« Les médicaments auxquels on a attribué le » pouvoir de guérir la phthisie sont nombreux, » mais aucun ne mérite confiance. Citons les fu- » migations de chlore et d'iode, qui ont eu sou- » vent l'inconvénient grave de provoquer les » hémoptysies ; le chlorure de sodium, vanté par » Latour ; le sous-carbonate de potasse, la créosote, » le sel ammoniaque, la digitale, l'acide cyanhy- » drique, les mercuriaux, la phellandre, les hypo- » phosphates, l'arsenic, substances inutiles ou » nuisibles. J'en dirai autant des narcotiques, des

» balsamiques à l'intérieur et en fumigation, des » préparations sulfureuses, des eaux minérales de » toutes sortes, qui peuvent être des adjuvants en » combattant l'état catarrhal; mais elles n'ont » guère de pouvoir sur la tuberculisation même. Il » en est de même de l'iodure de potassium, du » proto-iodure de fer, que j'ai donné pendant plu- » sieurs années avec une grande persévérance, et » cela sans avantage marqué »

Ce jugement sévère, mais malheureusement vrai en tous points, du célèbre auteur du *Traité de Pathologie interne*, ne permet plus de se livrer à des essais qui ne peuvent avoir d'autre résultat que de faire perdre un temps précieux.

Abordant la question du changement de climat, le même professeur s'exprime ainsi :

« L'expatriation est certainement le moyen de » modifier plus ou moins la tuberculisation ; mais » dans quelle proportion sont ceux qui ont été » assez heureux pour obtenir un résultat favorable? » et combien est minime le nombre de ceux aux- » quels il est donné de quitter leur patrie pour » jamais, ou au moins pour un temps indéfiniment » long ! L'influence du climat ne produit un effet » durable qu'en comptant plusieurs années. Le con- » seil donné aux malades des pays humides et » froids d'aller vivre dans des climats plus doux » semble judicieux et suffire à toutes les exigences: » Rome, Venise, Pise, les iles d'Hyères, Cannes, » Fréjus, Alexandrie, Alger, Thèbes, voient mou-

» rir un grand nombre de malheureux qui vont
» chercher la guérison. »

C'est que la phthisie est une maladie commune dans presque tous les pays du globe, et qui n'est nullement en rapport avec l'abaissement de la température.

En Suède, surtout à Stockholm, elle compte un décès sur quinze ; à Berlin, à Paris, elle forme un cinquième de la mortalité. — La même proportion existe à Marseille, à Nice.

A Londres, la proportion est plus grande encore, et les familles anglaises, sous le climat tropical de Calcutta, de la Jamaïque, succombent encore plus promptement que sous le ciel brumeux de Londres.

Les voyages en mer, vantés par toute l'antiquité, semblent mériter une plus sérieuse attention, surtout depuis l'observation faite par le célèbre professeur de l'Hôtel-Dieu sur la rareté des pneumonies et des bronchites chez les marins, tant qu'ils voyagent en pleine mer, quelle que soit la latitude, ce qui semblerait s'expliquer par la constance relative de la température au large, puisque ces mêmes marins sont exposés aux catarrhes et aux pneumonies dès que le navire approche des côtes ou se trouve sur rade. — Cette immunité a certainement une autre cause que l'uniformité de température, qui produit, au contraire, la débilité : il faut chercher cette cause dans le régime tonique auquel sont soumis les marins.

Aucune contrée du globe n'échappe à la phthisie,

aucune des races humaines n'en est exempte ; elles y sont seulement plus ou moins prédisposées.

La phthisie, nous ne saurions trop le répéter, est le résultat de toutes les causes qui ont diminué les sources vives de la force de la vie. Un dernier trait servira à confirmer cette vérité.

Tout le monde connaît la beauté des îles de l'Océanie, la richesse de leur végétation, la pureté de leur ciel, la douceur, l'uniformité de leur température. — Jusqu'alors les habitants de ces îles fortunées ne se sont fait remarquer que par leur grossièreté, leur ignorance ; mais jusqu'à un moment très rapproché de nous, ces hommes robustes n'avaient pas connu les maladies dégénératives du lymphatisme, dont la phthisie est le résumé.

Le cours des événements met ces hommes en contact avec une civilisation pour laquelle ils ne sont pas préparés : au lieu de s'adoucir, de se policer à nos mœurs, ces malheureux ne nous prennent que nos vices et surtout notre eau-de-vie, et les voilà, selon le rapport de M. Quatrefages, soumis aux conséquences de toutes les maladies lymphatiques, à la phthisie, qui exerce parmi eux des ravages épouvantables.

L'homme blanc en Europe, l'homme jaune en Amérique, l'homme noir en Afrique, sont donc soumis à la terrible influence de la tuberculisation pulmonaire. L'expatriation n'a donc qu'une valeur très contestable ; elle est d'ailleurs une voie fermée à la plupart de ceux qui sont atteints ou simplement menacés de phthisie. — Les agents thérapeutiques, nous l'avons dit, ne comptent aucun spécifique à opposer à cette maladie.

Le médecin restera-t-il complétement désarmé, et son rôle se bornera-t-il à consoler, à rendre moins pénibles les derniers moments?

Écoutons encore le savant professeur dont l'ouvrage sur cette matière est considéré comme classique. — Après avoir fait l'énumération des moyens accessoires du traitement, il ajoute :

« Les lotions froides, un traitement hydrothéra-
» pique bien institué, pourront être aussi utiles, à
» titre de reconstituants, en réveillant les fonctions
» de l'estomac et en fortifiant la peau contre les
» impressions extérieures. Je ne redoute pas l'hy-
» drothérapie, même lorsqu'il existe de la toux et
» une expectoration plus ou moins abondante. »
(Grisolles.)

Ce jugement est basé sur les principes de la physiologie; il est d'ailleurs tout-à-fait conforme à celui de tous les hommes qui ont un nom dans la science.

Quelques difficultés se présentent : une installation qui ne laisse rien à désirer, avec des douches bien complètes et froides, placées dans des pièces convenablement chauffées; — la possibilité de continuer le traitement et de ne pas le laisser inachevé avant que l'organisme ne soit complétement revenu à son etat normal, sont déjà des conditions assez difficiles à remplir.—On ne fait pas de l'hydrothérapie parce qu'on dispose de quelques appareils posés et confectionnés par le premier plombier-mécanicien que l'on rencontre. Ce qui est encore indispensable, c'est le tact exercé, la prudence persévérante, en un mot, les qualités qui constituent le médecin auquel incombe la tâche délicate de lutter contre une maladie qui est l'expression d'un affaiblissement des sources radicales de la vie.

A ces qualités il faut que le médecin ajoute un dévoûment assez grand pour exposer sa fortune, engagée dans les frais d'établissement. Les interprétations les plus injustes ne manqueront pas au moindre échec, et il est impossible de prétendre à la guérison de tous les phthisiques.

Supposons toutes ces conditions réunies, un autre obstacle se présente encore : c'est le jugement de ceux qui frissonnent à l'idée seule de soumettre un phthisique au traitement hydrothérapique. — Combien cette sorte de compassion a peu de fondement ! — Je puis affirmer que tous les malades, sans exception, que j'ai soignés par l'hydrothérapie, loin de trouver ce traitement barbare, l'ont accepté sans peine ; je dirai même que la plupart semblaient y prendre plaisir.

J'ai soumis à un traitement convenablement dirigé des individus arrivés à l'époque consomptive, sans avoir eu à observer un seul des inconvénients qu'une fausse théorie et l'inexpérience des pratiques hydriatiques font redouter. — Dans la phthisie à marche chronique, les effets du traitement se sont montrés favorables dans un espace de temps bien moins long que celui qui aurait été nécessaire pour se rendre dans une de ces contrées ordinairement désignées pour la guérison des phthisiques.

Mlle X..., d'une des petites villes des environs de Rouen, âgée de vingt-deux ans, d'une constitution en apparence assez forte, d'une menstruation irrégulière, est l'aînée d'une famille assez nombreuse (huit enfants); ses parents ne sont pas robustes, mais ils peuvent encore suffire aux fatigues attachées à la direction d'un établissement important. Mlle X... fait remonter à dix-huit mois l'affaiblissement dont elle porte les signes évidents; avant cette époque, elle a eu des digestions pénibles; elle avait eu aussi à plusieurs reprises une toux sèche, qui avait cessé pour reparaître bientôt. Sa jeunesse avait été exempte de toute maladie autre que la scarlatine et la rougeole. Cette dernière remonte à une année avant l'apparition de la toux, qui, suivant l'appréciation du malade, n'était qu'un rhume simple. L'auscultation, pratiquée par plusieurs médecins, ne laissa aucun doute sur la présence de tubercules nombreux sous la clavicule droite et dans le côté droit sur toute l'étendue de la poitrine du même côté.

Le traitement a consisté en douches vives, rapides, avec de l'eau à 9 degrés, dans une pièce chauffée à 30 degrés, en frictions et massages. Les effets de ce traitement se sont manifestés par un appétit vif et soutenu, qui a rendu possible l'usage de l'huile de foie de morue et d'une alimentation riche et variée, où entrait la viande rôtie, avec les huîtres et le cresson comme accessoires.

On a calculé que ces résultats avaient été obtenus dans un laps de temps moins long que celui qu'il aurait fallu pour arriver à Alger, qui était le lieu désigné par un médecin consultant comme offrant les conditions climatériques les plus favorables.

Depuis son rétablissement, Mlle X... est mariée et mère de famille, et paraît jouir d'une bonne santé. — Une remarque indispensable, c'est qu'un des frères de cette dame, qui a refusé toute espèce de traitement, est mort, il y a peu de temps, d'une tuberculisation des poumons.

La guérison de cette jeune malade détermina bientôt un homme dans un état de phthisie déjà fort avancé à se soumettre au traitement.

M. X... a vingt-huit ans; il est d'une taille élevée, d'une constitution assez robuste; ses parents vivent encore; ils habitent la campagne et sont assez bien portants. M. X... n'a eu qu'un frère, qui est mort des suites d'une maladie éruptive dont le caractère ne peut être apprécié aujourd'hui.

M. X... n'a jamais eu d'hémoptysie, mais il a, dit-il, souvent eu des crachats teints de sang, pendant la durée de certains maux de gorge auxquels il est très prédisposé. — Il y a un an, M. X... a eu une pointe de côté par suite d'un *chaud et froid* et d'un épanchement pleurétique dont la guérison s'est fait longtemps attendre. Depuis ce temps, M. X... n'a cessé de tousser avec expectoration de crachats dont il n'a pu définir exactement le caractère. Son amaigrissement a fait des progrès lents, mais sans interruption. Il a souvent, pendant une semaine, des sueurs abondantes. L'auscultation a démontré que des cavernes correspondent exactement à deux cautères placés au sommet du côté droit de la poitrine. L'appétit est capricieux et souvent nul, point de diarrhée; l'huile de foie de morue et la vue des aliments inspirent une répugnance invincible. — M. X... se refuse obstinément à essayer une seconde fois des médicaments qui ont été employés et vient me demander à être soumis au traitement hydrothérapique. J'avoue que j'ai hésité quelque temps et que je n'ai cédé que devant la détermination bien arrêtée de ce malade d'avoir recours exclusivement à ce traitement, qui avait opéré un effet si remarquable sur la personne qui fait l'objet de la précédente observation.

Chez M. X... le résultat ne fut pas moins heureux. Après dix jours de traitement, l'appétit était vif; l'huile de foie de morue, loin d'inspirer le dégoût insurmontable qui l'avait fait repousser, était bue en quelque sorte avec plaisir. Je profitai de cette singulière disposition pour faire absorber cette huile dans une proportion énorme (un grand verre à vin de Bordeaux deux fois par jour). La guérison s'est montrée solide, comme toute guérison due à une modification profonde de l'organisme, et aujourd'hui M. X... a tous les priviléges de la jeunesse et de la santé.

Je ferai remarquer que, dans ces deux observations, les parents ne présentent aucun caractère de tuberculisation. L'hérédité de la phthisie est pourtant prouvée par un grand nombre de faits, sans que l'on puisse déterminer dans quelle proportion sont atteints les enfants issus de parents phthisiques. Cependant il parait incontestable que la mort est à peu près certaine chez les enfants lorsque le vice héréditaire leur vient à la fois des deux lignes.

Mais dans quelle proportion rencontre-t-on l'influence héréditaire, lorsqu'un seul des ascendants a été atteint par la maladie? M. Louis a constaté l'influence héréditaire sur un dixième, M. Piorry sur un treizième seulement. Ajoutons que, dans les familles nombreuses, sur quelques enfants issus d'un père ou d'une mère phthisique, la plupart échappent à l'influence héréditaire, et que l'observation de tous les jours démontre que la phthisie atteint un grand nombre d'enfants d'une même famille, quoique le père et la mère soient habituellement bien portants, comme dans les deux cas que nous venons de citer, et qu'ils aient, au moins en apparence, les attributs d'une constitution robuste. Ce fait s'explique par les raisons physiologiques que nous avons exposées : la phthisie est le résumé fatal d'existences antérieures dans lesquelles les forces de la vie diminuaient à chaque génération. Il n'est pas besoin de la présence de tubercules pour que l'enfant lui-même devienne tuberculeux : il suffit d'un lymphatisme, autrement dit d'un organisme qui a déjà subi l'influence des causes dégénératrices depuis un temps plus ou moins long. D'où découle la nécessité de donner à notre corps une partie des soins que réclament des préoccupations de toute espèce. — Parce que les fonctions s'accomplissent assez régulièrement, il n'en faut pas conclure que la vie soit toujours assez puissante pour que la sève produise un fruit réunissant toutes les conditions nécessaires à un développement complet.

Je ne rapporte ici que deux observations ; j'en pourrais multiplier le nombre, si l'inconstance des malades, des influences de toute nature, ne contribuaient pas le plus souvent à suspendre le traitement, dès qu'une amélioration, même inespérée, se manifeste.

En attendant que les progrès de la science de la vie augmentent chaque jour cette conviction, que le lymphatisme et les tubercules ne sont que le résultat d'une seule cause, la perversion de la nutrition, nous sommes en droit d'affirmer que, dans les cas qui semblent désespérés, la médication hydrothérapique produit constamment un effet favorable, sans jamais donner lieu à aucun des accidents que les fausses théories ou les préjugés peuvent faire redouter.

Serait-on en droit de la dédaigner parce qu'elle a ses limites d'action, comme tout ce qui dépend des hommes, ou, comme s'exprime le vulgaire, parce qu'elle ne guérit pas tous les phthisiques? Non, assurément. Ne doit-on pas plutôt considérer comme une médication précieuse celle qui offre le moyen d'essayer si les ressources de la nature, dont nous ne pouvons mesurer la puissance, sont irrévocablement taries?

ASTHME, ANGINE DE POITRINE.

L'asthme véritable, celui qui n'est pas la manifestation extérieure d'un emphysème et d'une affection organique du cœur, est une névrose de l'appareil respiratoire.

L'asthme a pour caractère essentiel de revenir par des accès que séparent des intervalles plus ou moins longs. Ces accès surviennent en général de dix heures du soir à deux heures du matin, ou à l'approche de la nuit. Il n'est pas sans exemple qu'ils arrivent de jour. Ils commencent presque tout-à-coup par un sentiment de compression et de resserrement de la poitrine. Si le malade est dans une position horizontale, il est obligé de se lever sur-le-champ et de s'exposer à un air frais et libre. La difficulté de l'acte respiratoire augmente progressivement ; l'inspiration est beaucoup plus pénible que l'expiration, qui est lente, tardive et le plus souvent ronflante, sifflante. Ces derniers phénomènes doivent être attribués au spasme des muscles du larynx.

Le malade est dans une extrême agitation ; la respiration devient courte, accélérée ; la suffocation paraît imminente, et l'on a peine à concevoir qu'après trois ou quatre heures, des accidents aussi effrayants puissent cesser sans laisser de traces.

La fin de l'accès s'annonce par une expectoration muqueuse abondante ; le calme renaît, le besoin de repos se fait sentir. — Il est rare que le malade puisse se mettre au lit ; il préfère ordinairement s'appuyer sur les coudes, la tête entre les mains, et dormir dans cette position.

Ces spasmes des muscles du larynx, du thorax, sont de la même famille que les autres spasmes.

L'asthme est héréditaire. Il y a des races d'asthmatiques, comme il y a des races de goutteux. Tous les âges y sont exposés. Ses symptômes varient, selon qu'il affecte les adultes ou les vieillards.

Si toutes les névroses sont plus fréquentes chez la femme, au moins l'asthme constitue une différence en faveur de la femme. Les hommes y sont plus sujets que les femmes, excepté dans la vieillesse, où les conditions deviennent à peu près égales.

Les causes générales se traduisent toujours par le même effet, l'affaiblissement, que l'origine en soit individuelle ou transmise.

S'il est vrai que l'on rencontre des asthmatiques gros, grands, replets, nous dirons que ces asthmatiques n'ont que les apparences de la force, et qu'ils sont atteints de la pléthore, qui elle-même est une maladie.

Quelques circonstances favorisent l'explosion de tous les accidents de l'asthme. Ce sont les causes ordinaires qui président aux bronchites, ou bien les chagrins, les émotions vives.

La curabilité de l'asthme n'est pas encore admise généralement : nous sommes fondé à penser qu'il est susceptible de guérison, et que le traitement hydrothérapique ne devrait pas être dédaigné, n'eût-il d'autre résultat qu'une amélioration. — Les désordres de la respiration et de la circulation peuvent, à leur tour, déterminer une lésion organique.

La première indication est de rendre la peau plus résistante aux causes occasionnelles des maladies des voies respiratoires. Puis vient le traitement général reconstituant ; il est déjà reconnu que dans l'asthme une alimentation substantielle diminue la fréquence et la durée des accès. — La fumée de certaines plantes: stramonium, belladone, amadou; du papier nitré, ne saurait être négligée comme palliatif.

Les procédés mis en usage par l'hydrothérapie ont sur l'asthme une influence incontestable pour modifier la disposition anormale qui donne naissance à cette névrose. — Même pendant la durée d'un accès qui s'était prolongé au-delà du temps ordinaire, j'ai vu l'oppression cesser presque instantanément et les malades respirer à pleins poumons sous l'action d'une douche administrée vigoureusement. — Est-il besoin de dire que la direction à donner aux applications de l'eau froide doit être modifiée suivant que l'asthme se complique d'emphysème, d'affections du cœur, et que, dans ce cas, le traitement hydrothérapique ne devient plus qu'un traitement auxiliaire?

« Dans les maladies du cœur, dans certaines » affections pulmonaires chroniques, le praticien » pourrait trouver une ressource précieuse dans » l'emploi de ce traitement. J'ai vu un malade » atteint d'une lésion organique du cœur accom- » pagnée de catarrhe pulmonaire chronique et » d'asthme, qui, forcé de garder le lit pendant » quinze jours, par suite de l'augmentation momen- » tanée des accidents catarrhaux et asthmatiques, » quittait la chambre, à l'expiration de ce temps, » grâce à l'hydrothérapie, aussi frais que s'il n'a-

» vait passé que vingt-quatre heures au lit (1). »

Les observations d'asthmatiques soumis aux sudations suivies de douches sont nombreuses, et ces hommes atteints de catarrhes, et que les accès rendaient pâles, affaiblis, exténués, sont revenus à un état de vigueur qui s'oppose au retour des accidents ou qui rend ceux-ci moins pénibles.

Les observations particulières à l'asthme sans complication organique n'offrent pas un bien grand intérêt sous le rapport du traitement, vu la simplicité des procédés hydrothérapiques ; mais il est une autre forme de l'asthme, ou plutôt une complication qui s'est présentée plusieurs fois et qui nous a paru digne d'attention. Il s'agit d'abord d'un homme de soixante-cinq ans, robuste, ayant eu plutôt des contrariétés que des chagrins. Il faut dire que cet homme était fort enclin à la colère.

M. X... avait quelques accès d'asthme, contre lesquels il n'aurait consenti pour rien au monde à employer le remède le plus innocent, les regardant comme un brevet de longévité. — Un jour, il s'aperçut d'un brusque changement dans la nature de ses accès : il éprouva subitement une douleur dans la région du cœur et derrière le sternum. Cette douleur, qui se prolongeait dans le dos, augmentait au point de devenir intolérable ; l'oppression était extrême ; une inquiétude, une sorte d'angoisse

(1) Schédel, cité par Trousseau et Pidoux, *Thérapeutique et Matière médicale*.

indéfinissable, donnait au malade les pressentiments les plus sinistres.

L'oppression ne quitta plus M. X... et les accès devinrent plus fréquents ; il ne pouvait essayer de se mettre au lit sans en provoquer. Il se résigna à se coucher dans un fauteuil, mais bientôt l'action de se renverser en arrière amenant une crise, il lui fallut passer les nuits assis sur un tabouret, pour éviter le danger de se pencher en arrière pendant le sommeil.

A ce prix, les accès étaient plus rares, mais le coucher, la position horizontale, lui était impossible. Une fois, le matin, le sommeil l'ayant accablé, il crut pouvoir tromper la crise en se mettant au lit à moitié endormi et même engourdi. Il fut littéralement frappé au cœur comme par une arme à feu. A partir de ce moment, les accès devinrent d'une telle violence, que chaque fois, il comptait ne pas en subir un autre sans mourir par l'excès de la douleur. — Vésicatoire, éther, valériane, quinine, toute la liste des médicaments fut épuisée sans résultat. Ce fut alors que l'hydrothérapie fut appliquée et avec tant de bonheur, qu'aucun accès ne survint après le troisième jour du traitement, qui, du reste, fut continué pendant huit mois.

Depuis trois années, ce malade n'a ressenti aucun accès de cette névrose, qui s'appelle *angine de poitrine* et qui n'est qu'une variété des névroses de l'appareil respiratoire et circulatoire.

J'ai encore à citer deux observations : — La première concerne un filateur, jeune homme blond, vigoureux, sans chagrins et n'ayant d'autres préoccupations que celles qui incombent aux propriétaires-directeurs des grandes usines.

Je fus appelé auprès de ce malade, qui se trouvait étendu sur le sol comme un homme paralysé par une douleur qui dépasse la mesure de ses forces. Tous les anti-spasmodiques connus lui avaient été prodigués depuis deux ans, et l'on avait tenté avec moins de succès encore une application de sangsues à la région sous-mammaire gauche.

La seconde observation prouve que les spasmes de la respiration, avec ou sans douleurs névralgiques, prennent parfois des formes bizarres, et choisissent d'une façon non moins bizarre l'heure de l'invasion.

Un homme de quarante-cinq ans, d'une bonne santé, d'une vie régulière, exempt de toute inquiétude, vif et prompt, mais toujours très content de sa destinée, est très souvent pris pendant les deux premières heures de son sommeil d'un spasme qui lui donne la sensation de l'étouffement ; il s'agite dans son lit comme un homme en proie à une vive douleur ; il le quitte sans s'éveiller, et la crise l'étoufferait si la personne chargée de le surveiller ne mettait en usage les moyens les plus capables de le faire sortir de son sommeil.

Cet homme ne perd pas complétement la conscience de lui-même, et il sent qu'il ne pourrait sans secours se délivrer de cet état d'angoisse. Il a d'ailleurs observé que le spasme ne lui venait que quand il prenait une certaine attitude dans son lit et quand son épaule droite supportait en partie le poids de son corps. — Ce qu'il y a de remarquable, c'est qu'après huit mois d'invasion de la maladie, la crise revient souvent avec intensité à l'état de veille, et lorsqu'assis dans son fauteuil, l'épaule droite touche le dossier. — Le jour où je fus consulté, une crise de ce genre eut lieu dans mon cabinet; elle ne dura, du reste, que trois minutes environ. Ce malade éprouvait un sentiment de resserrement de la gorge et une douleur violente sous le sternum, laquelle se prolongeait sur le côté. Il mettait fin à sa crise de jour, comme il l'appelait, en s'arc-boutant avec les mains contre un gros meuble et au moyen d'un violent effort pour faire une inspiration. Le commencement de ces troubles remontait à quinze mois. L'auscultation pratiquée à une heure éloignée des crises ne fournissait que des résultats négatifs. Ce malade n'offrait comme altération qu'un appétit capricieux, des digestions souvent longues et quelques signes ordinaires d'un affaiblissement qui commence.

Chez les deux malades dont je viens de parler, la cause première des spasmes si variés qu'ils éprouvaient était évidemment la même, et s'il eût été possible de concevoir le moindre doute sur la nature de cette cause, les effets du traitement hydrothérapique, produits également sur eux, auraient suffi pour la désigner. — Depuis six ans pour le premier et trois ans pour le second, il ne s'est reproduit aucun spasme, et la santé n'a été troublée par aucun accident.

MALADIES NERVEUSES.

ÉTAT NERVEUX, NÉVROPATHIE. — Toutes les affections morales, toutes les anxiétés de l'esprit, qui ne sont pas suffisamment compensées par les grands travaux, les exercices, engendrent et multiplient la prédominance de la vie nerveuse.

Ce défaut d'équilibre donne naissance à tous les troubles nerveux. Les formes de ces troubles sont variables à l'infini, comme la figure humaine. Ils se rencontrent plus fréquemment chez la femme, qui, en raison de sa mission, est douée d'une sensibilité plus vive, cet attribut dominant de sa nature.

Le névropathique, le *nerveux*, est souvent sujet à une sorte de malaise dont il ne peut expliquer la cause. C'est d'abord un resserrement de la poitrine tout-à-fait analogue à celui qu'on éprouve dans le chagrin. La poitrine est comme opprimée par un poids; on ne respire pas, on soupire comme les gens dans l'affliction. Si la douleur peut être rapportée à un point déterminé, c'est à l'épigastre, parfois à la région du cœur ; elle se prolonge souvent dans le côté et même dans le dos, entre les deux épaules. La susceptibilité devient extrême ; la moindre cause, le bruit d'une porte, un propos déplaisant, fait éclater un emportement qui ne peut être maitrisé et auquel succède presque une résignation exagérée.

Ces modifications de caractère font perdre toute sociabilité. On craint la solitude, on craint encore plus le monde. Le matin, le névropathique est faible : il n'a pas dormi ou son sommeil n'a pas été réparateur. Il est faible au point de ne pouvoir mettre un pied devant l'autre ; le soir, il ferait dix lieues. Dans un moment de la journée, les peines de la vie les plus légères s'élèvent à la proportion d'un malheur ; le soir, il est résigné. En un mot, il représente dans une semaine le caractère de dix personnes différentes. — Ce long martyre, et pour celui qui l'éprouve et pour ceux que des affections ou des devoirs retiennent auprès de tels malades, dure souvent des années.

Une impressionnabilité extrême aux moindres changements de température, une sensibilité exaltée, donnent souvent l'occasion de plaintes importunes, qui fatiguent et empêchent de croire à la réalité des souffrances. Et cependant, la commisération est un besoin impérieux pour les pauvres névropathiques, qui s'imposeront un régime nuisible, ne reculeront pas devant les chances d'une grave maladie, afin d'appeler sur eux une attention plus inquiète. — Une complète indifférence aurait des conséquences graves. Un sentiment indéfinissable de malaise n'est pas toujours le précurseur des grands désordres organiques, mais il annonce toujours un trouble de l'innervation.

La plupart des malades qui se présentent comme des sensitives n'ont aucune puissance d'assimilation. Ils mangent capricieusement ; leur appétit suit les bizarreries de leur caractère : ils l'ont vif de loin en loin ; le reste du temps, ils mangent par habitude.

Du reste, ils guérissent d'autant plus vite et plus sûrement, que les troubles des fonctions digestives et l'absence d'assimilation ont contribué pour une part plus grande à la production de cet état nerveux.

La première et principale indication, c'est de ranimer les fonctions digestives à l'aide du travail, d'exercices incessants, d'une nourriture variée, mais sans beaucoup de recherche. — L'usage prolongé de douches graduées, mais puissantes, offre le moyen de remettre l'organisme dans des conditions tout-à-fait opposées à celles qui avaient amené cet état de souffrances variées, indéfinissables, connu sous le nom de *névropathie*.

HYSTÉRIE.

L'hystérie se distingue de l'état nerveux, névropathique, parce qu'elle est une affection particulière à la femme, l'hystérie chez l'homme ne constituant qu'une bien rare exception. — A la cause générale d'affaiblissement qui est au fond de toutes nos maladies, il faut ajouter pour l'hystérie l'influence des affections morales.

Car l'hystérie n'est pas ce que le sens étymologique de son nom rappelle au monde étranger à la médecine et peut-être encore à quelques médecins, la maladie humiliante qui dérive de l'utérus malade ou non satisfait. — « L'hystérie est, au contraire, » due à l'existence chez la femme des sentiments les » plus nobles et les plus dignes d'admiration, sen- » timents qu'elle seule est capable d'éprouver (1). »

La névropathie se rencontre indistinctement chez l'homme et chez la femme ; elle provient de l'excitabilité qu'engendrent nos mœurs nouvelles. Les accidents de l'hystérie ne sont que les analogues de ceux qui se manifestent sous l'influence des passions ; ils sont connus depuis que les sociétés ont commencé.— L'hystérie naît de l'impressionnabilité de la femme, de son exquise sensibilité, qu'exaltent les affections morales.

(1) Briquet, *Traité chimique et thérapeutique de l'Hystérie.*

Plutarque rapporte l'histoire d'une épidémie qui sévit sur les filles de Milet, et que l'on attribuait au courroux de Junon. — Ces filles avaient des spasmes, des suffocations, des constrictions à la gorge, qui les faisaient tant souffrir, qu'elles se pendaient par bandes. On ne put mettre fin à cette épidémie de suicide qu'en menaçant d'exposer tout nus les corps de celles qui se pendraient. — Les vapeurs, l'affection hystérique, étaient connues du temps d'Hippocrate. Galien, en parlant de l'hystérie, dit que chez les anciens les femmes qui s'occupaient du traitement des maladies de leur sexe connaissaient cette affection depuis longtemps.

Le fait cité par Plutarque date des plus beaux temps de l'Ionie; Hippocrate et le médecin de Pergame vivaient aussi dans le siècle le plus florissant de la civilisation antique. Peut-on en conclure que l'hystérie n'existe que dans l'état de civilisation, et qu'elle augmente à mesure que le luxe et la mollesse vont en s'étendant?

La civilisation n'a jamais donné naissance à une maladie particulière; la diversité des positions ne change rien au fond des choses. L'hystérie se rencontre partout, aussi bien chez la femme la plus affinée de la ville que chez la femme de la campagne offrant le type le plus complet de la simplicité.

L'hystérie existe dans les capitales; elle est à l'état endémique dans les régions à demi barbares, chez les Esquimaux, au Groënland, en Norwége, en Pologne.

L'hystérie a un nom lugubre dans l'histoire. — Jamais affection n'a été plus fréquente, n'a revêtu de caractères plus effrayants, que pendant ce long et triste moyen-âge où l'ignorance, la superstition, attribuaient à la possession du Démon les accidents hystériques dont elles étaient les principales causes. On sait que les tortures les plus hideuses et le bûcher étaient le seul moyen connu pour guérir ces pauvres victimes, que l'on a comptées par milliers.

DES CAUSES PRÉDISPOSANTES. — Nous avons dit que les affections morales, l'impressionnabilité, étaient les causes de la névrose spéciale appelée hystérie. Si l'on a vu des femmes douées au plus haut degré d'une vive sensibilité éprouver de profonds chagrins sans présenter aucun phénomène hystérique, il n'en est pas moins vrai que l'impressionnabilité avec prédominance de l'élément affectif constitue le fond de la prédisposition à l'hystérie; — que l'état valétudinaire des parents, une éducation rude et sévère, les affections morales tristes, sont les causes qui prédisposent à cette affection. Il faut aussi tenir compte de l'hérédité, puisque le quart des filles qui naissent d'une mère hystérique sont, à leur tour, atteintes d'hystérie.

Les maladies des organes génitaux ne prédisposent pas beaucoup plus que les autres maladies affectant d'autres organes. — Tous les anatomistes admettent aujourd'hui qu'il existe un certain nombre de femmes chez lesquelles l'utérus manque complétement, et que l'absence de cet organe n'est pas un obstacle au développement des phénomènes qui caractérisent la puberté ni à l'existence des désirs vénériens (1). D'ailleurs, l'hystérie se rencontre chez les filles dès les premières années de leur enfance, alors que l'utérus est à l'état rudimentaire; et l'hystérie, chez l'homme, se rapprochant, il est vrai, de la constitution de la femme, a été observée par des médecins qui font autorité dans la science.

Nous ne saurions trop répéter que les causes spéciales de l'hystérie sont dans l'exagération de l'affectivité. — Toutes les femmes deviennent hystériques en raison des peines qu'elles endurent, si, pendant leur première éducation, elles ont vécu

---

(1) Dupuytren. *Recherche philosophique de l'Hypocondrie et de l'Hystérie.*

« Une jeune femme de chambre de vingt-quatre ans vint à la » Charité pour une fièvre typhoïde grave, à laquelle elle succomba. C'était une grande et belle personne, blonde, ayant une » belle chevelure des mamelles bien développées, une peau très » fine et très blanche; elle n'avait jamais été réglée. A l'autopsie, on constata l'absence complète de l'utérus.... Sur les côtés » se trouvaient deux cordons fibreux aboutissant à un rudiment » d'ovaire à tissu grisâtre. » (Briquet.)

Après avoir indiqué que le bassin était bien conformé, large comme il l'est chez une femme adulte, M. Briquet ajoute :

« Cette jeune fille n'avait aucun des attributs du sexe masculin; sa figure était douce et ses traits fort délicats; les épaules » étaient peu fortes et les hanches très larges. — On prit des » informations sur sa manière d'être habituelle, et l'on sut que ses » habitudes et son caractère étaient ceux des femmes; on sut, de » plus, qu'elle avait un amant, auquel, par complaisance, a-t-elle » dit, elle était dans l'usage de tout permettre. »

sous l'impression de la crainte, si cette impression les a rendues timides ou peureuses à l'excès et leur a donné cette susceptibilité d'humeur qui leur fait trouver dans tout un sujet de sensation pénible. — Or, toutes les passions du genre triste, l'ennui, les inquiétudes, la jalousie, quel que soit son objet, comptent parmi les causes qui prédisposent à l'attaque qu'une émotion fait éclater subitement.

SYMPTOMES. — Une femme, quel que soit son âge, prédisposée à l'hystérie, rougit ou pâlit, sanglote à la moindre émotion. — Qu'une contrariété vive, une douleur physique ou morale vienne la surprendre, elle éprouve une véritable attaque convulsive : sa gorge se serre, une sorte de strangulation arrête la voix et empêche complétement la déglutition ; le cœur ému bat avec force et rapidité ; un sentiment d'inquiétude et un besoin d'agitation se font sentir dans les membres.

Au fort de la convulsion, la femme en proie à une attaque cherche à se frapper ou à s'arracher l'épigastre, qui est le siége d'une douleur intolérable ; avec ses doigts crispés elle tente d'enlever l'espèce de griffe (globe hystérique) qui produit la strangulation. — Cet état d'angoisse dure un temps plus ou moing long. Quelquefois un accident vient ajouter à l'effroi qui s'empare de l'assistance : les femmes anémiques, faibles, éprouvent une syncope. — Mais bientôt la fin de la crise s'annonce, les convulsions s'éloignent, deviennent moins violentes, et des pleurs, des sanglots, marquent le retour à la vie normale.

En dehors des crises, les hystériques souffrent de toutes les douleurs qui affectent le système nerveux, telles que la céphalalgie, les migraines, et particulièrement une douleur dans un point fixe du crâne, laquelle ressemblerait à la sensation d'un clou qui serait enfoncé dans cette partie, d'où le nom de clou hystérique *(clavus, ovum)* donné à cet accident. — Le sommeil des malades est troublé ou agité par des rêves pénibles; elles se réveillent en sursaut et présentent souvent les phénomènes du somnambulisme.

Toutes les grandes fonctions participent aux désordres nerveux : l'appétit diminue, puis se déprave. Les hystériques éprouvent souvent une profonde répugnance pour les aliments ordinaires et surtout pour la viande. En revanche, elles manifestent les goûts les plus singuliers et recherchent le plâtre, les cendres. Puis viennent les vomissements nerveux, souvent très opiniâtres; les hoquets, la toux incessante dite *toux hystérique*. Ces troubles nerveux se font sentir aussi du côté des voies urinaires et sont accompagnés d'envies continuelles, mais non légitimes, d'uriner, de douleurs de l'utérus connues sous le nom de *coliques utérines*.

Certaines aberrations de la sensibilité présentent les phénomènes les plus extraordinaires. L'observation s'enrichit chaque jour de faits de paralysies hystériques, paralysie des membres, de la voix, de certaines parties de la surface cutanée, ou bien c'est le contraire qui a lieu : la sensibilité se trouve exagérée ; on remarque une surexcitation de la voix, de la toux ; il y a la toux hystérique, les aboiements hystériques ; la peau devient dans une de ses parties d'une impressionnabilité si vive, qu'elle ne peut supporter le moindre contact.

Si l'affection hystérique offre dans ses symptômes les signes les plus bizarres, les contrastes les plus surprenants, elle a encore un caractère bien autrement digne d'attention et qui, à certaines époques, a pris, pour ainsi dire, une importance politique.

Les convulsions, les attaques, avec toutes les variétés infinies, et qui témoignent déjà d'un degré de gravité dans cette affection, se communiquent soudainement et souvent d'emblée aux personnes qui entourent le malade. — Cette espèce de contagion résulte tantôt de l'émotion vive qu'excitent la vue et les cris d'une personne en attaque, et tantôt de la faculté d'imitation que nous donne l'aptitude de nous approprier souvent, et même à notre insu, les gestes de ceux avec qui nous vivons, faculté qui naît nécessairement de notre sociabilité.

Cette propagation de l'hystérie a donné lieu à de véritables épidémies qui ont duré des siècles et qui ont plongé des contrées entières dans les larmes et les supplices. Nous citerons d'abord celle qui atteignit les filles du couvent de Sainte-Brigitte :

« Elle commença par une jeune nonne qui avait
» pris le voile à la suite de contrariétés d'amour
» et qui ne fut pas plus tôt séquestrée, qu'elle tomba
» dans une agitation nerveuse effrayante ; l'hystérie
» se communiqua à toute la communauté, où elle
» régna pendant dix ans. — Les malades avaient des
» convulsions, du délire, des cris d'animaux, des
» bêlements. Leurs attaques éclataient souvent dans
» le chœur, où elles tombaient à la renverse dans
» le plus grand désordre ; elles avaient des spasmes
» à la gorge tels, qu'elles ne pouvaient avaler (1). »

Cette fois la maladie n'était pas, comme pour les filles de Milet, l'effet du courroux de Junon, ni même, suivant l'expression de Racine :

.... Vénus tout entière à sa proie attachée.

C'était la puissance du Démon. Leurs gémissements, leurs cris inarticulés, étaient bien les signes par lesquels le Démon était censé manifester dans le corps de ses victimes ses propres tortures et sa fureur. — Cette épidémie arriva, comme beaucoup d'autres, au milieu du beau siècle de la Renaissance.

Sous Louis XIII, les épidémies d'hystérie sont encore nombreuses. « Les jeunes filles d'un hôpital
» d'orphelines, à Rome, offrent un spectacle non
» moins curieux : pendant leurs attaques, elles
» passent pour avoir le don des langues. — On sup-

(1) Briquet.

» posa que le Diable avait été envoyé par les Juifs
» mécontents de leur changement de religion.

» Le nombre des couvents en proie au délire est
» de plus en plus considérable. — Dans le couvent
» des Ursulines d'Aix, le curé qui le dirigeait a été
» brûlé, comme convaincu d'avoir ensorcelé le
» couvent. »

L'épidémie des Ursulines de Loudun présente ce fait à la fois curieux et lamentable, que, survenant après le procès d'Urbain Grandier, accusé de sorcellerie, de commerce avec le Diable, et comme tel d'avoir jeté un sort aux sœurs du couvent, il y eut de la ventriloquie accompagnée d'aboiements, de convulsions. — « Le Diable parlait dans le
» corps de ces religieuses assez clairement pour
» que les assistants pussent l'y entendre. » La maladie gagna plusieurs femmes de la ville, et s'étendit peu à peu jusqu'en Languedoc.

« Un capucin dont on a conservé le nom et un
» moine, jugé moins digne de mémoire, ardents
» et très renommés exorcistes, ne purent chasser
» le Diable, auteur de tous ces désordres, spasmes,
» contorsions. — Les deux exorcistes finirent tous
» les deux par y perdre leur latin et par mourir
» fous. »

Les bûchers s'allumaient partout. Il existait dans toutes les villes des hommes patentés chargés de constater si un malheureux était possédé, et malheur à celui qui présentait le moindre signe d'insensibilité sur un point de la surface cutanée :

il était impitoyablement brûlé. — Un autre accident hystérique donnait lieu d'appliquer cet affreux supplice.

Entre autres symptômes bizarres, les hystériques offrent quelquefois celui-ci : elles répètent invariablement, avec volubilité et sans pouvoir être distraites, un mot, un nom. J'en ai pu observer trois de cette catégorie ; une de ces malades prononçait le mot *Duval* ou *Bernard* pendant des journées entières, sans que ce nom eût dans l'esprit de cette jeune fille le moindre rapport de souvenir avec une personne qui l'aurait porté. — Eh bien ! dans les temps d'épidémies hystériques, de croyance au Démon, il était de règle de brûler vif l'homme qui, passant devant la maison d'une hystérique, se trouvait porter le nom qui était venu à la bouche de cette femme pendant sa convulsion.

Où donc était la science, représentée par la médecine, pour arrêter un pareil fléau, qui a pu durer plusieurs siècles, à la honte de l'esprit humain? — La science de la médecine n'était qu'une science d'érudition ; les citations d'Hippocrate, de Galien, constituaient tout l'enseignement. Il y avait encore une autre raison de l'impuissance de la médecine ; elle est tout entière dans le fait de l'épidémie de Louviers, qui eut lieu en 1642. D'ailleurs, les circonstances dans lesquelles elle se développa sont curieuses, parce qu'elles permettent de constater le degré d'influence que l'on doit rapporter à l'ascétisme sur la production de l'hystérie.

« Les religieuses de Louviers étaient conduites
» par un curé nommé Picard, homme de mœurs
» irréprochables, d'une piété profonde, mais doué
» d'un esprit disposé à l'exaltation et au mysti-
» cisme; il avait un extérieur imposant; pendant
» la messe, il était souvent pris d'extase, et ses
» oraisons étaient fréquemment entrecoupées de
» profonds sanglots. Ce prêtre, qui poussait au
» dernier degré l'amour de Dieu, qu'il portait jus-
» qu'à l'enivrement, enflamma bientôt l'imagina-
» tion des religieuses qu'il dirigeait. Ces saintes
» filles se montrèrent jalouses d'arriver à un si
» haut degré de sainteté, et on les vit aller au-
» devant de toutes les macérations... Le résultat
» de tant d'excitation ne se fit pas attendre : au
» bout de quelques mois, dix-huit sœurs sur cin-
» quante étaient affectées de convulsions hysté-
» riques, visions, et éprouvaient tous les accidents
» communs à l'hystérie. » (Briquet.)

Cette épidémie fut, comme l'avaient été les autres, considérée comme un effet de la possession du Démon. Le prêtre passa pour un sorcier; heureusement pour lui, il était mort sur ces entrefaites. Mais le médecin fut aussi regardé comme sorcier, et fut, en même temps que le cadavre du prêtre exhumé, jugé, brûlé et jeté à la voirie. — Des médecins de couvents, accusés de sorcellerie par les religieuses réputées possédées du Démon, moururent sur l'échafaud, victimes de cette odieuse superstition, contre laquelle il etait impossible de protester sans s'exposer à toutes les fureurs des fanatiques.

Dans les Cévennes (nous sommes à la fin du grand siècle), les paysans, excités par les prédications de leurs ministres, éprouvaient des extases, des convulsions d'un caractère particulier. Ces malheureux étaient affectés de la perte de la voix et d'un tremblement convulsif des membres et du tronc. — Pour la première fois, ces troubles ne sont pas attribués à la colère divine ou à la prise de possession de la phalange immonde des démons; ils sont bénis comme un bienfait du ciel: ils annonçaient l'arrivée de l'Esprit-Saint.

Enfin ce grand désordre physique et moral a trouvé son terme par le fait du temps, qui est le progrès, et les convulsionnaires de Saint-Médard offrent un des derniers exemples des convulsions et autres accidents hystériques propagés par contagion. Cette fois, il ne fut pas question des supplices qui seront un stigmate éternel de honte pour l'époque où ils furent appliqués. Tout se termina par une simple mesure de police, comme de nos jours on dissipe un rassemblement.

L'hystérie, n'étant qu'une manifestation passionnelle, qui a cessé d'être proportionnée aux résistances propres à tout être vivant, est susceptible de continuer à travers les âges; seulement elle n'aura pas constamment les mêmes caractères, mais elle ne se montrera plus avec sa même nature épidémique. On la voit encore se propageant dans quelques réunions de jeunes filles, en vertu de la faculté d'imitation, qui est plus développée chez la femme et surtout chez la jeune fille. Il suffit, pour couper court à cette contagion, de dissoudre la réunion et de frapper l'imagination. Dans ce cas, une simple mesure d'ordre administratif tient lieu de traitement.

La propagation étant prévenue, par quel ensemble de procédés parvenir à émousser la trop vive sensibilité, l'extrême impressionnabilité qui mettent tant de filles, de femmes, de mères, à la discrétion du système nerveux?

Toutes les hystériques, depuis la femme la plus délicate de corps et d'esprit jusqu'à la grosse et naïve Alsacienne, ont besoin d'un modificateur capable de réformer ce qu'il y a de défectueux dans leur constitution.

Dans la névrose-hystérie, comme dans presque toutes les maladies nerveuses, l'altération de la constitution a précédé l'apparition des premiers accidents. Or, le système nerveux ne perd sa suprématie que par le développement des forces de l'assimilation.

Aux modificateurs ordinaires de la nutrition s'ajoutent, pour l'hystérie, une vie régulière, douce, tranquille. Les femmes malheureuses dans leur ménage guérissent aussitôt que leur mari s'éloigne.

Le mariage sera conseillé, mais à la condition

qu'il sera selon la morale. Le mariage est, en définitive, la loi de nature et il doit être une source de bonheur.

Un des moyens de modifier le mode vicieux de la sensibilité qu'a pris l'encéphale est le travail, l'exercice régulier et quotidien. L'hystérie ne se rencontre que dans les communautés où les femmes sont livrées aux austérités, à la vie contemplative, et qui ont une crainte exagérée de la justice de Dieu. La plupart des religieuses travaillent et ne deviennent hystériques que par exception. Cette loi du travail est une loi de premier ordre ; les heures de travail font une trêve aux préoccupations, aux ennuis, aux passions du genre triste, qui ont déterminé et qui entretiennent les accidents hystériques.

L'usage de l'hydrothérapie pour calmer les accidents nerveux était immémorial dans la Grèce et dans l'Inde. — De nos jours, c'est à Currie, en Angleterre, que l'on doit les premières notions bien judicieuses sur l'application méthodique du froid dans les maladies nerveuses. Par l'ensemble des moyens dont elle dispose, cette médication exerce une action reconstituante, détermine un accroissement de force et de bien-être qui contribue plus puissamment que toute autre médication à rapprocher de son type normal la sensibilité nerveuse excessive.

« J'ai beaucoup employé le froid, dit M. Briquet, » et je m'en suis en général si bien trouvé, que je

» regarde son emploi comme un des moyens les
» plus puissants qu'on possède pour combattre les
» accidents hystériques aigus, tels que la fièvre
» hystérique, le délire, l'insomnie, l'agitation
» excessive, les convulsions, l'éréthisme et l'état
» de surexcitation générale de l'économie, etc. » —
Le professeur de clinique de la Charité ajoute :
« C'est le traitement que, depuis un certain nombre
» d'années, j'emploie de préférence et celui auquel
» j'ai constamment recours dans les fièvres
» typhoïdes graves à forme cérébrale ; j'en ai con-
» stamment obtenu les succès les plus grands. Or,
» il est impossible qu'une médication qui amène
» dans l'économie, et dans l'appareil encéphalo-
» rachidien en particulier, une modification si
» puissante, ne soit pas utile contre la plupart des
» phénomènes aigus de l'hystérie »

Ce jugement est en tout conforme aux résultats obtenus chez un grand nombre d'individus qui se sont soumis à cette médication.

Nous allons présenter quelques observations qui nous ont semblé intéressantes par la promptitude des effets et par le mode d'application des procédés employés pour combattre les divers accidents qui se trouvaient réunis chez le même individu :

Mlle X... a vingt-cinq ans ; elle habite Paris depuis quatre ans. Ses parents sont robustes ; son père est enclin à des colères violentes. Avant sa maladie, Mlle X... jouissait d'une santé généralement bonne ; mais elle a éprouvé de vifs chagrins, qu'elle ne pouvait confier à personne, et elle est sous l'influence de craintes, de frayeurs, qui sont loin d'être imaginaires. — Les efforts tentés pour chasser ces chagrins et l'impressionnabilité excessive ont bientôt apporté des troubles sérieux dans la sensibilité nerveuse. L'appétit est capricieux, souvent nul : le sommeil principalement est troublé ; il y a des hallucinations. Des attaques, des convulsions ont commencé, il y a six mois ; elles sont annoncées par un cri soudain, tellement aigu, perçant, que l'assistance s'en trouve comme terrifiée. Ces crises sont courtes, mais reviennent à la moindre impression. La position de Mlle X... devient impossible dans une maison étrangère, et même dans sa famille, où se trouvent plusieurs de ses sœurs. Il faut ajouter aussi que son caractère est devenu peu sociable.

Mlle X..., douée d'une grande intelligence, comprit bien vite qu'elle devait accepter tout moyen de sortir de cet état aussi affligeant qu'intolérable. — La douche d'emblée fut donc acceptée. Une crise était inévitable et, en effet, elle fut annoncée d'abord par un cri plus perçant que ne peut l'être un cri humain, puis par des bonds et des sauts tels, que j'aurais pu craindre des contusions, si je n'avais été convaincu que l'instinct de la conservation n'abandonnerait pas la malade. Près de l'endroit où elle recevait cette première douche, il y avait un bassin plein d'eau dans lequel il lui aurait été impossible de ne pas se précipiter, si elle eût perdu complétement la conscience de son état présent. Le besoin d'éviter ce bassin plein d'eau parut avoir une heureuse influence sur la durée de la crise, qui fut la plus courte de toutes celles qu'elle avait subies jusqu'à ce jour. — L'espoir était encore possible pour Mlle X..., et le traitement hydrothérapique agit avec tant de promptitude, qu'elle n'eut que trois crises tout le temps qu'elle le suivit. Depuis plusieurs années la guérison est devenue radicale.

Il n'est pas inutile de parler du moyen employé pour rompre le spasme et qui consiste à faire ingurgiter, de gré ou de force, une certaine quantité d'eau froide, même au moment où la strangulation semble arrivée à son paroxysme. Cette méthode n'offre pas, il est vrai, le danger de la suffocation que pourrait causer l'introduction de l'eau dans les voies aériennes ; mais la méthode de la douche nous semble préférable en tout point, partout où une installation hydrothérapique complète en permet l'usage.

PARALYSIE HYSTÉRIQUE INTERMITTENTE. — L'observation qui va suivre nous est fournie par une jeune femme de vingt-quatre ans, déjà mère de deux enfants, bien constituée, née de parents assez robustes. Sa mère n'a souffert toute sa vie que des douleurs vives qu'elle ressentait pendant la durée de ses règles. — Cette jeune femme est douée d'un caractère gai, mais inégal ; elle n'a connu d'autres préoccupations morales que les préoccupations d'argent et les soucis de certaines maladies de ses enfants qui ont souffert de convulsions au moment de la dentition. — Les douleurs utérines ont commencé à l'époque où s'est établie la menstruation ; elles sont survenues ensuite sous l'influence de causes indépendantes de cette fonction. Les attaques ont été d'abord légères, puis le globe hystérique restait fixé à la gorge pendant des journées entières.

Les attaques étaient devenues plus fréquentes depuis un an. Les douleurs du ventre s'étendaient à l'épigastre, et alors apparaissait un symptôme particulier, une paralysie des muscles de la voix qui durait souvent une journée. Puis la mutité cessait pour reparaître à des intervalles plus ou moins éloignés, sans qu'aucune cause servît à expliquer l'arrivée et le terme de cet accident. Les douleurs utérines seules semblaient fournir une indication, celle de les calmer par l'usage des narcotiques. Ce que cette femme prit de calmants sous toutes les formes, belladone, opium, etc.. passe toute croyance ; mais comme l'expérience le confirme chaque jour, les narcotiques restèrent sans résultat. — Dès la première douche, au moment où une certaine pression était exercée sur l'épigastre, il ye ut une longue inspiration, et la voix revint instantanément. Ce phénomène se produisait chaque fois que la mutité revenait, au grand désespoir de cette jeune femme.

Cette paralysie partielle céda quelque temps avant la disparition des douleurs de ventre; la malade fit dater de la cessation de la mutité l'heure de la guérison. Les douleurs les plus vives n'étaient rien pour elle; toute sa maladie consistait dans l'impossibilité de parler.

Sans doute ce fait de paralysie hystérique n'est pas sans exemple, mais il nous a paru intéressant à citer, à cause de l'action spéciale exercée par la douche en cette circonstance.

Deux cas d'hystérie chez l'homme se sont présentés avec le caractère commun aux hystériques: les spasmes, le globe, la strangulation et les pleurs au moment où la crise se terminait.

Il serait facile de multiplier les observations; mais, au fond, les convulsions présentent presque toujours le même caractère. Les troubles de la sensibilité, paralysies, perversions de la sensibilité, sont communs à un certain nombre d'affections.

La cause première de cette prééminence du système nerveux est la même que celle qui préside à la diminution des forces de résistance propres à tout être vivant, et tout agent dynamique capable d'accroître ces mêmes forces est donc celui qui doit ramener l'état normal.

CHORÉE OU DANSE DE SAINT-GUY.

La chorée est appelée *danse de Saint-Guy*, du nom d'une chapelle dédiée à ce saint et située près d'Ulm, en Souabe.

Les pèlerins qui, au quatorzième et au quinzième siècle, venaient réclamer l'intercession du saint pour obtenir la guérison de leurs convulsions, de leurs frénésies extatiques, n'étaient pas affectés de la même maladie que nous désignons sous le nom de *chorée*. — Le nom est resté, et l'appellation *danse de Saint-Guy* est devenue le synonyme de la *chorée*.

Il existe un rapport très intime entre la chorée et l'hystérie. L'une et l'autre surviennent plus fréquemment chez les jeunes filles ; la chorée est la maladie de la seconde enfance et de la puberté. — Elles naissent toutes les deux sous l'influence d'émotions morales profondes. — La chorée est le plus souvent le produit de la peur. Comme dans le plus grand nombre des maladies nerveuses, elle est précédée par une impressionnabilité plus vive, par la tristesse, la diminution de l'aptitude au travail, un besoin continuel de déplacement, auquel correspond une difficulté de tenir l'attention longtemps fixée. L'appétit diminue, et comme si, dans tous les troubles nerveux, le sang avait besoin d'abdiquer son rôle de modérateur des nerfs, l'anémie, c'est-à-dire le défaut de nutrition, précède toujours les premiers symptômes de la danse de Saint-Guy, symptômes produits par l'absence de toute coordination; c'est comme une anarchie, une folie des muscles. Ces symptômes se montrent tantôt dans les membres supérieurs, tantôt dans les membres inférieurs et souvent dans tous à la fois.

La chorée du visage se rencontre quelquefois. La face devient grimaçante, les traits semblent tirés par un fil, et la physionomie prend les expressions les plus diverses et les plus opposées. — Dans une chorée des muscles du cou que j'ai pu observer, les mouvements de flexion et d'extension, surtout les mouvements de rotation de la tête, ajoutaient à ce que la physionomie présentait ordinairement de bizarre et d'effrayant.

Le plus souvent, la chorée ne débute pas d'emblée : elle atteint d'abord un seul côté, habituellement le côté gauche, et gagne progressivement l'autre, puis le tronc et le visage.

Les mouvements des bras offrent souvent cette singularité, que le bras est porté dans tous les sens, et que la main va frapper soit le front, soit le dos, soit la face postérieure de la cuisse.— Si la maladie n'affecte qu'un des membres inférieurs et que la marche soit encore possible, la jambe décrit un demi-cercle en fauchant. Quand les deux jambes sont prises, l'incertitude de chaque pas donne à la marche quelque chose de sautillant, de saccadé, comme si les membres étaient mus par un ressort.

Au début de la maladie, on observe quelquefois

de l'insomnie, mais cette complication est ordinairement de courte durée. Les choréiques qui ont reconquis le sommeil en jouissent d'une manière complète, et, ce qui est plus digne d'attention, ces malades, en proie à une agitation incessante, semblent guéris pendant que s'accomplit la fonction du sommeil : ils peuvent changer de place dans leur lit; leurs mouvements ne sont plus désordonnés. Ce fait n'a pas d'exception.

La chorée est encore caractérisée par certains troubles de l'intelligence. La perte de la mémoire est un phénomène presque constant dans cette maladie. Chez les choréiques, tout est à l'état de souffrance : outre l'affaiblissement des facultés intellectuelles, on remarque chez eux des troubles de la sensibilité nerveuse et morale dont l'exagération survit à la maladie dont elle n'était qu'un accident.

La terminaison la plus habituelle de la danse de Saint-Guy est la guérison. Mais lorsque la susceptibilité nerveuse et la débilité intellectuelle persistent, il est d'urgence d'apporter à cet état un prompt remède, qui l'empêche de se généraliser. L'épuisement nerveux offre des dangers qu'il faut éviter, et, du reste, les affections communes à la première et à la seconde enfance, telles que la rougeole, la scarlatine, les fièvres rhumatismales, qui surviennent pendant cette maladie, loin de la modifier avantageusement, lui impriment, au contraire, un caractère de gravité. Toute maladie intercurrente dans le spasme est une complication que nous devons prévenir.

Traitement. — Parmi les préparations médicamenteuses employées contre la chorée, les principales sont celles qui s'adressent à l'état général, comme les préparations ferrugineuses, les pilules d'iodure de fer, les eaux ferrugineuses de Forges, Spa, etc.

La médication qui résume toutes les médications est l'hydrothérapie unie à la gymnastique. — « L'hydrothérapie, dit M. le professeur Trousseau, » agit à la fois par les propriétés sédatives et » toniques du froid, et aussi par la perturbation » momentanée qu'elle occasionne dans le système » nerveux. Si elle n'abrége pas sensiblement la » durée du mal, elle en modère l'intensité, et, » par l'influence qu'elle exerce sur l'ensemble des » fonctions de l'organisme, elle met les individus » dans de bonnes conditions pour supporter les » attaques. »

Nous ferons observer que l'hydrothérapie, lorsqu'elle est dirigée de manière à imprimer à l'organisme une bonne impulsion, à activer toutes les fonctions, et qu'elle est pratiquée dans des conditions convenables, atteint sûrement le but, sans laisser redouter d'être une occasion de rhumatisme articulaire. — En général, les douches sont données avec vivacité, et toujours à la condition d'être froides et très courtes.

La gymnastique, comme le travail manuel, ne se sépare pas dans mon esprit des applications de l'eau froide. Indépendamment de ses effets généraux, la gymnastique chez les choréiques acquiert une certaine valeur par la facilité qu'elle a de régler les mouvements. — La musique, le tambour, la danse, auront aussi une certaine influence pour lutter contre ce désordre des mouvements. Ces derniers sont régularisés par le commandement, comme on le fait pour l'exercice du soldat, et, il faut bien le dire, l'âge, les habitudes, mille circonstances, empêchent de formuler des règles dans la gymnastique des choréiques; toute la science de celui qui dirige les exercices consiste dans son tact et dans son expérience.

Il est difficile d'établir avec quelque précision quelle aura été l'influence du traitement sur la durée d'une affection susceptible de guérir par le bénéfice du temps. Aussi devrais-je passer sous silence les cas de chorée guéris par ce grand moyen hygiénique, l'hydrothérapie; car c'est un fait acquis à la science que l'hygiène est la base de toute médication dans les affections nerveuses.

Les chorées devenues rebelles et qui ont résisté à certains modes de traitement, préparations arsenicales, tartre stibié, méritent seules une mention particulière.

Un curé, âgé de trente-cinq ans, d'un tempérament lymphathique, mais n'ayant connu d'autre maladie que quelques atteintes d'épigastralgie, a ressenti, pendant quelque temps, un certain trouble de la vue après chaque repas. Le vin nécessaire à la célébration du saint sacrifice de la messe, quoique pris en très petite quantité, lui donnait une certaine excitation. Bientôt sa tête a subi un commencement de rotation, puis le bras droit a eu quelques mouvements choréiques. — Pendant la messe, tout marchait régulièrement jusqu'à l'Élévation. Le malade tenait le calice très fermement, mais, au moment de le porter à ses lèvres, il avait à soutenir une véritable lutte. La tête tournait à gauche, et la main qui tenait le calice s'en allait à droite. Après un effort de volonté qui durait quelques secondes, et avec l'aide du servant, qui poussait légèrement le coude, cette lutte cessait, mais le contenu du calice était comme projeté dans l'œsophage; il n'y avait pas déglutition.

Ce bon et estimable prêtre avait eu recours sans succès au vin de quinquina, aux préparations ferrugineuses; il avait refusé l'emploi de l'émétique, se fondant sur le mauvais état de son estomac, et il vint demander à l'hydrothérapie la guérison d'une maladie qui lui imposait la privation la plus pénible pour lui, celle de dire sa messe. Après trois mois de traitement interrompu de temps en temps par les besoins de sa cure, éloignée de quelques lieues, ce malade guérit.

Au moment où ce prêtre était en traitement, il s'en présenta un autre qui se trouvait dans une position presque analogue. La chorée était plus prononcée du côté gauche; la marche était incertaine, et quelques mouvements ne répondaient pas toujours à sa volonté. — Pendant le récit symbolique de la Passion, lorsqu'il avait fait une génuflexion, il ne se relevait qu'avec difficulté, ou bien, quand il se détournait devant l'assistance, il ne pouvait se retourner dans le temps exigé par le rite. — L'air de la campagne, quelques remèdes encore appelés anti-spasmodiques, avaient été mis en usage inutilement. — Les douches, précédées d'enveloppements dans le drap mouillé, eurent un résultat tel, que cet ecclésiastique put venir à mon établissement sans le secours d'un bras. L'effet complet se fit attendre plusieurs mois. Cet abbé était alors le chef d'une administration, et il avait trop souvent l'occasion d'éprouver de vives impressions.

Dans un certain nombre de cas, l'action reconstituante des applications d'eau froide a empêché des chorées de se généraliser; je n'ai jamais vu de choréique contracter de rhumatisme articulaire sous l'influence de l'hydrothérapie.

PALPITATIONS.

Les battements du cœur sont souvent plus fréquents, plus étendus, plus violents qu'ils ne doivent l'être ; ils sont aussi quelquefois irréguliers. Ces déviations du type normal viennent, comme un grand nombre de troubles nerveux, par accès, et ces accès sont provoqués souvent par une émotion vive de plaisir ou de peine ; quelquefois ils se produisent au milieu du calme de l'esprit et de l'âme, et comme par habitude.

Ces troubles, ces exagérations de la sensibilité du cœur, sont plus fréquents la nuit, et ils se compliquent d'une insomnie qui, par sa persistance, donne le découragement. Pendant ces tortures de la nuit, ces nerveux s'agitent, ne peuvent trouver une position qui leur permette de ne pas entendre les battements de leur cœur, trop heureux quand les pressentiments sinistres ou au moins les inquiétudes ne viennent pas les assaillir jusqu'au moment où ils voient arriver le jour, qui n'arrive jamais assez tôt pour eux, car c'est le moment où ils peuvent commencer à goûter un peu de repos.

Les palpitations les plus légères, aussi bien que les mouvements les plus désordonnés et les plus tumultueux, sont un symptôme commun à un grand nombre de maladies diverses en apparence, mais qui, au fond, n'ont d'autre cause que l'anémie, c'est-à-dire l'état de nutrition incomplet, en vertu duquel le sang ne contient plus les principes nécessaires à l'entretien de la vie. Ces palpitations à tous les degrés existent aussi comme un simple phénomène nerveux, ou, suivant l'expression consacrée, comme une simple lésion de l'innervation.

L'hérédité a une grande influence dans les palpitations ; on reconnait la transmission par voie de génération de toute irrégularité, de toute intermittence, de toute espèce de trouble de la circulation. Ce mode de souffrance se rencontre moins fréquemment chez l'homme que chez la femme, qui, par sa destination, a toutes les aptitudes aux souffrances nerveuses.

Dans les palpitations, surtout quand elles sont violentes, le cœur semble se déplacer, briser la poitrine, s'échapper même. Cette sensation fait porter instinctivement la main sur le cœur, comme pour le contenir. — Cette situation n'a échappé à aucun de ceux qui ont peint une femme en proie à une vive émotion ; ils l'ont toujours représentée la main fortement appuyée sur le cœur, comme pour le comprimer.

Malgré la violence de ces battements, malgré leur durée souvent très longue, l'organe central de la circulation ne subit pas d'altération organique. — Les battements du cœur semblent s'étendre au-delà des limites qu'ils doivent avoir dans l'état normal, sans qu'il existe d'hypertrophie. Le bruit de râpe même peut se faire entendre sans qu'il y ait maladie des valvules.

Cette exagération des battements du cœur est purement nerveuse ; elle n'a pas, comme dans les affections du cœur dont nous avons indiqué l'origine, une cause dans la lutte à soutenir contre un obstacle matière qui gêne le cours du sang. — On observe fréquemment que les palpitations sont accompagnées de soulèvements des muscles droits du ventre et des parois de l'abdomen. Ce phénomène inspire trop souvent la crainte d'anévrismes des artères, crainte qui n'a aucun fondement.

Il est une autre complication de l'état du cœur, c'est le vertige. Ce vertige se distingue des vertiges stomacaux dont nous avons parlé : il a pour caractère particulier une sensation qui fait croire que tous les objets qu'on a devant les yeux tournent et que l'on tourne soi-même, ou bien encore que la maison vacille, que le lit se balance. Cette espèce de vertige est accompagnée de sifflements d'oreille, qui persistent longtemps après la cessation de ce phénomène nerveux.

Tous ces phénomènes ont une cause commune, la diminution des propriétés normales du sang. — La digitale, la valériane, l'éther, sont les moyens de calmer les accès; les ferrugineux, les eaux de Spa, de Plombières, de Forges, constituent le traitement de la cause. Nous reconnaissons qu'on doit mettre en usage tout modificateur hygiénique ou médicamenteux capable de rendre au sang ses qualités physiologiques. Ce qui exerce aussi une grande influence sur les palpitations, ce sont les voyages, les passions gaies, et surtout l'ensemble des moyens qui impriment aux forces d'assimilation un surcroît d'énergie. Nous craindrions de nous répéter si nous insistions sur les applications d'eau froide ; mais il est bon de rappeler que toute espèce de troubles nerveux est un signe certain que la nutrition ne s'accomplit qu'imparfaitement, quelles que soient les apparences de santé du sujet qui les éprouve.

PARALYSIES.

DIFFÉRENTES FORMES DE PARALYSIE, HÉMIPLÉGIE, PARAPLÉGIE, ETC PARALYSIES REFLEXES, PARALYSIE FACIALE.

La paralysie est l'abolition ou seulement la diminution de la contractilité des muscles de la vie animale ou de la vie organique.

Toute désorganisation de la substance du cerveau ou de la moelle, produite par une cause quelconque et principalement par l'hémorrhagie, était considérée, jusqu'à une époque assez rapprochée de nous, comme la cause essentielle de la paralysie. — On doit aux précieuses recherches de M. Littré sur les travaux d'Hippocrate de savoir que ce grand observateur avait parlé d'accidents de paralysie à la suite d'une épidémie de fièvres et d'angines qui régna dans une ville de la Thrace.

Cette paralysie passagère, que l'on désigne aujourd'hui sous le nom de paralysie diphtérique, est loin d'être la seule des maladies de ce genre qui n'ont pas pour cause une lésion des centres nerveux et qui se guérissent sans laisser aucune trace. — C'est ainsi qu'on observe une espèce de paralysie qui cède après l'expulsion d'un tœnia, de quelques vers intestinaux, surtout chez les enfants. — Le travail de la dentition donne aussi naissance à une paralysie qui disparait quand ce travail est achevé. L'impression du froid, certaines névralgies ou autres affections de la sensibilité, produisent ce même phénomène passager de la paralysie.

De tout temps on a expliqué ces phénomènes par des causes analogues à celles qui déterminent la sympathie normale et physiologique de l'utérus et des mamelles, de la langue et des glandes salivaires, etc.

Le champ des observations s'agrandit sans cesse : des phénomènes nouveaux, des paralysies, se présentent, qui ont leur point de départ, leur origine, dans un lieu qui ne peut avoir aucun rapport anatomique direct avec les nerfs du grand sympathique. — Les découvertes récentes de la physiologie nous donnent encore l'explication de ce fait, en nous apprenant que c'est le même mécanisme de transmission et de transformation de l'action nerveuse, d'où résulte l'unité de l'organisme, unité qui, elle-même, se fonde « sur les connexions établies par les centres nerveux céphalo-rachidiens entre toutes les parties dont les nerfs ont dans ces centres leur origine ou leur terminaison. »

Ainsi, à une impression produite des organes, des systèmes répondent par leur phénomène d'activité propre. L'étendue de la réaction est soumise à des causes qui la font dévier de l'état physiologique. Ces causes résident uniquement dans l'intensité plus ou moins grande des forces radicales de la vie. — Si nous n'expliquons pas pourquoi telle irritation de la muqueuse intestinale produit chez un enfant des convulsions, chez un autre une paralysie ; — pourquoi telle impression du froid sur un point de la surface cutanée amène ici une paraplégie et là une hémiplégie de la face, nous verrons toujours ces accidents, si divers par leur intensité et par la place qu'ils occupent, éprouver la même influence bienfaisante de l'action reconstituante des agents modificateurs hygiéniques.

La belladone, le stramonium, l'ergotine, le mercure, le phosphore, le soufre, l'iodure de potassium, les cantharides, l'ammoniaque, le sulfate de quinine, les saignées, les ventouses, les moxas, le cautère potentiel, le cautère actuel, tels sont les agents modificateurs qui ont le privilége d'être employés contre les paralysies reflexes ou secondaires. — L'insuccès et trop souvent les inconvénients de ce traitement sont attribués tantôt à l'état inflammatoire de la moelle ou de ses enveloppes, tantôt à l'état de lenteur de la circulation de ces organes.

Que, dans les paralysies reflexes, il existe une irritation des fibres nerveuses motrices, sensitives, et des nerfs vaso-moteurs, — ou bien qu'il existe seulement un état congestionnaire, — il est toujours besoin de remonter aux causes premières et de les chercher dans une perturbation de la nutrition générale.

Parmi les cas qui se sont présentés à mon observation depuis dix ans, plusieurs ont offert des symptômes très variés, qui se sont tous modifiés également sous l'influence d'un traitement reconstituant.

M. X..., trente ans, né de parents robustes et lui-même ayant tous les signes d'un excellent tempérament, officier, a eu, comme il le dit, les fièvres d'Afrique. — Ces fièvres se sont montrées rebelles après l'emploi du sulfate de quinine et d'un traitement arsenical: elles n'ont pas duré moins de deux ans, avec des alternatives de bien et de mal. Au bout de ce temps, la santé paraissait redevenir ce qu'elle avait toujours été, c'est-à-dire excellente, lorsque M. X... fut atteint d'une névralgie faciale qui prit le caractère périodique d'abord, qu'elle perdit bientôt pour revenir à des intervalles irréguliers, mais séparés chaque fois par une plus grande distance. Les douleurs étaient d'autant plus atroces, que l'intervalle qui séparait les accès avait été plus long. Pendant la durée de ces douleurs, qui se prolongeaient souvent plusieurs heures, l'état d'angoisse de M. X... était tel, que le malade prétendait qu'il dépassait la mesure de ses forces et qu'il fallait en finir. Du reste, M. X... était l'objet d'une surveillance active, et ses armes lui étaient retirées pendant les crises.

Les anti-périodiques, les pilules de Méglin, avaient été employés sans succès; seulement les douleurs avaient perdu de leur violence, lorsque l'état du malade se compliqua d'une paralysie faciale du côté droit, qu'il attribuait à la nécessité où il s'était trouvé de rester exposé pendant une crise à un courant d'air froid. L'hémiplégie faciale se manifesta d'emblée.

Cette nouvelle maladie marcha de pair avec la névralgie, qui ne fut en rien modifiée. C'était une maladie greffée sur une autre. Les vésicatoires n'eurent aucune action; il en fut de même de l'électricité, employée par un praticien exercé. M. X... était désespéré. Cette paralysie donnait à sa physionomie une expression incompatible avec ses fonctions de chef militaire, et elle menaçait de se prolonger indéfiniment.

Au moment où M. X... fut soumis à mon observation, la santé était assez satisfaisante; l'appétit languissant, le sommeil assez bon, quand il n'était pas troublé par les crises; le foie et la rate étaient à leur état normal; l'oreille n'offrait aucun signe d'altération. La figure présentait ce singulier caractère décrit par tous les auteurs: le front plissé, l'œil saillant, les paupières ne s'abaissant ou ne se relevant point, par le fait de la paralysie de l'orbiculaire. Le malade était occupé à suppléer au moyen de ses doigts les fonctions des nerfs paralysés. L'aspect lisse et tombant de la moitié de la face paralysée contrastait d'une manière si grotesque avec les traits du côté opposé, que M. X... se trouvait dans l'impossibilité de se présenter devant ses subordonnés. — Ajoutez la salivation involontaire, la modification imprimée à la voix par la paralysie des lèvres, la nécessité pendant les repas d'appuyer sur la joue paralysée pour qu'elle ne cédât pas sous le poids des aliments, et le rire rendu si singulier par le rictus plus grand du côté sain, et l'on verra que la position de M. X... devenait impossible hors de sa famille.

Cette maladie n'est pas rare, mais elle complique rarement la névralgie faciale, et d'ailleurs elle cède assez souvent et en quelques mois à l'emploi des vésicatoires. Elle persistait, au contraire, chez M. X..., à son grand désespoir et malgré les soins les plus éclairés.

En tenant compte de la succession des accidents observés par M. X..., je pensai qu'il fallait considérer comme la cause de cette persistance les désordres généraux occasionnés, il y avait déjà six ans, par les fièvres intermittentes, et le traitement fut dirigé dans ce sens, suivant le précepte de M. le professeur Fleury, qui conseille de traiter les fièvres intermittentes par la douche puissante et froide.

Le résultat fut prompt et décisif : une douche donnée immédiatement avant l'heure à laquelle la névralgie avait repris l'habitude de se présenter coupa court à cette complication si douloureuse, et l'hémiplégie faciale avait disparu avant la fin du premier mois de traitement.

Dans la paralysie de la face, quand le nerf de la septième paire n'est pas profondément lésé, et c'était le cas de M. X..., la guérison ne se fait pas ordinairement attendre longtemps. Si les médications diverses tentées par des hommes éminents sont restées impuissantes, c'est que cette paralysie était liée à une maladie plus ancienne, qu'il importait avant tout de combattre énergiquement.

Vers le même moment, deux paraplégiques vinrent, à quelques jours d'intervalle, se présenter à mon observation.

Ce fut d'abord une dame de trente ans, accouchée depuis neuf mois de son second enfant. L'accouchement a été heureux. Madame n'a pas allaité. — Deux mois après son accouchement, Mme X... a ressenti dans le bas ventre des douleurs vives, qui ont été calmées par les narcotiques. Puis les règles ont paru, mais en même temps une paraplégie complète. Sauf le sommeil, qui est presque nul, quelques accidents dyspeptiques, une constipation opiniâtre, la santé est assez bonne, l'embonpoint est prononcé, le col de l'utérus n'offre aucun gonflement; il existe seulement une légère antéversion.

Le traitement est suivi avec une grande rigueur. Mme X... reçoit deux fois par jour une douche d'eau très froide sur le dos et les parties inférieures. La douche ascendante est le seul moyen employé pour combattre la constipation, ainsi que les hémorrhoïdes, qui sont une maladie habituelle.

Après deux mois, Mme X... n'avait plus besoin

d'être portée sous la douche, ni dans son lit, et, malgré le poids de son corps, elle se livrait déjà à quelques exercices. — Après quatre mois, elle put faire le trajet du chemin de fer à sa demeure et parcourir ainsi deux kilomètres. Au moment où j'écris, j'apprends que la guérison ne s'est pas démentie.

Presque en même temps que Mme X..., se présenta une jeune fille de vingt-et-un ans, institutrice, qui, quoique en possession d'une santé florissante, était cependant paraplégique, c'est-à-dire que certains mouvements étaient encore permis, mais que la station et, par conséquent, la marche étaient impossibles.

A quel ordre de faits relier cette paralysie évidemment par action reflexe? — Mlle X... avait une menstruation accompagnée de douleurs très vives, qui se prolongeaient le long du nerf sciatique jusqu'à l'articulation tibio-tarsienne, quelquefois jusqu'aux extrémités des doigts. Du reste, aucune lésion possible du côté de l'utérus. En dehors des règles, Mlle X... éprouvait, ce qu'elle appelait ses crises, des douleurs utérines violentes, qui duraient à peine une demi-heure, et en même temps des envies fréquentes d'uriner.

Le traitement a produit chez ces deux paraplégiques un effet absolument semblable : il a régularisé une fonction dont le désordre avait un retentissement dans les nerfs qui donnent aux membres inférieurs leur motilité.

NÉVRALGIES.

Dans tous les désordres que nous venons d'indiquer, quelles que soient la violence et la durée des contractions, les nerfs conducteurs de la sensibilité ne subissent aucune altération appréciable, comme serait celle qui proviendrait d'une sorte d'usure. Sur leur trajet ; ces nerfs, qui transmettent de si terribles impressions, ne sont point douloureux. Les névralgies, au contraire, sont en quelque sorte des névroses douloureuses qui offrent pour caractère spécial la douleur vive, lancinante, revenant par accès, ou exacerbante et parcourant le trajet d'une branche nerveuse et de ses ramifications. — Le nerf siége de cette douleur, souvent atroce, qui arrache des cris au malade et le plonge dans le découragement, ne présente ni rougeur, ni gonflement, ni la plus légère altération du tissu, même quand ce dernier est soumis à l'examen microscopique.

La douleur des nerfs peut se faire sentir dans tous les points du corps, car le système nerveux est présent partout : il existe des névralgies de la peau du crâne, du trifacial, du sciatique, comme des névralgies de l'intestin, de la vessie, du foie, de l'utérus, etc. — Les névralgies peuvent être le résultat d'une aptitude héréditaire, aussi bien que toutes les affections qui sont en rapport avec l'innervation.

MIGRAINE. — Une des douleurs nerveuses les plus communes est assurément celle qui est connue sous le nom de *migraine*.

Cette douleur occupe ordinairement la moitié de la tête, et de préférence le côté gauche. — Quelles que soient les raisons anatomiques données pour expliquer cette prédilection de la migraine pour le côté gauche, disons que cette maladie se distingue des maux de tête ordinaires par la périodicité du retour des accès, par le siége de la douleur. Dans la migraine, le mal semble résider dans l'intérieur de la tête.

La douleur dessine le trajet des filets nerveux qui traversent le sourcil, les paupières; l'œil est péniblement affecté par la lumière; la peau du front et des tempes est douloureuse; les artères temporales battent avec plus de force.

Les accès sont souvent déterminés par les causes les plus légères. — J'ai connu un jeune homme dont l'accès débutait par la sensation d'un serrement des tempes dès qu'il lisait des caractères un peu fins. — Il éprouvait bientôt dans la tête des sifflements, des détonations, et, au bout de trois ou quatre heures, l'accès se terminait par un sommeil profond.

Dans la migraine, la variété des sensations est infinie. — Pendant l'accès, le malade est triste, morose, incapable de s'occuper d'un travail de l'esprit. Le repos, le silence, l'obscurité, deviennent un besoin; car la vue, l'ouïe, sont d'une sensibilité extrême. Le moindre bruit réveille ou augmente les douleurs; l'œil est pesant, la vue est troublée par des bluettes lumineuses, des éblouissements; les douleurs de l'œil s'étendent jusqu'au fond de l'orbite; enfin, des frissons, quelquefois des crampes, un sentiment de faiblesse du côté affecté, forcent les malades à garder le lit. — Tous ces symptômes se reproduisent avec une grande intensité, à des intervalles plus ou moins longs, et durent plusieurs années; souvent les attaques perdent de leur violence par le progrès de l'âge.

Cette névralgie de la cinquième paire est toujours liée à des troubles de l'estomac. Quelquefois au début, mais dans la majorité des cas au déclin de l'accès, les vomissements sont toujours le signal de la terminaison de l'attaque de migraine.

C'est sur l'influence des fonctions digestives sur la production de la migraine que sont fondées les espérances de guérison. Un grand nombre de névralgies, et particulièrement la migraine, sont toujours le produit morbide de l'estomac. — C'est surtout dans l'intervalle des attaques que l'on doit chercher à modifier l'innervation par les soins apportés aux fonctions digestives.

Une des premières indications est de combattre la constipation, souvent très opiniâtre chez les personnes atteintes de migraines. La constipation, sauf quelques cas exceptionnels, est la mesure de l'imperfection de la fonction digestive.

Les douches ascendantes doivent être employées avec persévérance; leur action favorise les fonctions de l'estomac, en vertu de cette solidarité qui existe entre toutes les parties du tube digestif qui concourent à l'accomplissement de la fonction de la digestion. — Les aliments froids, l'action reconstituante des applications d'eau froide, ont triomphé de migraines que l'on était trop disposé à considérer comme incurables. Le temps nécessaire à la modification de l'organisme par la médication hydrothérapique varie suivant l'ancienneté de la maladie, mais il a constamment une action incontestablement heureuse, et comme il n'agit sur l'innervation que par son action sur les forces de l'assimilation, on peut tirer cette conclusion que la migraine est le produit d'une lésion de l'estomac.

De tous les individus qui ont été soumis au traitement, il n'en est pas un seul qui n'ait obtenu un résultat heureux; un certain nombre ont manqué de la persévérance nécessaire pour arriver à une guérison certaine. — Parmi les malades qui ont persévéré, nous en citerons un dont la guérison ne s'est pas démentie depuis six ans, et qui, pendant quinze années, avait éprouvé des attaques assez formidables pour inspirer la crainte qu'une terminaison funeste ne fût la conséquence d'un excès de douleur. Ce malade, âgé de quarante ans, offrait pendant ses attaques cette particularité, que sa tête paraissait éclater; il entendait par moments comme des détonations; il avait des tintements d'oreille et, du côté affecté, des douleurs de dents d'une telle violence, qu'il lui fallait tenir la bouche entr'ouverte pour échapper à la douleur qu'il éprouvait lorsque les dents venaient à se rencontrer.

Le mauvais état des fonctions digestives avait fait concevoir des espérances, basées d'une part sur l'influence des désordres de la digestion comme cause de la migraine, et de l'autre sur la certitude d'agir constamment d'une manière favorable sur la fonction de la digestion par l'emploi des pratiques hydriatiques.

NÉVRALGIE OCCIPITALE. — La névralgie occipitale se caractérise par une douleur sourde occupant la égion occipitale, irradiant souvent vers les tempes. On ne peut mieux la comparer qu'à la douleur éprouvée à la nuque lorsque la tête est restée quelque temps renversée en arrière.

J'ai eu l'occasion d'observer un sujet souffrant de cette sorte de névralgie. La douleur se faisait sentir dans le nerf cubital sans avoir suivi le trajet du nerf brachial. Le sommeil était troublé et d'ailleurs empêché par la sensation d'une forte pression que lui faisait éprouver son oreiller. Les accès revenaient plus fréquemment au commencement de la nuit. — Cette maladie paraissait n'avoir d'autre cause appréciable que quelques troubles de la digestion et un excès de fatigue commis au moment de la chasse au marais, chasse pour laquelle le malade avait une véritable passion.

Les douches générales, puis les douches le long du rachis, ont triomphé de cette névralgie, contre laquelle le chloroforme avait été employé avec une sorte de témérité. — Comme dans toutes les névralgies, les douleurs ont diminué en raison du progrès qui se manifestait du côté des fonctions digestives.

NÉVRALGIE FACIALE. — La plus affreuse, la plus atroce de toutes les douleurs névralgiques, est celle qui affecte le nerf de la cinquième paire cérébrale, le nerf trifacial. Ce nerf est, en effet, destiné à animer les parties qui sont douées de la plus grande sensibilité, l'œil, la joue, les maxillaires, l'oreille. — Une de ses trois branches principales (*branche ophthalmique*) pénètre dans l'orbite par la fente sphénoïdale ; — une autre branche (*maxillaire supérieur*) traverse le canal sous-orbitaire et vient s'épanouir dans la joue ; — une troisième branche se partage dans la fosse zygomatique, un des rameaux principaux qui se distribuent aux maxillaires inférieurs, à l'oreille.

La description anatomique de tous les filets nerveux qui communiquent entre eux et d'autres nerfs, surtout ceux de l'oreille, ne servirait qu'à préciser le point douloureux et à expliquer les douleurs éloignées dues à des sympathies ; elle jetterait peu de lumière sur la cause et peu d'indications sur le traitement. — Les malades atteints d'une pareille maladie, si rebelle aux agents thérapeutiques, sont plus disposés à se soumettre à un traitement nouveau. Aussi ai-je pu recueillir plusieurs observations présentant quelques caractères particuliers.

M. X..., courtier, trente ans, tempérament bilieux, exposé à beaucoup de fatigues, travaux de huit à douze heures, présente les symptômes de la névralgie faciale la plus complète. De toutes les douleurs qui viennent l'assaillir, la plus vive est celle qui se prolonge des gencives aux dents. Aussi a-t-on fondé quelques espérances sur l'extraction des dents. M. X..., au moment où il est soumis au traitement, n'a plus une seule dent du côté affecté.

Je ne crois pas qu'il soit possible d'imaginer un tableau plus affligeant que celui de ce malheureux malade, lorsqu'à quatre heures du matin, la douleur venait le trouver, en commençant par l'œil, qui se remplissait de larmes, et s'étendait à la joue, aux dents, au nez, à la gorge, même à l'oreille. Il est inutile de dire que les vésicatoires, le fer, les antipériodiques, pilules Méglin, avaient été employés avec une grande persévérance, jusqu'au jour où l'état de délabrement de la santé fit songer au traitement reconstituant de l'hydrothérapie.

M. X... n'obtint pendant les premiers temps qu'un soulagement à peine appréciable. Cependant son courage renaissait avec le sentiment du retour des forces ; le sommeil était possible avant l'heure redoutée où la crise éclatait, l'appétit devenait meilleur, et enfin, après quatre mois d'un traitement fidèlement suivi, la douleur cessa complétement pour ne plus reparaître. Cette guérison date aujourd'hui de quatre années.

NÉVRALGIE FACIALE AVEC CONGESTION. — Mme Z..., quarante-cinq ans, encore bien réglée, grande, forte, sans chagrins, n'est exposée qu'à une indisposition qu'elle désigne par ces mots : *Je suis bilieuse*. Sous l'influence de ces idées théoriques, elle a usé et abusé de tous les purgatifs sous toutes les formes, et la liste en est longue.

D'après les renseignements fournis, Mme Z... a eu, il y a quatre mois, les accidents ordinaires d'une congestion cérébrale, qui ont été combattus par les émissions sanguines, les purgatifs, et, à peine remise, a éprouvé bientôt et tous les jours, à la même heure, à trois heures, sur un point de la joue, une douleur aiguë, qui ne tarda pas à occuper non seulement toute la joue, mais encore l'œil, le sourcil et l'oreille. Cette douleur était accompagnée de rougeurs avec chaleur ; la joue présentait un gonflement assez considérable ; l'œil devenait saillant, la sclérotique injectée, et l'oreille, le lobe de l'oreille, présentaient une dimension que leur structure anatomique n'aurait pas pu faire supposer.

Cette turgescence augmentait, en même temps

que la chaleur, pendant trois heures, et était suivie le plus ordinairement d'un frisson intense, ce qui faisait dire à cette dame que, pendant ces crises, elle avait la tête dans un four et le reste du corps dans la glace. Puis cette sensation décroissait, à la manière de tous les accès, ne laissant dans les intervalles d'autres traces que des vertiges et une certaine incertitude dans la marche. — Les applications d'eau froide ne soulageaient ni n'abrégeaient l'accès. C'était, comme le disait la malade, vouloir contrarier la marée.

Le traitement fut dirigé en vue de rétablir les fonctions de l'estomac, et ce qu'il fut difficile d'obtenir de Mme Z..., ce fut de renoncer à ses idées théoriques concernant le rôle de la bile dans la production de ses accès. La persistance qu'elle mettait à vouloir continuer l'usage des vomitifs deux fois la semaine faillit compromettre le traitement.

Cependant cette névralgie perdait chaque jour de son intensité, sous l'influence d'un régime alimentaire convenable, des douches et des bains d'immersion, qui étaient pris avec plaisir. Chaque quinzaine signalait un progrès sensible. — Enfin, la névralgie perdit en étendue, mais conserva longtemps son caractère de périodicité à la joue au point où elle avait commencé.

NÉVRALGIE FACIALE AVEC CONVULSION. — Un homme de cinquante ans, fort, robuste, obligé de siéger comme juge-de-paix ou suppléant, était atteint d'une névralgie faciale dont les commencements dataient déjà de quelques années, mais qui n'avait pris que depuis un an un caractère particulier, qui lui rendait impossible l'exercice de ses fonctions. — L'accès revenait chaque fois qu'il était obligé soit de manger, soit de parler. Alors un cri aigu arraché par la douleur était le signal de mouvements convulsifs de la joue ; l'œil se fermait à moitié, et le malheureux ne parvenait à empêcher sa position d'être insupportable à lui-même et aux autres qu'en serrant et cachant sa tête entre ses deux mains.

Le traitement fut suivi pendant un mois. Les distractions, l'éloignement de ceux dont il redoutait les railleries, avaient amené une légère amélioration; mais ce malheureux, qui était atteint de cette espèce d'aliénation mentale appelée avarice, aima mieux se condamner à toujours souffrir que d'exposer son argent, sans être sûr de guérir.

Ce dernier exemple ne saurait infirmer que l'action reconstituante de l'hydrothérapie doive être la base de toute médication dans les névralgies faciales, comme dans tous les accidents qui troublent les organes par lesquels nous sommes en rapport avec le monde extérieur.

NÉVRALGIES DU COU ET DE L'ÉPAULE. — Elles ont été et sont encore souvent désignées sous le nom de *rhumatismes musculaires*. Toutes les souffrances qu'elles produisent pourraient être confondues dans une affection commune. — Une de ces névralgies, appelée rhumatisme du muscle deltoïde (névralgie cervico-brachiale), se distingue, comme celle du cou, par l'absence des élancements; mais les mouvements sont douloureux : l'action seule d'éloigner le coude ou de porter la main sur la tête causerait une douleur intolérable.

NÉVRALGIE INTERCOSTALE.—Elle existe sans accès, et la douleur ne se réveille que sous l'influence des mouvements inspiratoires. Elle a ce caractère particulier, de coïncider avec le herpès zona et de persister longtemps après la guérison de ce dernier. En outre, non seulement elle cause une grande gêne de la respiration, mais, dans la moitié des cas, elle se complique de palpitations.

Ces deux espèces de névralgies sont heureusement traitées par les applications de la vapeur, suivies de douches froides, et les observations sont tellement nombreuses, qu'il nous parait inutile d'en présenter aucune.

ÉPIGASTRALGIE. — L'épigastralgie mérite une place spéciale dans la liste des diverses douleurs névralgiques, à cause de sa fréquence et du rôle qu'elle a joué dans la médecine selon les goûts et selon les temps.

L'ignorance dans laquelle on est resté jusqu'à nos jours sur le siége de l'épigastralgie a fait commettre les erreurs les plus regrettables. — Parce qu'on ne savait pas que ces douleurs, dites douleurs d'estomac, peuvent avoir leur siége dans les muscles, on les a placées dans l'estomac, en leur donnant, selon la théorie régnante, les noms de *gastrite* ou *gastralgie*. On leur a appliqué les traitements les plus divers et les plus opposés à la nature de la névralgie.

Aujourd'hui le diagnostic est plus précis, et celui de la névralgie des muscles de l'épigastre est aussi facile à tirer que celui de la névralgie faciale.

Il existe aussi des névralgies erratiques pour lesquelles le médecin ne doit pas prétendre à être précis, quand il s'agit d'un phénomène aussi variable que l'est la modification de la sensibilité. — Toutes ces douleurs persistantes, vagues, sont les effets divers d'une seule et même cause, et cèdent au traitement, quels que soient leur âge et leur siége de prédilection.

NÉVRALGIE SCIATIQUE. — Le nerf sciatique est le plus gros des nerfs des membres et même du corps entier. Il naît du plexus sacré, dont il est la terminaison, et descend le long de la partie postérieure de la cuisse jusqu'au jarret. Là, il se subdivise en deux branches, qui se subdivisent elles-mêmes en rameaux qui vont porter la sensibilité jusqu'au pied.

La *sciatique* est une maladie fréquente; après la névralgie faciale, elle est la plus douloureuse.

Elle a des caractères communs à toutes les névralgies : elle revient par accès ; la douleur qu'elle occasionne est plus violente pendant la nuit, et souvent est augmentée par la chaleur du lit.

Rarement circonscrite au pli de la fesse, à la sortie du nerf sciatique, elle irradie quelquefois vers la hanche, presque toujours dans la cuisse, la jambe, et jusqu'aux extrémités des pieds.

La portion du nerf sciatique, le poplite, est souvent affectée, comme les autres branches du sciatique. Ce dernier quelquefois est seul affecté, ce qui fait une variété de névralgie que l'on désigne sous le nom de *névralgie plantaire*.

Quand la douleur est récente, elle est habituellement continue et n'offre que de légères rémissions ; mais quand elle est chronique, elle devient intermittente et irrégulière ; il peut y avoir plusieurs accès pendant un jour.

Les douleurs sciatiques sont souvent très vives et accompagnées de crampes insupportables.

Le traitement ordinaire, sangsues, vésicatoires, térébenthine, cautérisation transcurrente, avait été épuisé chez tous les malades qui sont venus réclamer l'emploi de la médication hydrothérapique.

M. H..., officier de marine, quarante ans, est atteint d'une névralgie sciatique qui lui a nécessité un long séjour à l'hôpital ; il a été ensuite à Bourbonne-les-Bains, où il est resté plusieurs mois.

Au moment du traitement. M. H... résumait en lui tous les accidents de la sciatique chronique. Les commencements remontaient à deux années, avec de très courtes intermittences. L'unique particularité qu'il présentât, c'est qu'il pouvait, en piétinant rapidement, parcourir une vingtaine de mètres, mais qu'il était arrêté subitement par la douleur. — La crainte d'être forcé de renoncer à un service actif et de voir briser sa carrière, quelques autres circonstances avaient abattu son courage. L'appétit avait diminué ou plutôt était nul; le sommeil était empêché par les accès. — L'effet reconstituant du traitement produisit une prompte guérison, qui date aujourd'hui de plusieurs années.

Un autre cas tout aussi grave m'a été fourni par un homme de cinquante ans, chimiste distingué. Ce malade n'avait combattu sa névralgie qu'avec les produits chimiques, iodures de toute espèce; tout ce qui portait l'étiquette d'une substance chimique, il l'employait. Tout avait échoué, jusqu'aux bains chimiques, qu'il avait été chercher à 120 kilomètres de son domicile. — Il ne pouvait mettre un pied à terre; il soulevait sa cuisse à moitié fléchie, et serait tombé, s'il eût été abandonné à lui-même, s'il n'eût été soutenu par deux bras vigoureux, au moment où il voulait essayer de marcher. — A son grand étonnement, il fut guéri sans l'intervention d'un sel minéral ou d'un seul produit chimique. Je crus un moment qu'il en serait humilié.

Un fait s'est produit chez ces deux malades et chez ceux qui ont été soumis à la médication hydrothérapique : les accès qui devaient être les derniers ont été presque aussi violents que les premiers et étaient revenus après une intermittence qui avait fait espérer la guérison.

NÉVRALGIE DE LA VESSIE. — La vessie est quelquefois le siége de douleurs névralgiques. — Un homme de cinquante ans, vigoureux de corps, sans cause appréciable de maladie, souffrait d'une névralgie de la vessie. Tous les jours, entre minuit et une heure du matin, il était pris d'envies d'uriner accompagnées de douleurs brûlantes au périnée et d'une douleur aiguë dans le cordon à gauche. Il était forcé de quitter le lit et il était en proie à une agitation extrême ; ses efforts étaient impuissants jusqu'au moment où ils provoquaient une sueur au visage. Alors il rendait une urine claire, abondante, et cette fonction s'accomplissait avec la plus grande régularité jusqu'à l'heure désignée pour un nouvel accès. — Toutes les explorations n'avaient amené qu'un résultat négatif.

Au moment où ce malade me fut adressé, il était atteint d'une bronchite, ce qui ne l'empêcha pas de se soumettre au traitement qui, dans ce cas de névralgie périodique, eut le double avantage de mettre fin en quelques jours à la névralgie et au catarrhe contracté pendant les accès.

NÉVRALGIES VISCÉRALES. — Elles sont ordinairement plus continues, plus obscures. Les principales névralgies de l'appareil digestif (estomac, intestins, foie) sont si étroitement liées, qu'elles offrent dans leurs symptômes de grands points de ressemblance. Il est rare qu'un point névralgique se borne à un de ces organes sans avoir de retentissement dans les autres, et ce qui sert à distinguer ces névralgies de toute affection organique, c'est que, malgré leur durée, les malades qui en sont atteints sont sans fièvre et ne cessent que très rarement de présenter les signes de la santé.

GASTRALGIE ET ENTÉRALGIE. — Douleur d'estomac, cessation de cette douleur par une pression sur l'estomac, sensations bizarres, sentiment de tortillement autour de l'ombilic et sur le trajet du colon, coliques sèches, douleurs vives au foie, accompagnées de vomissements, mais jamais d'ictère, de calculs biliaires, de gonflement du foie, tels sont les symptômes de ces névralgies, qui sont toujours combattues par la médication hydrothérapique. — Tous les praticiens sont d'accord sur l'action de l'hydrothérapie dans les névralgies, et il n'est pas rare de soumettre au traitement, comme à une pierre de touche, pour éclairer le diagnostic, les malades qui offrent des symptômes obscurs.

NÉVRALGIE DE L'UTÉRUS. — C'est une des plus rebelles et des plus douloureuses. — J'ai vu une jeune dame, veuve, âgée de trente ans, ayant tous les signes d'une excellente santé, éprouver les douleurs les plus atroces. dont les accès duraient plusieurs heures. — Chez une autre, la douleur ne diminuait que dans l'attitude de la prière, les genoux à demi fléchis sur un prie-Dieu. Cette attitude était, du reste, parfaitement en harmonie avec les habitudes de piété de cette dame. — La médication hydrothérapique avait chez ces deux dames le pouvoir d'éloigner les accès. Je n'avais jamais rencontré de névralgies plus rebelles. Il n'y avait pour ces malades aucun danger sérieux présent; mais la douleur elle-même est aussi une cause de perturbation qui s'ajoute à la cause antérieure et supérieure de toute déviation de l'état physiologique.

LOMBAGO. — Cette névralgie se rencontre très fréquemment. Comme dans la névralgie intercostale, les douleurs ne deviennent très vives que par les mouvements du corps. Lorsque le lombago n'a pas disparu après quelques jours du traitement vulgaire, bains tièdes, frictions excitantes, il prend la marche chronique et cède aux bains de vapeur suivis de douches pratiquées le long du rachis.

CARDIALGIE, NÉVRALGIE DU COEUR. — Il est une espèce de névralgie qui tient de la névralgie intercostale et qui semble aussi intéresser le cœur. Elle occupe la région de cet organe, surtout au-dessous du sein ; elle se prolonge souvent jusque sous l'omoplate gauche. La douleur est souvent persistante ; c'est une douleur poignante, qui pénètre jusqu'au cœur et force souvent à suspendre la respiration, comme dans la névralgie intercostale, mais qui se distingue de cette dernière, parce qu'elle est indépendante des mouvements du corps et qu'elle revient par accès. Cette douleur *angoisseuse*, térébrante, que les malades comparent à la sensation que ferait éprouver un corps traversant le cœur, souvent revient périodiquement et ne cède jamais aux anti-périodiques. Elle est fréquemment soulagée par l'emploi de l'éther, comme les spasmes ordinaires. — Cette névralgie si bizarre, et qui rappelle parfois les accidents hystériformes, est vaincue par le régime qui a pour effet de ranimer les fonctions de la nutrition.

En définitive, les névroses, les névralgies, tous les modes de souffrance du système nerveux sont les conséquences nécessaires des troubles de la nutrition, autrement dit de l'amoindrissement du principe de la vie, et ne se guérissent qu'au moment où se rétablissent ces fonctions, qui ne semblent avoir d'autre but que de servir et d'entretenir l'intégrité du système nerveux, pour lequel tous les autres systèmes paraissent avoir été formés, puisque c'est par le système nerveux que l'homme sent, qu'il se meut, qu'il voit, qu'il connaît, en un mot, qu'il se met en rapport avec le monde extérieur, et qu'il est en possession du privilége de la pensée.

V.

TROUBLES DE FONCTIONS ISOLÉES.

DYSPEPSIE.

La dyspepsie est un désordre de l'estomac dans les fonctions qu'il doit physiologiquement remplir.

S'il est difficile d'étudier d'une manière spéciale la maladie d'un organe en particulier, c'est assurément quand il s'agit de l'organe auquel est dévolue la fonction de la digestion, qui est un instrument de la nutrition. — A proprement parler, la dyspepsie n'est pas une maladie : c'est une réunion de troubles liés ou se rattachant à des maladies bien différentes les unes des autres, telles que les maladies du foie, de la rate, de l'uterus, ou seulement de certaines irrégularités dans la menstruation, les états nerveux différents.

La dyspepsie est souvent un symptôme grave, un avertissement qui a une grande valeur pour conjurer la phthisie pulmonaire.

« La dyspepsie est souvent le premier symptôme
» de la tuberculisation du poumon, alors que cette
» maladie n'inspire aucun soupçon de son exis-
» tence et qu'aucun symptôme ne révèle l'extrême
» danger auquel est exposé le malade ; enfin, soit

» effet ou cause, la dyspepsie est au fond de toutes » les affections graves. » (Trousseau.)

Il est aussi d'observation journalière qu'un grand nombre de dyspeptiques parcourent une longue carrière sans voir apparaître d'altérations sérieuses de l'organisme.

L'observation qui suit résume d'une façon complète les symptômes les plus ordinaires de la dyspepsie. — La diversité des traitements suivis prouve combien de fois, depuis plusieurs années, ont changé les idées sur les causes et le caractère de cette affection.

DES TROUBLES DIGESTIFS. — M. X..., en 1838, sortait du collége, fatigué outre mesure des efforts qu'il avait inutilement tentés pour préparer, sans l'aide des répétitions particulières, ses examens à une des écoles du gouvernement.

Le premier symptôme ressenti fut la sensation d'une chaleur brûlante, montant de l'épigastre à la gorge et précédée d'une légère éructation ; une abondante sécrétion de salive survenait immédiatement, et ce symptôme se répétait quatre ou cinq fois environ, à quelques minutes d'intervalle ; il avait lieu principalement trois heures après le second repas et se trouvait toujours plus intense, suivant que le repas s'était composé de farineux et de tout aliment dans lequel la graisse entrait en notable proportion.

Malheureusement pour M. X..., Broussais n'avait pas encore tout-à-fait cessé de régner; ce symptôme, caractérisé par la sensation de brûlure (fer chaud, *pyrosis*), fut attribué à une inflammation des parois de l'estomac, et la base du traitement anti-phlogistique se composa tout naturellement de plusieurs applications de sangsues, d'un régime alimentaire analogue: eau de veau, lait caillé sans crème et farineux cuits au lait.

M. X... connaissait la fâcheuse influence des préoccupations morales sur sa digestion, et faisait tous ses efforts pour échapper aux sentiments tristes auxquels il était enclin et que son régime alimentaire contribuait plutôt à entretenir.

Un jour, une mauvaise nouvelle rappelle instantanément un nouveau trouble de la digestion; la gastrite reparait, comme on disait alors, et provoque une autre application de sangsues, de cataplasmes. M. X... fut cette fois comme enseveli sous les monceaux de flanelle imbibée d'eau de graine de lin, de guimauve; c'était comme un incendie qu'il fallait éteindre, et, pour justifier la théorie de l'inflammation, la constipation vint s'ajouter à tous les autres symptômes. Pendant une année, ces accidents se répétèrent à chaque émotion vive; puis un autre symptôme survint, qui compliqua l'état général et augmenta les causes de l'amaigrissement, dont les progrès étaient déjà notables: M. X... éprouva des pertes séminales involontaires qui se répétaient plusieurs fois dans la nuit,

Le danger devenait extrême. Un avis émané d'un homme qui avait depuis longtemps rompu avec la théorie de la gastrite indiqua un traitement composé de frictions avec la teinture de fer, d'une alimentation plus réparatrice et de l'exercice du cheval.

Un mieux sensible se déclara qui dura plusieurs années, avec quelques alternatives de troubles ; mais cette fois ces troubles n'offraient plus le même caractère. — C'était, trois heures après le dîner, des rapports nidoreux ou bien rappelant le goût des œufs pourris. Ces accidents furent combattus avec les alcalins, la magnésie en tête, et souvent les préparations de bismuth.

M. X... approchait de la quarantaine, et il ne put échapper à sa sagacité une remarque dont il sut profiter pour combattre les accidents de ce qu'il appelait alors sa gastralgie, et avec lesquels il lui fallait compter plusieurs fois par année : — il avait remarqué que, depuis longtemps, les accidents, malgré leur variété, avaient lieu après le deuxième repas ; il en conclut judicieusement que l'estomac, en tout temps, mais surtout à un certain âge, a besoin de repos, qu'il éprouve une fatigue analogue à celle des muscles, et qu'il est nécessaire de mettre un long intervalle entre les repas, et même de n'en faire qu'un seul qui soit composé de viandes ou d'aliments susceptibles d'imposer un grand travail à l'estomac.

Cette modification dans le règlement des heures

des repas et dans la composition de ces derniers eut quelque influence sur ce que M. X... appelait ses crises d'estomac. C'est à cette époque que M. X... fait remonter un accident qui fut pour lui une source nouvelle de crainte et de souffrance.

Sans cause connue, à des heures variables, M. X... éprouvait, pendant des heures entières, souvent une demi-journée, un battement à l'estomac qui simulait un anévrisme de l'aorte. Un examen un peu attentif suffit pour donner à ce symptôme sa véritable valeur : ce prétendu anévrisme était le résultat de soulèvements spasmodiques des parois de l'estomac, symptôme qui est commun à certaines névroses et en particulier à l'hystérie. L'état d'embonpoint, qui était médiocre, n'aurait pas permis une erreur de diagnostic dans une circonstance pareille.

Comme s'il eût été destiné à connaître tous les accidents capables d'inspirer la tristesse et l'inquiétude, M. X... fut atteint d'une constipation qui nécessita l'emploi de ces moyens dont la liste est si longue. — L'intestin semblait frappé comme d'une demi-paralysie. Les fèces dures, sèches et recouvertes d'un enduit gélatineux, faisaient redouter un état maladif de la dernière portion de l'intestin.

Les purgatifs, les pilules, un régime alimentaire qu'on appelait rafraîchissant, ne donnaient lieu qu'à des débâcles, et les intestins continuaient à présenter dans leurs fonctions un ralentissement désespérant.

La dyspepsie reparut, soit par le fait de la solidarité qui existe entre toutes les parties du tube digestif, soit par le fait des purgatifs qui, pendant un certain temps, avaient semblé favoriser la digestion stomacale. — A cette constipation opiniâtre, source de tant de préoccupations, succéda une diarrhée qui survenait tous les trois ou quatre jours, et dont l'heure était si bien fixée, à cinq heures du matin, que M. X... l'appelait son réveille-matin. — Après les matières solides constituées dans le rectum et le colon, les garde-robes, devenaient liquides et se composaient des matières contenues dans le cœcum et la dernière partie de l'intestin grêle.

Malgré le régime alimentaire le plus tonique, malgré l'usage des médicaments appelés astringents, ces garde-robes spoliatrices amenèrent un état d'affaiblissement tel, que le malade éprouvait des demi-syncopes et que son corps se couvrait d'une sueur froide. Les garde-robes étaient un nouvel objet de tourment, comme l'avait été la constipation. A cette époque le foie donna quelques signes de sensibilité. L'état du malade pendant la durée de ces troubles de la digestion inspirait quelques inquiétudes, quand l'idée d'envoyer M. X... à Vichy se présenta à l'esprit de son médecin.

La saison, une circonstance impérieuse, forcèrent de renoncer à ce projet; mais les eaux de Vichy, quelques bains un peu frais et de courte durée, amenèrent une notable amélioration. Ce régime fut observé pendant quinze jours et deux fois par année.

L'amélioration continua jusqu'à 1854, époque à laquelle M. X... éprouva un nouvel accident, qui lui donna le droit de dire qu'il avait résumé dans sa personne tout ce que les troubles digestifs peuvent causer de tourments.

Malgré un état de santé assez convenable, M. X... est pris, sans cause connue, de vertiges qui surviennent d'abord sans avoir la moindre occasion de leur excitation. Ils le surprennent tantôt dans son lit, tantôt assis. — Il ne peut entrer dans un appartement très éclairé ou chauffé sans être saisi d'un éblouissement. Il entrevoit que bientôt il ne lui sera plus permis de sortir de sa chambre. Il a perdu la confiance dans le sol, qui, durant ses vertiges, lui fait éprouver la sensation que donne un tremblement de terre.

Ces vertiges furent traités par les vomitifs, qui ramenèrent quelques accidents dyspeptiques; mais ils devinrent bientôt moins fréquents et offrirent cette particularité, qu'ils n'avaient lieu que pendant la marche et lorsque M. X... regardait devant lui à six pas, ou qu'il regardait de côté et seulement du côté droit. A ce moment, M. X... se sentait invinciblement attiré en avant vers le côté droit. Il ne perdait pas tout-à-fait la conscience de sa position, mais ses jambes fléchissaient de manière à lui faire craindre une chute complète. Au moment où cette chute était imminente, un changement subit s'opérait, et M. X... se retrouvait maître de tous ses mouvements.

Ce symptôme, comme tous ceux qui avaient tourmenté la vie de M. X..., ne se manifestait qu'à des intervalles qui variaient souvent, et son retour ne pouvait le plus ordinairement se rattacher à aucune cause nouvelle.

Ce fut pendant la durée de ces crises de vertige que je fus consulté.

M. X... avait alors quarante ans: sa taille était ordinaire, son embonpoint en rapport avec sa taille; son ventre faisait un peu ballon, mais sans météorisme; tous les organes se trouvaient dans un état normal. M. X... se plaint d'essoufflement; cependant le cœur ne présente aucune lésion appréciable. Sa peau, d'une grande blancheur, est d'une telle impressionnabilité, que le moindre courant d'air lui donne des rhumes de cerveau et souvent des coliques suivies de débâcles. Ses pieds sont toujours froids; son appétit capricieux ne peut être satisfait que difficilement. Chaque accident du côté des voies digestives lui cause une répugnance invincible pour celui des aliments qu'il accuse de son malheur. Il a, dit-il, l'estomac rancuneux jusqu'à l'injustice. La constipation alterne encore quelquefois avec des selles coliquatives, mais elle reste le symptôme habituel.

Le traitement hydrothérapique fut appliqué suivant les règles et avec le régime que ce traitement comporte.

Les aliments furent, pendant longtemps, pris froids, parce qu'après les repas la figure se congestionnait, devenait rouge, et que les pieds restaient plus glacés que jamais.

Les effets du traitement furent si rapides, qu'il s'opéra une révolution dans la constitution de M. X.... Jamais appétit ne devint en peu de temps plus vigoureux, plus constant. Les aliments qui, dans son état de maladie, lui auraient imposé de véritables tortures, il les engloutissait avec une confiance qui ne l'a jamais trompé. Cependant je crus devoir lui rappeler à plusieurs reprises qu'il ne devait pas, en raison de son âge déjà mûr, oublier les règles de la prudence ; il ne tint aucun compte de mes conseils, et depuis il n'a jamais eu à se repentir de les avoir méconnus.

Aujourd'hui, après dix années, M. X... n'a pas souvenir d'avoir pris une seule fois ni bismuth, ni magnésie, ni bi-carbonate de soude, ni *racine de colombo*, ni pilules, ni médicaments d'aucune sorte, sous quelque volume ou quelque forme que ce soit. Sa santé a été parfaite, et il lui semble qu'avec son bain d'immersion, sa douche de chaque matin, qu'il prend avec un plaisir que l'habitude n'a pas émoussé, il lui semble, dis-je, qu'il n'a vieilli et ne vieillira que de trois mois par année.

Il serait d'autant plus facile de multiplier les observations de ce genre, que l'action la plus constante de la médication hydrothérapique consiste dans l'énergie qu'elle imprime aux fonctions digestives. Je me bornerai à l'observation qui précède, parce qu'elle présente presque tous les symptômes de la dyspepsie.

Cependant il en est un qui a manqué et qui mérite d'être signalé.

Un grand nombre d'individus, n'offrant d'ailleurs que peu d'accidents du côté des voies digestives, éprouvent, quelques instants après le repas, alors que la digestion stomacale n'a pu être achevée, une sensation assez pénible qui réveille l'idée que l'estomac est vide, une sorte de délabrement avec gonflement subit du ventre. Cette sensation est commune à un certain nombre d'affections nerveuses. C'est contre cette disposition que les médicaments les plus variés, les plus bizarres, ont été employés, depuis l'électuaire d'Andromachus, les élixirs, les liqueurs, les eaux spiritueuses, jusqu'à la pepsine, avec laquelle on a pu concevoir, de nos jours, l'espérance de faire l'intérim de l'estomac.

Nous avons la conviction que les médicaments n'ont qu'une action de courte durée, qu'ils ne doivent être employés qu'avec un grand discernement, et nous n'avons jamais voulu les proscrire d'une manière absolue.

Mais leur usage devient de plus en plus borné et ne s'applique guère qu'aux légers accidents qui persistent au début, alors que le traitement n'a pas encore eu le temps de produire son effet, et que ces symptômes font naître quelques sensations douloureuses.

Il n'en est pas de même des eaux naturelles

alcalines de Vichy. — Quoique les expériences de M. Claude Bernard ne permettent plus de douter que l'acidité des liquides de l'estomac augmente lorsqu'on donne à un animal des alcalins, nous employons les eaux de Vichy comme adjuvants du traitement et pour leur action toute vitale, sur laquelle les sciences chimiques n'ont jeté jusqu'à présent qu'une lumière insuffisante.

Nous venons d'indiquer à grands traits ce qu'il nous importait le plus de connaître de la dyspepsie, qui atteint le plus communément ceux qui sont le plus favorisés par la fortune et ceux qui sont le mieux dotés du côté de l'intelligence.

Cette maladie est le produit le plus constant des habitudes qui diminuent l'énergie des fonctions, — et les fonctions digestives sont influencées les premières par toutes les causes de débilitation. La médication hydrothérapique, avec le travail et les exercices qu'elle impose, suffit à toutes les indications, que la dyspepsie soit cause ou effet.

MENSTRUATION (IRRÉGULARITÉS DE LA).

L'excrétion sanguine périodique, désignée sous le nom de *règles*, *mois*, *menstrues*, commence avec la puberté et ne cesse qu'avec la faculté de concevoir. —Le renouvellement périodique de cette fonction n'est interrompu, dans l'état normal, que pendant la grossesse et l'allaitement. On connait néanmoins des exemples de femmes qui n'ont été réglées qu'après une ou plusieurs grossesses. Haller cite quelques femmes qui n'étaient réglées que pendant leur grossesse ou qui ne l'avaient jamais été.

Ces faits ne constituent réellement qu'une déviation des lois naturelles, et toutes les femmes, à quelque race d'hommes qu'elles appartiennent, sont assujetties à l'excrétion sanguine mensuelle.

Le moment où les règles paraissent pour la première fois varie suivant les climats, le tempérament, la constitution, l'éducation physique et morale. — Dans les climats chauds, la puberté est précoce ; c'est le contraire dans les contrées froides et désolées, qui ne fournissent que d'une manière incomplète à l'alimentation, et dans lesquelles les forces s'usent à lutter contre le froid. En Laponie, par exemple, les règles apparaissent tardivement ; ce sont les sources mêmes de la fécondité qui sont taries chez les femmes ; car les règles sont la mesure de la fécondité. Elles sont l'analogue de la ponte périodique des animaux ; elles indiquent la formation de l'ovule, et fixent le moment de sa chute naturelle.

Les découvertes de la science moderne ont fait justice de toutes les théories qui attribuaient les menstrues à la surabondance du sang, à la pléthore ; d'après ces théories, on a été toujours très embarrassé pour expliquer la périodicité de ce superflu dans la masse du sang. Les travaux de plusieurs physiologistes éminents, et, entre autres, ceux de M. Pouchet, ont démontré l'universalité de la formation de l'ovule et de sa chute. Il devait y avoir quelque chose de commun dans un acte qui est commun à tous, puisque c'est la condition de tous les êtres qui vivent de se reproduire : la génération est, après la nutrition, la plus universelle des fonctions.

La régularisation de cette fonction, qui donne, pour ainsi dire, la mesure de la santé, est d'une importance capitale. — Lorsque la menstruation est difficile, les phénomènes qui la signalent et l'accompagnent ordinairement deviennent assez graves pour constituer un véritable état morbide. Lassitude dans les membres, frissons, douleurs dans les lombes, dans l'hypogastre, maux de tête, coliques nerveuses, dites coliques menstruelles, tels sont les symptômes les plus communs. Puis il y a disproportion entre les quantités de sang : le plus souvent cette quantité est insuffisante, souvent aussi elle est trop abondante. Ce dernier genre d'excès devient une véritable spoliation et donne naissance à tous les symptômes de l'anémie : palpitations, essoufflement, sentiment de faiblesse, troubles de la digestion, privation de sommeil.

On signale comme cause fréquente de ces troubles de la menstruation certaines irrégularités de conformation, des déviations de l'utérus, certains états pathologiques, quelquefois encore un état anormal congénial ou acquis des trompes ou des ovaires.

Quand on a cherché à pénétrer la cause de ces troubles de la menstruation, certainement plus fréquents de nos jours, on s'est contenté d'avancer que la femme perdait de son aptitude à la maternité à mesure qu'elle participait davantage à la vie intellectuelle et sociale. — Il nous est impossible d'admettre cette opinion. — Il est vrai qu'une vie oisive, qu'une éducation physique mal entendue, diminuent l'énergie des fonctions; mais les désordres particuliers de la menstruation et toutes les douleurs générales qui en dérivent, la stérilité spécialement, appartiennent à une cause d'un tout autre ordre.

On voit des familles dans lesquelles il est de tradition de se soustraire au devoir de l'allaitement. Des raisons de convenance sociale, la mode, qui est le prétexte le plus souvent invoqué, la faiblesse de la mère, font supprimer complétement les fonctions du sein. — Après quelques générations, l'allaitement ne peut être rétabli sans plusieurs essais, et même ces tentatives de retour à l'état normal sont signalées par des accidents, comme les abcès, les engorgements, la fièvre, etc.

Le sein a conservé ses contours, sa forme extérieure, mais il a subi des transformations profondes dans sa texture, dans toute son organisation intime. Le sein n'a pas seulement une fonction transitoire : il lui revient une grande part d'influence dans la série des actes qui concourent à la perpétuité de l'espèce. L'annulation plus ou moins complète du sein, en altérant à la longue les diverses fonctions dont la menstruation n'est destinée qu'à indiquer l'état présent, modifie la constitution de la famille, et cette modification s'étend à toute la race. — Alors s'observe pour quelques femmes de cette race ce qui s'observe souvent pour un seul individu, qui résumerait en lui l'influence héréditaire de la maladie de famille dont ses ascendants ont été atteints : quelques-unes subissent des altérations légères, mais chez d'autres aussi se présentent de ces maladies terribles qui suivent la maternité et qui enlèvent à leur famille des femmes au moment où, comme prix de leurs souffrances, elles allaient goûter le bonheur attaché au titre de mère. Ces accidents sont souvent attribués à une émotion, à une cause qui n'est pas en rapport avec l'immense gravité des symptômes. Les dispositions proviennent d'une cause dont les influences ont déjà une date très ancienne.

Les précautions à prendre pour conjurer ce danger doivent être d'autant plus nombreuses et délicates, que la femme offre moins de force de réaction et qu'elle est plus impressionnable.

Chez les anciens, la femme dans cette position devenait un être sacré. On suspendait à la porte des femmes en couche une couronne de chêne qui avertissait tout créancier ou tout homme dont la présence pouvait être un sujet d'émotion que cette porte leur était interdite. Cette pratique est encore en usage en Hollande et dans quelques villes de l'Allemagne. Au lieu d'une couronne de chêne, on suspend de la laine, comme emblème des travaux et des attributs de la femme.

La direction du régime destiné à prévenir les accidents consécutifs aux maladies qui suivent la maternité, aussi bien que ceux qui accompagnent une menstruation difficile, est dans les attributions de l'hygiène. — Il faut toujours avoir présent à l'esprit ce précepte : que l'on doit constamment entretenir la circulation périphérique ; que l'exercice rend les douleurs locales moins vives, l'accouchement plus facile, ses suites plus heureuses, et donne au sang des qualités utiles à la mère et à l'enfant. — Quand l'exercice est pénible, on le remplace par des douches froides prises chaque jour sans interruption, tant que dure la menstruation.

Chez les femmes dont les fonctions sont languissantes, quelle qu'en soit la cause : éducation, disposition héréditaire ou acquise, on sait avec quelle facilité la fonction de la menstruation oscille ou se trouble par l'effet d'une émotion, par l'injection d'une boisson froide, par le plus léger changement des choses usitées. Pour ces femmes, il n'arrive que trop souvent que la fonction ne s'accomplit pas sans inconvénient, malgré les précautions les plus minutieuses. Ces précautions sont inutiles chez celles dont la puissance de réaction, autrement dit la vie, est plus considérable. — Les femmes employées aux bains de mer ne cessent pas leurs fonctions pendant la menstruation; celles qui pêchent sur le bord de la mer sont dans le même cas.

Les femmes qui ont développé leur force de réaction par les applications d'eau froide méthodiquement faites ne doivent pas interrompre leurs habitudes dans ce moment critique; elles doivent seulement les modifier. Une expérience qui date de quarante années suffit pour faire apprécier non seulement la parfaite innocuité de cette coutume, mais encore l'effet favorable qu'elle produit sur les douleurs et sur l'état de malaise qu'engendre la menstruation.

Les bains de mer n'ont pas d'autre cause de leur influence : la nutrition est augmentée, et toutes les fonctions s'exécutent dans la proportion nécessaire à l'harmonie qui constitue la santé.

SOMMEIL.

Le sommeil est une condition indispensable à la vie de tous les animaux. — Cette manière d'être de la vie a pour caractère la suspension momentanée de l'activité propre aux systèmes doués des propriétés de la vie animale.

Le sommeil n'est pas une négation, il n'est pas

l'image de la mort : c'est une suspension de la faculté de sentir, mais avec une augmentation de l'énergie des fonctions de nutrition. — C'est en vertu de ce redoublement de l'activité des fonctions de l'assimilation, bien plus que par le repos, que le sommeil répare nos forces.

La disposition au sommeil n'est pas toujours provoquée par la fatigue : on peut être épuisé au physique et au moral par des efforts outrés des muscles ou par des travaux trop prolongés de l'intelligence, sans éprouver le besoin de dormir. L'homme sans fatigue aucune, soumis à l'exercice passif de la voiture, se livre au sommeil avec la plus grande facilité. On a chaque jour l'occasion de remarquer qu'un discours ennuyeux a pour effet de faire naître un impérieux besoin de sommeil. L'habitude de dormir sous l'influence de l'ennui que causent certains orateurs contribue pour une grande part à ramener et à entretenir ce doux sommeil. — J'ai connu un homme éminent obligé, par sa position élevée, d'assister presque journellement à un discours, et qui s'endormait à la première parole, pour ne s'éveiller que lorsque le discours avait pris fin.

Cette disposition à s'endormir offre quelques particularités que le médecin doit connaître. — Certains individus s'endorment avec une étonnante facilité, tandis que d'autres, au contraire, n'y parviennent qu'après un temps assez long.

Aucune règle ne peut être fixée sur la durée du

sommeil nécessaire à la vie. Les habitudes, l'éducation, les professions, l'âge, établissent des différences qu'il est impossible d'apprécier.

Quelques individus ne peuvent supporter la moindre diminution de ce qu'ils appellent leur ration de sommeil, sans éprouver un état de malaise qui ne cesse que lorsqu'ils ont recouvré ce qu'ils avaient perdu.

D'autres supportent une diminution d'heures de sommeil sans en ressentir une grande lassitude. On cite quelques hommes qui n'ont jamais dormi. — D'après Plutarque, Brutus dormait rarement; Pline l'Ancien ne goûta pas un seul moment de sommeil pendant trois années. Ce sont là des exceptions qui marquent dans les annales de la science.

On peut dire, en général, qu'un trop long sommeil hébète, énerve. C'est parmi les grands dormeurs que l'on rencontre les hommes obèses, comme ensevelis dans leur graisse. — Un sommeil incomplet ou trop peu prolongé produit la lassitude, l'amaigrissement, les caractères de la vieillesse. — L'absence complète du sommeil amène la déperdition des forces, le marasme, une véritable inanition par le défaut d'assimilation.

Dans les maladies, on doit toujours bien augurer de la guérison et de son retour prochain, tant que le sommeil n'a pas perdu ses droits.

Dans les conditions les plus heureuses du sommeil, l'homme a perdu tout-à-fait le sentiment de son existence, et le réveil ne semble qu'une nouvelle évolution de la vie, une nouvelle naissance. Cet état naturel du sommeil n'est guère moins rare que l'intégrité absolue de l'harmonie des fonctions, qui constitue la santé.

Souvent le sommeil est incomplet; il y a persistance de quelques fonctions de la vie animale, pendant que les autres sont encore dans le repos. Alors il se produit quelques actes intellectuels; diverses idées sont associées comme au hasard avec les incohérences les plus étranges; ce sont les rêves. — Ces combinaisons involontaires d'images, d'idées confuses, acquièrent une grande lucidité lorsque les travaux de l'esprit, l'exercice prolongé de la pensée, les méditations profondes, occupent une grande place dans l'existence. « J'ai dit en » rêvant, écrit Voltaire, des choses que j'aurais » dites à peine dans la veille; j'ai donc eu des pen- » sées réfléchies malgré moi et sans y avoir la » moindre part; je n'avais ni volonté, ni liberté, » et cependant je combinais des idées avec saga- » cité et même avec quelque génie. »

Qui ne connaît la fameuse *sonate du Diable*, ainsi appelée parce qu'un des chefs de l'école du violon, Tartini, l'a écrite après avoir cru l'entendre exécuter par le Diable pendant son sommeil?

L'histoire fourmille de faits semblables, et même parmi nous il arrive souvent qu'en dormant nous ayons travaillé l'objet de nos études et résolu dès-lors tout-à-coup, avec promptitude, des difficultés de mémoire, de jugement. — Condillac avait l'habitude de confier aux organes de la méditation, qui continuaient de vivre pendant son sommeil, le soin de résoudre les plus difficiles problèmes.

A un degré plus élevé que celui des songes apparait le phénomène appelé somnambulisme, qui consiste à répéter certains actes, comme la marche, la danse, comme certains travaux manuels ou certaines opérations de l'esprit dont on a contracté l'habitude.

Tous ces troubles d'une fonction si étroitement liée aux fonctions de nutrition sont des maladies du sommeil; par leur nature, ils ont souvent quelque rapport avec les organes qui influencent la partie du cerveau qui les fait naître. — L'état de plénitude ou de vacuité de l'estomac, des intestins, donne lieu à des rêves souvent pénibles : c'est toujours un sentiment de tristesse qui est au fond de ces idées. Dans toute maladie présentant les symptômes de gêne de la circulation, de la respiration, l'objet des rêves est la crainte des êtres malfaisants, des voleurs qui poursuivent, des abîmes sans fond.

Les troubles du sommeil auxquels ces lésions de fonction donnent naissance sont occasionnels et cessent avec leur cause naturelle.

Tous les sommeils partiels connus sous le nom de rêves, cauchemars, somnambulisme, qui n'ont aucun rapport avec les maladies des organes en particulier, doivent être combattus par l'hygiène.

Le sommeil complet, profond, est celui qui est le plus régulièrement périodique et qui succède à des travaux manuels. — Il faut toujours se souvenir que la vie moderne ne fait pas une part assez large aux exercices destinés à contenir la prédominance de l'activité du cerveau sur l'activité musculaire. Des exercices qui occupent longtemps sont nécessaires. C'est au médecin d'indiquer la nature et la durée de ces exercices, qui doivent varier suivant une foule de circonstances qu'il serait impossible de préciser.

Trop souvent ces procédés, indiqués par les médecins de tous les temps, ont échoué devant la persistance d'activité du cerveau. Les procédés hydrothérapiques ont apporté leur part d'influence sur la circulation, pour faire prédominer les fonctions de nutrition, et cette part n'a pas été la moins considérable; car un des premiers et des plus constants effets des applications hydriatiques est de produire un sommeil profond, réparateur. Ce bienfait du sommeil est toujours salué avec reconnaissance, comme le prélude du retour de la santé.

INSOMNIE.

L'insomnie absolue, opiniâtre, accompagne constamment certaines névroses générales dont les conceptions délirantes sont le caractère essentiel.

L'insomnie constitue alors un élément de plus dans la persistance et l'extension de ces conceptions dépravées qui sont acceptées par les malades comme des réalités, parce qu'elles sont formées pendant l'état de veille. L'insomnie est aussi très fréquemment le résultat d'un simple état nerveux passager, qui ne pourrait devenir grave qu'à la condition de se prolonger trop longtemps.

Cette privation du sommeil a quelquefois pour point de départ une cause morale; le plus souvent elle est la mesure du degré d'affaiblissement général auquel est arrivé l'organisme. — L'assimilation n'a pas toujours son intensité normale, et l'homme vit par une sorte de rumination aux dépens de sa propre substance, jusqu'au jour marqué pour qu'un symptôme avertisse qu'il existe une perturbation dans l'économie. — L'insomnie est souvent ce premier symptôme, avec ce caractère particulier, qu'elle devient, à son tour, une cause à ajouter à celles qui ont déterminé la maladie, et qu'elle contribue à augmenter le désordre qui est en voie de se produire.

L'insommie est alors une maladie qui a le caractère d'une maladie intercurrente, et la médication opiacée, qui produit dans un grand nombre d'affections des résultats si remarquables, n'a d'autre effet dans ce cas que de provoquer une grande agitation. — Les opiacés ont en outre l'inconvénient d'imprimer aux pressentiments, aux soucis, ces *fils de l'insomnie*, une couleur encore plus sombre.

Le traitement d'un état si pénible appartient aux modificateurs hygiéniques, qui, en agissant sur la circulation générale, activent et régularisent le mode d'afflux des matériaux nutritifs. — Une augmentation des fonctions de la nutrition exerce souvent une influence très prompte et décisive sur le cerveau pour ramener le sommeil.

Observations. — Un jeune homme de vingt-trois ans, robuste, ordinairement bien portant, après quelques interruptions de sommeil et même quelques veillées commandées par son service de conducteur de machines, est pris tout d'un coup de cette maladie du sommeil. Aucune position ne lui permet de dormir. — Après quelques jours d'une insomnie complète, il est soumis à la médication opiacée.

L'opium est administré à des doses considérables, et son effet ne produit pas le sommeil, mais seulement une espèce de délire aigu. L'appétit, ordinairement soutenu, diminuait insensiblement; il est tout-à-fait perdu après l'usage de l'opium.

Au bout de quatorze jours de ce traitement, le jeune homme est soumis à l'enveloppement dans le drap mouillé. Le sommeil, au bout de deux heures, semble revenir, mais il est encore incomplet; la douche est appliquée vigoureusement. Deux heures après, l'appétit semble renaître; le deuxième jour, il se manifeste presque instantanément.— Après un repas homérique, ce jeune homme dort dix heures.

Un homme de quarante ans, ancien notaire, se présente après dix-sept jours d'une insomnie pendant laquelle il éprouve quelques hallucinations.— Son appétit est seulement diminué, mais ses forces baissent sensiblement; il est comme dans un état vertigineux. — Les procédés presque identiques, l'emmaillotement, les douches font renaître l'appétit et, après sept jours, le sommeil est recouvré; mais le sommeil ne revient qu'après l'appétit, ce qui confirme ce grand principe, que le sommeil est lié à la nutrition, qu'il est l'auxiliaire et la condition de la nutrition.

L'insomnie, quand elle dure depuis longtemps, n'est pas toujours tellement complète, que l'homme ne perde la connaissance de lui-même pendant quelques secondes ou pendant quelques minutes.

Un frère des Ecoles Chrétiennes a souffert pendant plusieurs années de la privation du sommeil. —Il passait ses nuits assis devant une table; toutes les heures ses paupières s'appesantissaient pendant quelques secondes; puis il ouvrait les yeux et regardait autour de lui comme l'homme habitué à surveiller une classe nombreuse.

J'ai connu un homme de lettres qui passait ses nuits à écrire. Le sommeil s'emparait de lui pendant quelques secondes sans que la plume s'échappât de ses doigts; il continuait sa phrase au point où il l'avait laissée, sans avoir besoin de recueillir ses souvenirs.

Mais il arrive fréquemment que ces apparitions courtes, subites, d'une espèce de sommeil, sont l'occasion de troubles nerveux tels, qu'elles sont redoutées à l'égal des plus grandes douleurs dues à l'insomnie elle-même.

J'ai traité un homme robuste qui avait eu la malheureuse idée de quitter, à quarante ans, sa vie active de cultivateur pour se livrer à l'étude des sciences physiques. Après quatre années d'études presque stériles, il fut pris d'une insomnie interrompue toutes les deux ou trois heures par quelques moments de sommeil, pendant lesquels il souffrait d'une vive douleur au cœur, avec le sentiment de strangulation. Les moments qui suivaient le réveil étaient aussi pénibles que le sentiment d'angoisse qui accompagnait son sommeil. Aussi, pour échapper à ce prétendu sommeil, prenait-il toutes sortes de précautions. Sa chambre était éclairée, et un veilleur était chargé de l'empêcher de rester longtemps sous l'influence de son affreux cauchemar. — Ce malade était arrivé, du côté de l'intelligence, à la limite qui le séparait de l'état de névrose où l'homme cesse de s'appartenir moralement.

Les moyens ordinaires, c'est-à-dire les emmaillotements, un régime reconstituant, amenèrent d'abord quelques moments de sommeil naturel. — Au bout de quinze jours, la maladie, suivant l'expression du malade, était *mâtée*. Après deux mois, celui-ci dormait comme avant le temps où une aberration d'esprit lui avait fait envier le sort des hommes destinés à la gloire acquise à tous ceux qui font progresser la science.

En résumé, la privation du sommeil ou un sommeil incomplet représentent des altérations de la fonction qui importe le plus à la vie. — Le retour de cette fonction à l'état normal est le résultat de l'ensemble des modificateurs destinés à augmenter l'activité de la nutrition.

DE QUELQUES IRRÉGULARITÉS DE FONCTIONS.

CONSTIPATION. — La constipation est l'état d'un individu qui ne va que rarement et difficilement à la garde-robe. Cet état suppose une consistance plus grande des matières pendant leur séjour prolongé dans l'intestin, souvent une accumulation plus considérable, d'où résulte la nécessité de plus d'efforts et l'emploi de moyens artificiels. Un sentiment de plénitude et de tension abdominale est le phénomène qui s'observe le plus ordinairement dans la constipation.

La constipation, comme le dévoiement, est, jusqu'à un certain point, relative à l'habitude. On rencontre un certain nombre de personnes qui n'ont de selles que tous les huit ou dix jours. On cite même des constipations qui ont duré des mois, sans que la santé ait cessé d'être parfaite. Chez un homme de cinquante ans qui voulut changer cette habitude, il y avait des défaillances dès que la constipation durait moins de quatre jours, et il ne recouvra sa santé habituelle qu'en ramenant sa constipation à une durée de dix à douze jours.

Cet état devient quelquefois un danger. Une de mes parentes, dont la constipation habituelle fut augmentée par l'emploi devenu nécessaire de préparations narcotiques, fut forcée de subir une opération douloureuse. L'état de dessication, le volume et la forme des matières avaient fait échouer tous les moyens tentés pour leur expulsion.

Tout le monde sait combien la constipation détermine de tristesse, de malaise général. J'ai connu un homme qui éprouvait les sensations les plus extraordinaires dès que la constipation datait de deux jours; il me disait qu'il ne s'appartenait plus.

La constipation qui est due à une maladie organique doit être traitée suivant la cause; elle n'est qu'une complication. La constipation qui est une habitude, qui donne l'occasion d'efforts considérables, doit être combattue avec persévérance par des moyens purement hygiéniques; car les purgatifs, loin de diminuer la constipation habituelle, l'augmentent; ils n'excitent momentanément la sécrétion intestinale que pour la diminuer et même la tarir ensuite.

Les lavements émollients et tièdes facilitent momentanément et d'une manière commode la liberté du ventre; mais ils ont le grave inconvénient d'ajouter aux causes qui déterminent le ralentissement des matières dans leur parcours. L'intestin, pour entrer en fonctions, a besoin de recevoir son excitation de son énergie fonctionnelle, qui lui vient de certaines conditions de poids, de volume et de composition de la matière alvine.

Les ressources offertes par l'hygiène sont nombreuses, et il est rare qu'elles restent sans effet heureux sur la constipation.

La défécation est le dernier phénomène de la digestion, et elle dépend principalement des conditions dans lesquelles la digestion s'est accomplie et de l'état d'inertie, de paresse, des dernières portions du tube digestif.

Traitement. — Une double indication se présente : imprimer aux fonctions digestives une vigueur inaccoutumée à l'aide des moyens hydriatiques; ordonner une alimentation variée et non recherchée, la diminution, sinon l'abstinence du sucre; agir sur la dernière portion de l'intestin par la ceinture mouillée et particulièrement par l'emploi judicieux de la douche ascendante.

DIARRHÉE. — La constipation a sa contre-partie dans la diarrhée, qui est beaucoup plus rare. On rencontre des personnes qui ont une liberté de ventre telle, que, si elles n'ont pas deux ou trois selles par jour, elles sont incommodées.— Cet état, comme l'état opposé, a aussi ses dangers. — Au-delà d'une certaine limite, sous l'influence d'une cause qui peut se renouveler souvent, le nombre des selles augmente et l'affaiblissement survient.

Il est toujours utile de ramener à son état physiologique le mouvement péristaltique qui dirige vers l'anus les matières excrémentielles, et tout agent modificateur qui tend à ce but doit être choisi parmi ceux qui ont pour effet une augmentation de l'énergie fonctionnelle.

PERTES SÉMINALES INVOLONTAIRES (SPERMATORRHÉE).

Tout ce qui est destiné à assurer la perpétuité de l'espèce chez les animaux a une grande importance : c'est ce qui explique la gravité des accidents amenés par une dérogation quelconque aux lois qui régissent les organes de la reproduction.

Nous avons indiqué les désordres causés dans le présent et préparés pour l'avenir par les habitudes solitaires qu'on désigne par l'expression historiquement inexacte de crime d'Onan, *onanisme*. La spermatorrhée est bien aussi une perte séminale en dehors des conditions physiologiques, mais elle diffère de l'onanisme en ce qu'elle se produit malgré la volonté et dans sa forme grave, à l'insu de celui qui la subit.

Un homme même très vigoureux peut rester des mois entiers, des années dans l'état de continence; je ne fais pas d'exception même pour la première jeunesse, quoiqu'elle doive au défaut de toute éducation virile une funeste précocité ou une disposition contraire aux lois physiologiques; je n'excepte que les oisifs, qui n'ont aucune grande pensée qui les élève, ni aucun grand devoir qui les commande.

La possibilité de la continence, sans laquelle il n'est pas de grande vertu, était une condition nécessaire de la sociabilité.

Qu'un homme en possession d'une santé parfaite éprouve une perte séminale sous l'influence d'un rêve ou de quelque circonstance passagère, le médecin n'a pas à intervenir. Mais si ce phénomène se reproduit tous les mois, toutes les semaines, cet homme est entraîné sur la pente de la maladie qui nous occupe. Bientôt ces pertes deviendront d'une grande fréquence, par une sorte d'habitude, et par le fait que cette fonction s'accomplit en dehors des conditions physiologiques.

Si une intervention efficace de l'art ne vient relever les organes de la génération de leur état d'atonie, la perte se produit sans la moindre sensation, et les malades ne s'aperçoivent qu'à leur réveil de l'accident qui les a surpris pendant la nuit. — Au lieu de ce sentiment de bien-être, de contentement, qui accompagne l'accomplissement d'une des fonctions les plus importantes de l'organisme, les hommes soumis à cette cause de trouble, de déperdition incessante, sont en proie à une sensation de malaise, de courbature, de fatigue générale; ils éprouvent des pesanteurs de tête et une grande répugnance pour les travaux de corps et d'esprit.

Ils sont tristes, et ce qui ajoute à cette tristesse, c'est la crainte de l'impuissance, non cette impuissance causée par la timidité, la pudeur, ou l'extrême respect de la personne aimée, et qui empêche « d'estrenner la couche nuptiale » (Montaigne), mais celle qui résulte d'un commencement de décadence et qui inspire toujours une espèce d'humiliation.

Ces pertes involontaires n'ont pas seulement lieu la nuit, elles deviennent bientôt diurnes; on peut les reconnaître facilement par le microscope dans le nuage floconneux que forme un dépôt au fond du vase qui reçoit les urines. — La fonction de la défécation ne s'opère que difficilement, et, en raison de la constipation, elle est toujours la cause mécanique d'une perte nouvelle.

Pour se rendre un compte exact des troubles profonds qui sont la conséquence de cette dépense de tous les instants, rappelons que, dans l'acte destiné à continuer la vie, l'homme ne s'épuise point par l'ébranlement nerveux qui a retenti dans tout son être, mais réellement par la perte de substance, et que, pour remplacer ce qui a été dépensé, il faut un intervalle de temps qui varie selon l'âge, le genre d'alimentation, l'état de vigueur, certaines dispositions individuelles ou héréditaires. — Une grande passion active cette œuvre de réparation.

Ces moments de repos sont une nécessité que la nature même du lien légitime qui unit l'homme à la femme impose, comme le ferait une sage prévoyance. — La menstruation, les travaux de l'homme, un certain nombre de circonstances, déterminent ces interruptions qu'exige la réparation des forces et qui préviennent l'infécondité.

Ce genre d'union, le seul en harmonie avec les lois qui régissent les organes de la reproduction, est aussi le seul qui assure la population serrée, active, laborieuse, entreprenante, destinée à envahir et remplacer la population rare, indolente, perpétuellement vouée à l'ignorance et à la misère, issue des unions formées sous l'empire des coutumes des peuples orientaux.

L'observation journalière confirme ce que nous reconnaissons chez les peuples de nos contrées. — Les nouveaux mariés ne peuvent subir le même traitement que les autres dans les maladies : les causes de ces dernières trouvent moins de résistance chez eux. Suivant une observation de Sydenham, ils sont les premiers et les plus vigoureusement atteints pendant les épidémies.

Ces faits acquis à la science indiquent d'avance le caractère des accidents qui résultent fatalement de cette perte incessante de la substance qui est en quelque sorte l'essence de ce qui constitue l'être. — Ce genre d'épuisement conduit en définitive, comme tous les autres, aux scrofules, quelquefois même à la phthisie, mais toujours et spécialement aux troubles de l'esprit, à la perte de la mémoire, à la tristesse, au découragement, au besoin continuel de changer de place.

Tous les accidents nerveux qui accompagnent la débilité atteignent ces malades. Ce sont en première ligne les palpitations, le refroidissement des extrémités avec sensation de fourmillements, les pesanteurs de tête, toutes les névralgies de la tête avec complication de sifflements d'oreilles.

Sous le rapport des digestions, Hippocrate a parfaitement peint d'un seul trait l'état des malades: « Ils mangent et ils dépérissent. » En effet, le besoin de réparer les pertes leur donne un grand appétit. — C'est, du reste, un phénomène commun dans un certain nombre de maladies, notamment dans le diabète. Quand les organes de la digestion se refusent à supporter le surcroît de travail qui leur est imposé, le dépérissement fait des progrès de plus en plus rapides, et alors survient le marasme, bientôt suivi des conséquences ultimes de toute cause d'épuisement.

La nature des causes d'épuisement impose ici la nécessité de quelques modifications dans la direction du traitement, qui a pour but de remonter l'organisme épuisé, ébranlé. — La puissance de réaction étant peu considérable, c'est se conformer aux règles d'une saine doctrine que de procéder avec une grande mesure dans l'emploi du froid appliqué comme moyen de rendre à toutes les fonctions leur degré de tonicité.

Il est un fait capital, sur lequel le professeur Lallemant a fixé mon attention à propos d'un malade que je lui présentais, « c'est qu'un enchaînement de » cause et d'effet tendrait à perpétuer les causes » d'épuisement. L'affaiblissement du rectum va » toujours en augmentant à mesure que la consti- » tution se détériore, d'où la nécessité de favori- » ser la défécation par l'action des muscles abdo- » minaux, dans le but d'éviter la compression » mécanique des vésicules et les occasions de » perte. »

La constipation qui se remarque dans tout état de faiblesse est plus constante et plus opiniâtre dans la spermatorrhée. On comprendra, dès-lors, toute l'importance du conseil que j'ai reçu de la bouche du praticien dont les travaux ont jeté une si vive lumière sur cette maladie.

Longtemps avant que la médication hydrothérapique n'eût pris le rang qu'elle occupe aujourd'hui, j'avais soumis tous mes malades à l'action de la douche ascendante, et j'avais renoncé, au moins au début du traitement, aux amers, aux astringents, qui contribuent à prolonger la constipation. Cette douche doit être employée plusieurs fois par jour sur le périnée, pour réveiller et maintenir la contractilité des vésicules et empêcher l'écoulement du liquide à mesure qu'il est sécrété.

Cet usage de la douche doit, en certains cas, avoir lieu dans les premières heures de la nuit, afin de prévenir l'état d'éréthisme qui se manifeste quelquefois à ce moment chez les individus les plus faibles. — Cette nécessité d'appliquer la douche en jet ou en gerbe pendant la nuit est ordinairement de peu de durée. Le traitement combiné avec le travail manuel, le régime froid, dans lequel la viande crue tient une place importante, amènent très souvent une amélioration sensible; mais, après ce moment d'amélioration, apparait une série de phénomènes qui donnent lieu à quelques complications.

Sans parler du défaut de persistance, qui, le plus ordinairement, ne doit être imputé qu'à une mobilité de caractère plus prononcée chez ces malades, il existe une sollicitation des sens qui est comme un véritable réveil de la fonction de la génération, et qui n'est pas sans analogie avec les aspirations, les troubles indéfinissables qui signalent le moment où éclate la puberté.

Le danger d'une rechute offre l'inconvénient de diminuer la confiance, toute rechute dans cette maladie étant suivie de tristesse et formant la voie à d'autres rechutes. — Il est peu d'affections dans lesquelles les occasions de rechute soient plus nombreuses. Sans tenir compte des troubles de la digestion, qui ont une grande influence sur les rechutes, il est difficile de conserver un juste rapport entre les progrès de la sécrétion et la somme de contractilité des réservoirs, que le traitement a mission d'augmenter chaque jour. — Dans cet état, on trouve un auxiliaire utile dans l'usage de certaines préparations médicamenteuses.

Dans la spermatorrhée, la matière composant l'écoulement se trouve formée, pour une partie, de mucus urétral, et, dans une grande proportion, de mucus prostatique, dont la sécrétion est exagérée.

Soit effet ou cause, cette exagération de sécrétion donne lieu à une augmentation de sensibilité des organes, et il est utile d'enlever ce stimulant permanent d'excitation des vésicules.

On doit mettre à profit l'action incontestable des préparations de cubèbe dans les affections désignées sous les noms de blennorrhagies ou gonorrhées, et les administrer sous forme d'extrait alcoolique et d'extrait de fiel de bœuf.— Il est rare qu'elles n'aient pas été employées déjà, mais sans aucun avantage, chez les malades qui se présentent au traitement hydrothérapique ; elles sont néanmoins employées avec succès et comme auxiliaire lorsque le traitement a ranimé les forces d'assimilation.

Il en est de même des eaux minérales ferrugineuses, des préparations d'iodure de fer. Je les ai toujours administrées, tout en consultant beaucoup le goût, je dirais les instincts du malade. Je suis toujours certain que tout ce qui est avantageux sera retenu, que tout ce qui est inutile ou dangereux restera sans emploi, dès que les puissances de choix, appelées forces d'assimilation, auront été suffisamment développées.

Avant de présenter un ensemble de troubles capable de constituer une maladie particulière, la spermatorrhée n'a souvent, pendant de longues années, que des symptômes qui se confondent avec les névralgies ou les névroses ordinaires. — Cette maladie ou cet état est bien souvent le point de départ de migraines, de palpitations, de troubles digestifs, dont la cause restait ignorée depuis longtemps. Il m'a été donné de faire cesser un grand nombre d'accidents nerveux, en provoquant l'attention sur des faits inaperçus dont on ne soupçonnait pas l'importance. On peut dire que la connaissance plus exacte des accidents que cette maladie entraîne m'a permis d'exercer une influence heureuse sur le sort de certaines familles.

J'ai rencontré un homme, appartenant à un rang élevé de la société, qui, après trois années de mariage, avait renoncé à toute espérance de progéniture, et à qui les facultés viriles ont été rendues. — Un autre, qui avait pris la résolution de ne jamais contracter d'union, après avoir acquis la triste conviction qu'il était dans l'impossibilité de fonder une famille, est aujourd'hui l'heureux père de trois enfants, et trouve que le miracle de sa guérison dépasse tout ce qu'il désirait obtenir.

Il est pourtant d'une haute prudence d'observer, après la guérison, une réserve qui ne laisse aucun prétexte à de nouveaux accidents. La question du mariage chez les malades de cette catégorie est une de celles qui exercent au plus haut point la sagacité du médecin.

RÉSUMÉ

HYGIÈNE.

Le principe de réaction vitale est fort ou faible, selon qu'il est plus ou moins capable de résister aux influences qui tendent sans cesse à détruire la santé, état naturel de l'homme.

Un brusque changement de température fait naître l'angine. Cette affection, simple chez le plus grand nombre, pourra revêtir une forme grave chez les prédisposés, les affaiblis. — Les ferments du typhus et des autres affections contagieuses se reproduiraient à l'infini si, chez la plupart des individus, ne se rencontrait la puissance de la vie à un degré assez élevé pour empêcher que leur propagation ne devienne générale.

Le virus qui produit le charbon, et qui est en quelque sorte palpable, est pour son inoculation soumis aux mêmes lois.

Un seul boucher, dans un abattoir, aura une pustule maligne, alors que ses camarades auront échappé à la contagion, quoique ayant touché les mêmes animaux.

Cette influence du terrain, pour ainsi dire, sur lequel germe le virus, explique le succès ou le non-succès des vaccinations.

Ces connaissances sont d'une utilité presque incontestable : elles font comprendre la nécessité absolue de faire passer le régime qui prévient les maladies avant les remèdes qui les guérissent.

L'immunité dont je viens de parler n'est pas une faculté innée. Les forces du corps et de l'esprit, qui constituent des familles saines et fortes, ne prennent de la valeur que parce qu'on les exerce et par la manière dont on les exerce.

Les grandes mesures prises au nom de l'être collectif auront bien pour résultat de diminuer le nombre et l'intensité des épidémies, mais il faut que l'individu apprenne, en remontant sa constitution, à se soustraire aux conséquences destructives qui sont attachées à l'état de dégénération.

Le premier guide à consulter est celui que fournissent les sciences naturelles.

Depuis le moment où la vie a déposé ses premiers produits sur la terre, l'état de puissance vitale s'est continué, transmis au degré où il a commencé pour chaque espèce ; il n'y a eu d'exception que pour l'homme, parce que celui-ci n'a connu ni suivi les lois qui règlent les conditions de la vie.

Nous avons indiqué sommairement quelles sont ces principales conditions, en dehors desquelles il n'est pas permis de voir se produire l'homme complet, c'est-à-dire l'homme en pleine possession de la virilité du corps et de l'esprit, virilité féconde en biens de toutes sortes pour celui qui la possède, biens que celui-ci répand et multiplie, à son tour, au profit de tous.

Maintenant, si l'on considère que l'ardeur et la pureté de la passion, que l'état présent du corps et de l'esprit, l'opportunité de l'âge, exercent une action puissante au moment de la conception; si l'on considère en outre l'influence de la consanguinité et de la transmission par voie de génération de toutes les facultés physiques et intellectuelles et même des produits de l'éducation, on se demande quelle part doit être attribuée à l'hydrothérapie générale, à l'hydrothérapie marine, dans l'ensemble des modificateurs de la vie qui concourent à faire acquérir à l'homme le degré de perfectibilité que comporte sa nature.

Comme on a abusé et comme on abuse encore du mot *hygiène*, en mettant sous son patronage les produits les plus insignifiants de l'industrie en cosmétiques et en comestibles, de même on abuse du mot *hydrothérapie*, en faisant consister cette médication tout simplement dans l'habitude, assez louable d'ailleurs, d'étendre la toilette du visage à quelques parties du corps, ou bien dans l'emploi de quelques appareils qui, chez de simples marchands d'eau, sont un vain simulacre de ce qui doit être. Mais nous n'avons pas à nous occuper de ces habitudes ou de ces institutions, qui disparaîtront comme disparaissent toutes les inventions qui n'ont pas la science pour base et pour mesure.

A toutes les périodes de la vie, la peau est l'excitateur de tout ce qui est nerf, le solliciteur de toute la sensibilité qui règle l'activité de la circulation.

C'est par l'impression de l'air sur le corps du nouveau-né, humide encore des eaux de l'amnios, que s'exécute la première introduction de l'air dans le poumon. — C'est par l'excitation du calorique sur la peau, par les frictions et les sinapismes, que l'on cherche à réveiller ou prolonger la vie près de s'éteindre chez le vieillard.

L'ensemble des modificateurs capables d'atteindre juste le degré de sollicitation de la peau est destiné en tout temps à combattre cette faiblesse native de la constitution, qui nous rend le jouet de la moindre cause d'altération et nous condamne à des précautions infinies, qui ajoutent encore aux causes de cette dégénération primitive. Cet ensemble, désigné encore sous le nom d'hydrothérapie, est la base fondamentale de tout régime dont le but est de faire acquérir des qualités qui deviennent d'autant plus rares et incomplètes que nous négligeons de reconnaître les conditions en dehors desquelles tout être languit et meurt.

Quelle serait l'influence de l'eau de mer dans la médication hydrothérapique telle que nous l'avons décrite?

L'eau de mer n'est pas seulement de l'eau contenant, dans une proportion invariable sous toutes les latitudes, des sels de soude, de potasse, de l'iode, etc. : elle recèle un mucus qui est une substance organisée. Quand les conditions de son existence sont changées, elle subit une véritable fermentation putride, et cette putréfaction s'accomplit d'autant plus promptement, que l'eau de mer est soumise à des mélanges qui détruisent l'harmonie des proportions en vertu desquelles elle a sa vie propre.

D'après mes expériences, l'eau de mer mêlée à de l'eau de rivière, et plus encore à de l'eau de sources minérales, entre en fermentation, c'est-à-dire qu'elle meurt, pour ainsi dire, douze jours plus tôt que lorsqu'elle n'a subi aucun mélange.

Lorsqu'elle a conservé les qualités inhérentes à tout ce qui est doué de vie, elle exerce sur l'homme une action indépendante de sa température, de son poids, de ses principes minéralisateurs, parce que la peau n'est pas seulement un organe d'exhalation, elle n'a pas seulement la propriété d'absorber telle ou telle substance chimique : elle a encore le pouvoir d'emprunter à toutes les parties qui composent l'eau de mer les principes constituants de l'être, comme elle en emprunte à ce qu'on désigne encore sous le nom d'éléments de l'air, oxygène, azote, acide carbonique, etc.

La science de l'hygiène apprend que la vie ne se maintient à son niveau normal que sous l'influence des modificateurs dynamiques. — Elle désigne l'hydrothérapie générale, seule ou associée à l'emploi de l'eau de mer, le travail, les exercices, comme les moyens dynamiques par excellence et comme devant être la base de l'éducation physique, dont les empreintes se conservent jusqu'à la mort.

En dévoilant chaque jour le mystère des lois qui règlent l'hérédité naturelle, elle trace la voie dans laquelle l'homme doit s'engager pour porter ses facultés physiques et intellectuelles au plus haut degré qu'elles puissent atteindre.

THÉRAPEUTIQUE.

La puissance de la vie ne saurait être maintenue d'une façon absolue au degré physiologique nécessaire pour que l'homme résiste à l'action incessante des forces auxquelles il est soumis comme tous les corps animés de la nature : c'est sans doute en vertu de la loi qui règle la distribution de la vie sur le globe.

Cette puissance descendue au-dessous de son niveau normal, c'est la porte ouverte à toutes les maladies.

Toute espèce de perturbation dans un ou plusieurs organes se manifeste par le trouble des fonctions dévolues à ces organes, et met immédiatement en jeu « ce principe conspirant à une fin commune, » qui coordonne l'ensemble harmonieux de l'être vivant, et sans lequel on ne pourrait concevoir l'organisme que comme un assemblage incohérent de tissus et d'organes.

Ce principe manifeste son activité à un degré différent suivant les âges.

Dans la première et la seconde enfance, les sympathies organiques sont très vives ; l'agitation, la fièvre, sont souvent très prononcées et hors de toute proportion avec la gravité des affections.

Ces sympathies organiques, mieux proportionnées chez l'adulte, s'affaiblissent en raison des progrès de l'âge ; il n'est même pas rare de voir des vieillards promener dans les rues des lésions de haute gravité qui n'avaient provoqué que peu ou point de fièvre.

Il est encore bien difficile, sinon impossible, de donner une explication rationnelle de la diversité infinie des maladies, alors que la cause antérieure et supérieure est une.

Un exemple m'a été fourni qui résume tout ce qu'il est possible de réunir dans une seule observation.

Quatre frères menuisiers, dans la force de l'âge, avec les apparences de la robusticité la plus complète, tous travaillant, vivant, pensant comme un seul homme, sous la direction de leur bien-aimée et vaillante mère (leur père était mort par accident), eurent la malheureuse idée de s'exposer à un air froid et vif sur le parapet d'un pont, le corps couvert de sueurs amassées dans un théâtre voisin. — Ces quatre frères, unis comme les frères Aymon de la légende, furent affectés différemment par cette influence destructive, l'impression *froid*. L'un eut une angine simple; le deuxième une simple courbature; le troisième n'éprouva aucun trouble dans sa santé; le quatrième fut atteint d'une pneumonie grave.

Vouloir expliquer ces différentes aptitudes pour tel genre de maladie par les dispositions particulières, c'est répondre par la question. — Mais ce qui importe, c'est de savoir quelle influence est appelé à exercer dans toutes ces variétés de maladies l'ensemble des modificateurs de l'organisme destiné à ramener à son degré physiologique la puissance de la vie.

MALADIES PAR INTOXICATION MIASMATIQUE.

Fièvre typhoïde. — Cette fièvre est la plus grave, la plus fréquente, dans nos contrées tempérées; elle présente presque constamment une éruption intestinale, ce qui lui donne une certaine affinité avec les maladies éruptives, scarlatine, variole, etc.

Que la fièvre typhoïde affecte sa forme la plus commune, la forme abdominale, avec son cachet particulier d'hébétude, de prostration, d'hémorrhagies nasales au début, d'hémorrhagies intestinales dans une période plus avancée; — qu'elle présente sa forme la plus grave, la forme ataxique, c'est-à-dire les accidents qui dérivent de la perversion des fonctions nerveuses, cette maladie, contagieuse pour les affaiblis, est un empoisonnement.

Il est désormais inutile de chercher un antidote à un virus inconnu dans sa nature. Un jour peut-être trouvera-t-on les moyens de préservation dans l'inoculation!

Les enveloppements avec un drap mouillé, les bains d'immersion surtout dans la forme ataxique, avec accroissement des fonctions nerveuses, les frictions toniques, dans le but de relever l'organisme défaillant; — alimenter de bouillons, de potages, aux heures habituelles des repas, assurer la digestion et l'assimilation de ces aliments liquides par les pratiques hydriatiques, qui, dans l'état physiologique, ont une influence incontestable sur les fonctions de la digestion : telle est la base du traitement qui semble destiné à enlever à cette affection le caractère de gravité qui en fait justement un objet d'effroi pour les populations.

Intoxication paludéenne. — fièvre intermittente de nos contrées, — fièvres jaunes, — choléra suivant certaines conditions climatériques et l'intensité des causes qui président au développement des émanations marécageuses. — Cet empoisonnement ne se manifeste pas seulement par des fièvres intermittentes de tout type, mais aussi par des fièvres rémittentes ou continues.

Pour les fièvres intermittentes, fièvres d'accès, le sulfate de quinine prévient le retour des accès dans un assez grand nombre de cas, pour faire considérer les préparations de quinine comme un des remèdes les plus précieux. Cependant les accès ne sont pas toujours prévenus, et la quinine n'a pas la vertu de neutraliser le principe intoxicant. — Des engorgements du foie, de la rate, des troubles profonds, attestent trop souvent les altérations subies par l'organisme. C'est alors que l'hydrothérapie, à la condition de disposer de douches très froides et d'une grande puissance, exerce sur l'organisme une influence dont les heureux résultats se manifestent quelquefois dès le premier jour.

Les effets du poison paludéen présentent des variétés suivant certaines conditions climatériques.

Les effluves marécageux de l'Amérique donnent naissance à la fièvre jaune, qui n'a presque jamais franchi l'Atlantique.

En Asie, la superstition des Indous les porte à jeter dans le Gange toute espèce de cadavres d'hommes et d'animaux, et l'entassement de ces cadavres dans les marécages du fleuve sacré produit le choléra.

Ce nouveau fléau ne connaît pas de distance et s'abat indistinctement sur tous les peuples ; mais ce qui est intéressant au point de vue de cet ouvrage, c'est que certaines races d'hommes ont la faculté de vivre presque impunément au milieu des émanations les plus meurtrières. Or, l'hygiène de ces races privilégiées a pour base précisément les habitudes qui tendent à rendre l'homme fort : le travail, la sobriété, les affusions froides journalières. C'est à cet ordre de modificateurs que l'homme doit avoir recours pour résister à ces fléaux, jusqu'au jour marqué où les lumières auront dissipé les ténèbres, où, comme nous l'avons dit, la science de l'ingénieur aura desséché les marais, enseveli toute terre d'où se dégage le poison, comme on ensevelit, au nom de l'utilité publique, tout cadavre en putréfaction.

INTOXICATION PAR LES PRODUITS INUTILISÉS OU ALTÉRÉS DANS L'ACTE DE LA NUTRITION.

Rhumatisme articulaire, goutte, gravelle, calculs du foie. — Pendant que s'accomplit le double acte continu de l'assimilation et de la désassimilation, se forme l'urée, produit excrémentitiel de la combustion des matières albuminoïdes ou azotées, et qui circule dans le sang. Ce sont les reins, organe émonctoire, qui sont chargés d'excréter ce produit et de l'éliminer par les voies urinaires.

Lorsque la fonction de la nutrition est troublée, l'urée, dont la solubilité est extrême, ne se forme pas complétement; à sa place se produit un corps moins avancé, suivant l'expression des physiologistes, et dont la solubilité est presque nulle, puisqu'il exige quinze cents fois son poids pour être dissous. Ce corps est l'acide urique.

Déposé à travers le mouvement circulatoire du sang, dans les tissus qu'il traverse, l'acide urique s'accumule dans les muscles, dans le foie (*coliques, calculs hépatiques*), dans les articulations (*rhumatismes, goutte de toute espèce*), dans les reins (*gravelle, calculs urinaires*). L'accumulation de ces matières et le travail nécessaire à leur élimination sont la source des douleurs les plus atroces que l'homme ait eu à supporter depuis que la diathèse urique a commencé pour l'humanité.

Diabète, albuminurie. — On sait que les produits excrémentitiels de la combustion des substances non azotées sont de l'eau et de l'acide carbonique, et que le poumon et la peau sont les organes d'excrétion de ces produits.

Si une cause perturbatrice exerce son action sur les fonctions de la respiration et de la peau pour les entraver, les diminuer, ou seulement les suspendre à l'endroit de l'albumine, c'est l'albuminurie qui se manifeste : — si cette action s'exerce sur le produit féculent, il y a diabète ; — si cette même cause agit simultanément sur la peau et sur le poumon, il y aura réunion de ces deux maladies.

Ainsi se produisent ces deux états, *albuminurie*, *diabète*, dans lesquels deux corps, qui se trouvent à l'état normal dans l'organisme, deviennent inutilisables, circulent avec le sang et, en leur qualité de corps hétérogènes, amènent les troubles les plus profonds.

Acide urique, albumine, sucre, se présentent ici comme la matière de la maladie, comme corps de délit, en quelque sorte, et semblent relever des sciences chimiques, qui ont éclairé à leur manière ces diverses manifestations morbides, dont il est impossible de méconnaître l'unité de nature.

Une fois l'intervention de la chimie admise, le traitement a paru d'une simplicité qui a séduit trop universellement.

A la diathèse urique se traduisant par les rhumatismes, la goutte, les coliques hépatiques, gravelle, calculs urinaires, opposer les alcalins, pour dissoudre l'acide urique, et la privation des aliments azotés ; — au diabète, à l'albuminurie, opposer la privation des féculents, le régime animal, et encore les eaux minérales alcalines. — Il est rare qu'un pareil traitement ne produise pas au début un changement favorable, et la chimie a le pouvoir de signaler, surtout dans le diabète, les progrès de cette amélioration avec une précision presque mathématique. Mais la chimie n'explique pas tout, et cette amélioration, dont elle revendique l'honneur pour les principes minéralisateurs, est due à d'autres influences et même à celle qu'exercent les bi-carbonates de soude sur les globules du sang. — Ce que ce traitement réalise d'avantageux doit être attribué non à la dissolution de l'acide urique ni à la combustion du sucre et de l'albumine par les réactifs chimiques, mais à un ensemble de conditions qui ont agi sur le principe qui préside à la formation de l'urée, produit normal, principe en vertu duquel le sucre, l'albumine, nécessaires à l'entretien de l'organisme, sont utilisés et cessent, par conséquent, d'être nuisibles.

Les eaux minérales, en dehors de quelques actions limitées, comme celle des alcalins sur les globules du sang, du soufre sur les affections muqueuses aériennes, de l'arsenic sur les maladies de la peau, exercent encore une influence heureuse par un ensemble de conditions qui s'adressent au principe de la vie; mais, à cause de son peu de durée, cette influence ne peut être suffisante pour modifier complétement la cause qui fait naître la diathèse urique (*goutte*, *rhumatisme*), l'état diabétique, l'état albuminurique. Aux malades qui en ressentent un soulagement, elle donne, il est vrai, une espérance de guérison, qui tarde plus ou moins à être déçue, mais qui l'est toujours. Cette déception n'a pas le même inconvénient pour le goutteux que pour le diabétique. Le goutteux, n'étant pas atteint dans les sources mêmes de la vie, peut résister à son mal jusqu'à un âge avancé ; le diabétique, même non albuminurique, vit dans une sécurité trompeuse, s'il n'a recours qu'au traitement palliatif et temporaire que la chimie a rendu classique. Il doit veiller sans cesse pour entretenir l'activité de la vie, car les moindres affections intercurrentes deviennent pour lui, le plus souvent, des affections graves.

MALADIES PAR DIMINUTION DE LA FORCE DE LA NUTRITION.

Anémie, chlorose. — Ces mots ne doivent pas représenter à l'esprit l'idée d'une diminution de la quantité du sang, mais seulement un abaissement des globules ; l'eau augmente dans le sang à proportion que les globules diminuent, et les organes ne trouvent qu'imparfaitement les matériaux nécessaires à leur entretien.

Parmi ceux qui manquent au sang des anémiques, le fer est celui qui, pendant longtemps, a paru devoir fixer exclusivement l'attention des médecins. On reconnaît aujourd'hui que le phosphate de chaux, le chlorure de sodium, si répandus dans l'économie animale, font également défaut, et que ces substances doivent entrer dans la composition des préparations destinées à remplacer ce qui est supposé manquer au sang des anémiques.

Ces préparations, si savamment combinées qu'elles soient, et alors même qu'elles sont employées simultanément avec une alimentation riche et azotée, sont trop souvent insuffisantes, puisque le nombre des anémiques est encore si considérable.

La base du traitement vraiment physiologique d'une affection qui a sa cause productive dans un défaut d'assimilation est d'exciter la force en vertu de laquelle fonctionne l'organe de la digestion, qui est chargé non de créer, mais de trouver tous les matériaux utiles que les aliments contiennent, dans la juste proportion qui convient au remplacement de ce que la vie a usé.

Sans doute, il serait impossible d'adapter au régime des hommes qui mènent une vie de labeur au milieu de l'air pur des campagnes, et qui ont la force que donne la sobriété, nos anémiques à l'esprit cultivé, accoutumés à une nourriture recherchée; mais il est facile de leur composer un régime qui se rapproche au moins de celui qui assure aux campagnards la puissance d'assimilation. La gymnastique et, mieux encore, les travaux manuels, l'habitude de ne pas se surcharger de vêtements, l'hydrothérapie, souvent aidée de quelques amers, résument toutes les conditions propres à obtenir ce résultat.

Maladies du cœur. — Les progrès récents de la physiologie ne permettent plus de douter que les maladies du cœur ne proviennent de causes analogues à celles qui ont amené l'état anémique.

Le premier effet de toute diminution de la nutrition est le ralentissement de la circulation capillaire, d'où la nécessité imposée à l'organe central de la circulation de lutter avec plus d'énergie contre le poids de la colonne de sang qui est constamment mise en mouvement par cette merveilleuse machine aspirante et foulante.

Mais les causes de déformation du cœur, de lésion organique du cœur, dans ce surcroît de travail, ne sont pas seulement mécaniques : le cœur est lui-même nourri, entretenu, par le sang qu'il est chargé de faire circuler, et les déformations seront en raison des qualités du sang, qui modifient ses fibres et tous les tissus dont il est formé, d'où l'indication d'alléger le poids de la colonne du sang en multipliant, ou plutôt en rouvrant de nouvelles voies au passage du sang.

Les modificateurs qui raniment la circulation capillaire périphérique n'ont pas seulement la puissance d'agir mécaniquement : ils impriment à la circulation capillaire une activité plus grande, et nous savons que la fonction de nutrition est en raison de l'activité de la circulation capillaire.

Nous avons appliqué la médication hydrothérapique dans un certain nombre de maladies du cœur avec les précautions délicates exigées par les symptômes dominants, et nous croyons pouvoir affirmer que le traitement de cette terrible et désespérante affection entrera dans une voie toute nouvelle le jour où se répandra cette conviction, que cette médication a sa limite d'action comme les médications les plus rationnelles, mais qu'elle n'offre jamais de danger, si elle est confiée à des mains prudentes et expérimentées.

Maladies nerveuses. — Les névralgies de la tête et celles du pied, les névralgies du plus gros nerf et celles des nerfs microscopiques, la névrose générale, indéfinissable, protéiforme, désignée sous le nom de *névropathie*, les névroses de toute espèce, avec ou sans convulsions, la plus importantes de toutes, *l'hystérie*, naguère encore considérée d'après une théorie grossière dont la femme avait à supporter la honte, toutes ces maladies reconnaissent pour cause supérieure l'insuffisance des fonctions de la nutrition; quelles que soient les apparences de puissance vitale que représentent ceux qui en sont atteints.

Cette vérité a été formulée dans tous les temps par cet aphorisme: *Sanguis gubernat nervos* (le sang gouverne les nerfs). — Dans un art qui est tout d'observation, il était impossible d'admettre une autre théorie. En effet, l'expérience avait toujours démontré que tout désordre de la vie des nerfs cessait avec le retour de la vigueur corporelle. Toutes les médications rationnelles auront donc pour base les modifications hygiéniques capables de relever l'organisme, et tous les modificateurs médicamentaux ne seront que les accessoires.

Lymphatisme, scrofules, tubercules, phthisie. — Quelle que soit l'atrocité de la douleur dans les névralgies, dans les névroses, quelles que soient la persistance et la violence des convulsions dans certaines névroses, il n'existe pas d'altération anatomique. C'est le contraire dans les maladies dégénératrices : *lymphatisme, scrofules, tubercules, phthisie.* Les altérations anatomiques y sont constantes et ne varient que suivant les âges de la maladie. Les douleurs sont presque nulles ; elles sont du moins aussi peu en rapport avec la gravité du mal que l'état moral des individus. La sécurité d'âme des tuberculeux et surtout des phthisiques est proverbiale.

Parmi les progrès récents de la science, on doit signaler une appréciation plus juste de la cause première de ces maladies dégénératrices, dont le lymphatisme est le début, et la tuberculisation et la phthisie le dernier terme. La conséquence rigoureusede cette appréciation a été l'application des moyens dynamiques capables de rapprocher l'organisme du type physiologique. Ces vues théoriques sont aujourd'hui celles de tous les praticiens éminents que nous avons cités dans le cours de cet ouvrage.

TROUBLES DES FONCTIONS ISOLÉES.

Dyspepsie, maladies du sommeil, menstruation (troubles de la), constipation, diarrhée, etc. — Tous ces troubles, auxquels nous aurions pu ajouter le catarrhe des bronches, de la vessie, les hydrarthroses, persistent plus ou moins longtemps, sans porter une atteinte grave à la vie, parce qu'une sorte d'habitude a émoussé les sympathies sur lesquelles se fonde l'unité de l'organisme.

Il en est de même de certaines déviations du type physiologique, telles que la stérilité, l'impuissance, la faiblesse primitive de la constitution, et cet autre état, la pléthore, qui n'est qu'une maladie présentant les apparences trompeuses de la force vitale.

Pour toutes ces maladies, si nombreuses et si variées, il est impossible d'admettre un remède spécifique à chacune d'elles. Toute nouvelle découverte de la science de la vie emporte, les uns après les autres, tous les spécifiques qui guérissaient encore la veille et qui ne guérissent plus le lendemain.

Mais il est des régimes qui s'adressent à la cause première et antérieure de toute déviation du type physiologique.

L'ensemble des agents dynamiques connus sous

le nom d'hydrothérapie constitue le régime le plus complet, qu'on l'applique avec ou sans l'eau de mer et les eaux minérales.

La tendance de plus en plus marquée de la médecine à faire intervenir l'hygiène dans tous les détails de la vie, pour conserver ou recouvrer la santé, — à confondre ainsi l'hygiène et la thérapeutique, et même à fondre en quelque sorte la chirurgie dans la médecine, cette tendance, disons-nous, doit être considérée comme un véritable progrès, tout-à-fait en harmonie avec les progrès des sciences naturelles, dont la médecine est une des branches les plus importantes.

FIN.

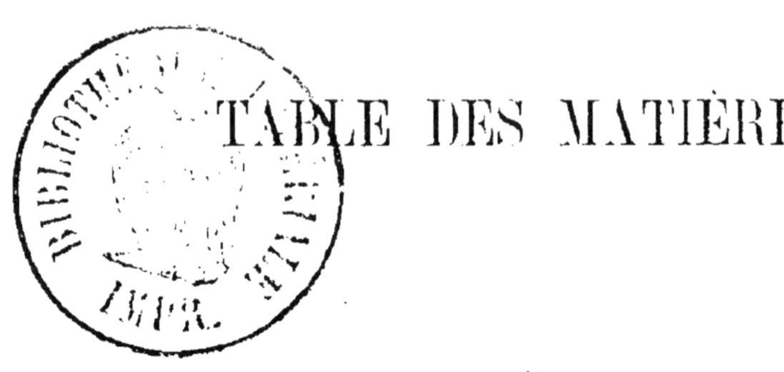

TABLE DES MATIÈRES

ROUEN. — IMPRIMERIE DE D. BRIÈRE ET FILS, RUE SAINT-LO, N° 7.

www.ingramcontent.com/pod-product-compliance
Ingram Content Group UK Ltd.
Pitfield, Milton Keynes, MK11 3LW, UK
UKHW012150240726
13966UKWH00001B/249